確実に身につく

PCIの基本とコツ

第3版

カラー写真と動画でわかる
デバイスの選択・基本手技と
施行困難例へのテクニック

南都伸介
中村　茂／編

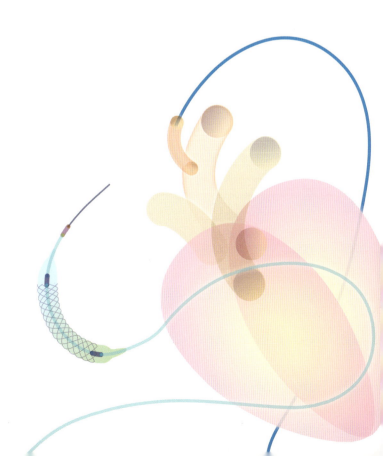

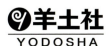
YODOSHA

謹告

　本書に記載されている診断法・治療法に関しては，発行時点における最新の情報に基づき，正確を期するよう，著者ならびに出版社はそれぞれ最善の努力を払っております．しかし，医学，医療の進歩により，記載された内容が正確かつ完全ではなくなる場合もございます．

　したがって，実際の診断法・治療法で，熟知していない，あるいは汎用されていない新薬をはじめとする医薬品の使用，検査の実施および判読にあたっては，まず医薬品添付文書や機器および試薬の説明書で確認され，また診療技術に関しては十分考慮されたうえで，常に細心の注意を払われるようお願いいたします．

　本書記載の診断法・治療法・医薬品・検査法・疾患への適応などが，その後の医学研究ならびに医療の進歩により本書発行後に変更された場合，その診断法・治療法・医薬品・検査法・疾患への適応などによる不測の事故に対して，著者ならびに出版社はその責を負いかねますのでご了承ください．

第3版の序

　1977年Grüntzig先生がバルーンによる経皮的冠動脈形成術（PTCA）を成功させてから40年が経過した．開始当初は当然カテーテル治療の教科書というものはなく，Emory大学で実際の治療を見せて解説し，この新しい治療法を少しずつ世界中に広めていった．それを持ち帰った先生方も安全な治療法を模索し，経験とともに技術を進歩させ適応を拡大してきた．その間，さまざまな問題が明らかとなり対処法が編み出され，新しい治療器具が世に送り出されてきた．

　今日，バイパス手術でしか治せなかった冠動脈疾患のほとんどが，カテーテルで治療できる時代である．しかしカテーテル治療とて外科手術と同じであり，基本技術が未熟であったり，状況に応じた判断ができなければ成功させることはできない．計画通りに治療が進むことは8割程度で，他の2割は細かな修正を行いながら成功に導く必要がある．PCIは透視画像のもとに行う手技であり，手術のように直視しているわけではない．正しいと思い込んでいても多方向からの確認を怠れば失敗に陥ることもある．よって事前の情報収集，画像情報，患者さんの状態を含めたスピード感のある総合判断が術中に要求される．

　本書はカテーテル治療を学ぶ初学者のために2008年に発刊された入門書であり，多くの方々に読んでいただいてきた．この10年間はデバイスやテクニックがさらに進化しており，この度第3版を発行することとなった．

　解説はこの分野のエキスパートの先生方にお願いし，非常に詳細に記載いただいたことから，中堅以上の先生方にも役立つ内容になっている．

　われわれ術者は，突然に手技が上達することはなく，一歩一歩を着実に行うこと，そして手技内容を振り返ることでのみ進歩することができる．インターベンション医を真の意味で進歩させてくれるのは教科書ではなく，命を預けてくれる患者さんかもしれない．一例一例を確実に行うことが大切であり，本書がその手助けになれば幸いである．

2018年3月

中村　茂，南都伸介

初版の序

　インターベンション（intervention）の語彙は，"介在，干渉すること"であるので，病気の自然経過に対し医療行為をほどこせばインターベンションになるのだが，一般的には，虚血性心疾患に対して行う冠動脈のカテーテル治療をインターベンション治療と称する．血管のカテーテル治療は冠動脈のみならず閉塞性動脈硬化症などの末梢血管に対しても行われるので，冠動脈のそれは冠インターベンション（percutaneous coronary intervention：PCI）と呼ばれ，末梢インターベンション（percutaneous peripheral intervention：PPI）と区別される．

　労作性狭心症においては，粥状硬化により冠動脈内腔が狭小化し，冠予備が減少する．そのため運動などの心筋酸素需要が増大するときに酸素供給が追いつかず虚血が発現する．本治療法の原理は，狭窄を解除し冠予備能を正常化することにある．本治療法の開発当時には，経皮的冠動脈形成術（percutaneous transluminal coronary angioplasty：PTCA）と呼ばれ，先端に細長い風船のついたカテーテル（バルーンカテーテル）にて狭窄を開大していた．その後，ステントなど種々の狭窄拡張用のデバイスが考案されたため，バルーンカテーテルによる治療をPOBA（plain old balloon angioplasty）と呼び，冠動脈のカテーテル治療の総称を冠インターベンション（PCI）と称する．

　2005年度の推計では，年間のインターベンションの症例数は，日本で約175,000例（SG Cowen調べ），米国で約1,136,000例（JP Morgan調べ），全世界で約2,344,000例（HSBC調べ）といわれている．ACバイパス手術症例は，日本では約22,000例（矢野経済研究所調べ），米国で約165,000例であるので，明らかに日本ではインターベンション治療を選択される割合が多い．しかし，米国でも薬剤溶出ステントが出現し，インターベンション後の再発が著減してからはインターベンションの比率が高くなりつつある．ちなみに，2002年度の米国のACバイパス症例数は約500,000例（Heart Disease and Stroke Statistics調べ）であったとされている．

　このように多くの患者様へのPCI治療を迅速かつ的確に行うためには，本治療にかかわる医師，コメディカルの養成は大変重要な課題である．本書は，これからPCIを始めようとされる先生方や，PCIに携わるコメディカルの方々のための解説書である．本文の羅列だけでなく要点をTips & TricksやMEMOなどにまとめて皆様方の理解が容易になるようにできるだけ工夫した．本書を大いに活用され日々のPCI治療に役立てていただければ幸甚である．

2008年2月

南都伸介

確実に身につく PCIの基本とコツ 第3版

カラー写真と動画でわかる
デバイスの選択・基本手技と
施行困難例へのテクニック

- ■ 第3版の序 .... 中村　茂，南都伸介　3
- ■ 初版の序 .... 南都伸介　5
- ■ 動画視聴ページのご案内 10

第1章　基本 ―PCIシステムと機器―

1. PCIに必要なアンギオ装置とデータベースシステム .... 稲田　毅，小林俊博　12
2. PCIの適応・合併症・予後 .... 高山忠輝，平山篤志　27
3. ガイディングカテーテルの種類と選択 .... 伊苅裕二　34
4. ガイドワイヤーの種類と選択 .... 南都伸介　38
5. PCIデバイスの種類と選択
    1) バルーンカテーテルの基本知識 .... 南都伸介　41
    2) ステントの基礎知識 ▶movie .... 石原隆行　45
    3) ロータブレーターの基礎知識 .... 興野寛幸，上妻　謙　53
    4) 血栓吸引カテーテルの基礎知識 .... 伊苅裕二　57
    5) 遠位部保護デバイスの基礎知識 .... 中野雅嗣　62
6. IVUSの基礎知識 ▶movie .... 小林智子　65

第2章　実践 —手順・コツ—

1. ガイディングカテーテルの基本操作 ▶movie　　　伊苅裕二　80
2. ガイドワイヤーの基本操作 ▶movie　　　南都伸介　83
3. PCIデバイスの操作方法
    1) バルーンカテーテルの基本操作 ▶movie　　　南都伸介　92
    2) ステントの留置手技 ▶movie　　　石原隆行　101
    3) ロータブレーターの基本手技 ▶movie　　　興野寛幸, 上妻　謙　111
    4) 血栓吸引カテーテルの基本手技 ▶movie　　　伊苅裕二　119
    5) 遠位部保護デバイスの基本手技 ▶movie　　　中野雅嗣　122
4. TRIの基本手技 ▶movie　　　坂井秀章　126

第3章　トラブル解決法

1. ガイディングカテーテルエンゲージ困難 ▶movie　　　上野勝己　132
2. バルーンカテーテル通過困難　　　浜中一郎　139
3. 分岐部ガイドワイヤー通過困難 ▶movie　　　上野勝己　147
4. ステントストラット通過困難 ▶movie　　　仲野泰啓, 許　永勝　155
5. ステント留置困難 ▶movie　　　石原隆行　159
6. 冠動脈穿孔と冠動脈破裂 ▶movie　　　野嶋祐兵, 南都伸介　168
7. 橈骨動脈スパスム ▶movie　　　坂井秀章　176
8. 穿刺・止血トラブル
    1) 動脈穿刺のコツと穿刺に失敗したときの対策 ▶movie　　　長岡秀樹　179
    2) 止血デバイスの使用上のコツと止血に失敗したときの対策 ▶movie
    　　　長岡秀樹　184
9. ロータブレーターのトラブル ▶movie　　　清水しほ, 三角和雄　194
10. 大量血栓 ▶movie　　　宮本貴庸, 丹羽明博　207
11. アンカーバルーンテクニックのコツと注意点 ▶movie　　　舩津篤史　213
12. 腎機能低下症例に対するPCIのコツ　　　蘆田欣也　219

13. ヘパリン起因性血小板減少症 ……………………………… 小田弘隆　223
14. ステント脱落 ▶movie ……………………………………… 南都伸介　229
15. 逆行性アプローチのコツ ………………………………… 村松俊哉　234
16. 10システムの活用 ▶movie ……………………………… 舛谷元丸　241
17. 子カテの活用 ▶movie …………………………………… 奥津匡暁　244
18. デバイススタック解決策 ▶movie ………………………… 南都伸介　250

第4章　応用 —手技と成績—

1. 分岐部病変
    1) 左主幹部病変以外の分岐部病変 ……………………… 門田一繁　260
    2) 左主幹部病変 …………………………………………… 後藤　剛　270
2. 慢性完全閉塞病変 ▶movie …………………… 西尾壮示, 許　永勝　278
3. 高度石灰化病変をいかに治療するか ▶movie … 宮原眞敏, 西川英郎　292

第5章　画像・機能診断をPCIへ活用する

1. IVUSガイドPCI ▶movie ………………………………… 中村　茂　300
2. 心臓CTをPCIに活用する ……………………………… 角辻　暁　313
3. 光干渉断層映像（OCT）検査法の基本手技 …………… 志手淳也　318
4. 冠動脈内視鏡（CAS）検査の手技と評価 ▶movie … 石原隆行, 粟田政樹　326
5. FFRをPCIに活用する …………………………………… 田中信大　329

■ 付録：PCIで頻出の用語解説集 …………………………… 南都伸介　336

■ 索引 ……………………………………………………………………… 357

Tips & Tricks

- IVUS記録時のポイント ... 69
- 症例を共有して画像診断の能力向上を図ろう ... 78
- ガイディングカテーテル操作のコツ ... 81
- 一歩進んだpre-shaping（ダブルベントカーブ）... 84
- ガイドワイヤー操作のコツ ... 87
- リバースワイヤー手技（reversed wire technique）... 89
- 主幹部から前下行枝や回旋枝へのガイドワイヤー挿入が非常に難しい場合 ... 90
- ガイドワイヤーにバルーンを乗せる簡便法 ... 94
- バルーン開大時における技 ... 96
- バルーン開大時間 ... 97
- ステントを正確に留置するコツ ... 109
- ガイドワイヤーバイアスとステント挿入 ... 116
- 通過させることが目的ではない ... 120
- 後拡張後のslow flow/no reflow ... 121
- 半回収用カテーテルがステントに引っかかったときの対処 ... 124
- 橈骨動脈穿刺のコツ ... 127
- Qカーブ，Judkins Lのバルサルバ洞を使わない回転操作によるエンゲージ ... 138
- 左前下行枝が分離できなかったら ... 150
- 分岐部選択のトレーニング方法 ... 154
- ガイディングカテーテルのバックアップの強化法 ... 156
- バルーンを効果的にリラップする方法 ... 156
- 適切なガイディングカテーテルを選択する ... 166
- ヘパリン中和後は血栓予防を忘れずに ... 170
- パーフュージョンバルーンへの交換方法 ... 171
- コイルとマイクロカテーテルの選択 ... 172
- コイルなしでの止血を試みる ... 174
- TRIにはロングシースか，ショートシースか？... 177
- 動脈穿刺が上手くいかないときは？... 183
- 合併症対策の"6P"を覚えておこう ... 199
- 血栓吸引カテーテルから血栓溶解薬投与 ... 210
- パルス注入血栓溶解療法（PIT）... 211
- アンカーとガイドエクステンションの距離を短く保つ ... 217
- 併用薬の効果，術後処置は？... 220
- さらに造影剤を減らすには…超選択的な造影を！... 220
- ステント同士の干渉回避方法 ... 230
- ディープエンゲージに注意 ... 234
- マイクロカテーテルが側副血行路を通過しない ... 237
- ガイドエクステンションを冠動脈内に進める ... 246
- IVUSカテーテル先端の取り扱い ... 252
- ガイドワイヤー捕捉時の対応 ... 267
- 側枝にバルーンが通過しない場合の対応 ... 267
- SYNTAXスコアのみでは評価しない ... 274
- ガイドワイヤーで分岐部を選択する際の工夫 ... 274
- ガイディングカテーテルのバックアップ力を高める補助手段 ... 283
- ワイヤー先端のシェイピング ... 288
- 川崎病の治療 ... 297
- IVUSマーキング ... 301
- 最大長のステントでも病変をカバーできない場合の対応 ... 301
- 拡張評価は断面積計測で ... 301
- 冠動脈造影の限界と心臓CTの活用 ... 315
- 三方活栓でOCTカテーテルへの血液混入を防止 ... 319
- 冠動脈内フラッシュを止めるタイミング ... 322
- Trigger modeの使い分け ... 324
- 鮮明な画像取得のための前処理 ... 324
- 血流還流型内視鏡を用いてよりよい観察を行うために ... 328
- 最大充血を惹起する薬剤の使用方法 ... 330

動画視聴ページのご案内

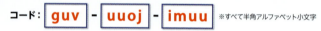 マークのある稿では，本文や図に対応した手技の動画を視聴することができます．

羊土社ホームページの**本書特典ページ**から動画をご覧いただけます
（本書特典ページへのアクセス方法は以下をご参照ください）．

1 羊土社ホームページ（www.yodosha.co.jp/）にアクセス
   （URL 入力または「羊土社」で検索）

2 羊土社ホームページのトップページ右上の
   書籍・雑誌付録特典（スマートフォンの場合は **付録特典**）をクリック

3 コード入力欄に下記をご入力ください
   コード： **guv** - **uuoj** - **imuu** ※すべて半角アルファベット小文字

4 本書特典ページへのリンクが表示されます

※ 羊土社会員の登録が必要です．2回目以降のご利用の際はログインすればコード入力は不要です
※ 羊土社会員の詳細につきましては，羊土社HPをご覧ください

本書特典ページへは各稿の QR コードからアクセス可能です．

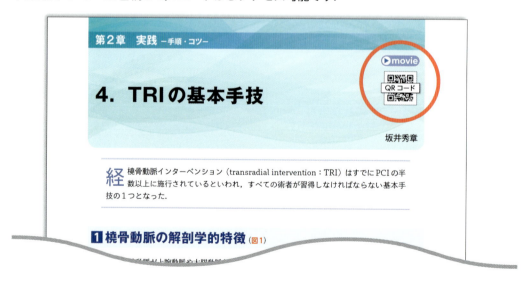

QRコードのご利用には，専用の「QRコードリーダー」が必要となります．
お手数ですが各端末に対応したアプリケーションをご用意ください． ※QRコードは株式会社デンソーウェーブの登録商標です．

※付録特典サービスは，予告なく休止または中止することがございます．本サービスの提供情報は羊土社 HP をご参照ください．

第1章
基　本
―PCIシステムと機器―

第1章 基本 —PCIシステムと機器—

1. PCIに必要なアンギオ装置とデータベースシステム

稲田　毅，小林俊博

　現在のアンギオ装置には，診断機器としての基本的な画像性能はもちろんのこと，急速に進歩を遂げるあらゆるデバイスや手技形態に対応できる高度な機能性，統合性，そして将来へ向けての発展性や拡張性が求められている．また，被曝低減においてもアンギオ装置の性能・設定が大きく寄与する．アンギオ動画像データを意味のある医療情報として活用するためには患者情報，病変情報，使用デバイスを含めた手技情報などを画像情報と統合し，さらに理想的には医事・会計システム，病院情報システム（hospital information system：HIS），放射線情報システム（radiology information system：RIS），オーダリングシステムといった院内の他の独立したシステムと総合的に管理・運営されるのが望ましい．

1 アンギオ装置

　1960年代に始まったインターベンション手技は血管内デバイスの開発・改良とともに発展を続け，1990年代になると微細加工技術の確立によりデバイス形態も多様化し，その適用範囲も大きく拡大してきた．これに伴いアンギオ装置は，従来の検査・診断機器という位置づけから，これらのデバイスを安全かつ迅速に誘導するための治療支援機器としての位置づけへと移行しつつある．また，複雑化する手技において患者および術者の被曝を低減することが求められている．

■ 治療支援機器としてのアンギオ装置

　現在販売されている装置は，従来主流であったイメージインテンシファイア（image intensifier：I.I.）からデジタル画像収集を行うフラットパネルディテクタ（flat panel detector：FPD）へ移行した．デジタル情報を扱うことで，コンピュータ上でさまざまな画像処理を行うことが可能となり，各メーカ独自の治療支援ツールをアンギオ装置に搭載している．例えばステント強調画像がそれにあたる．現在主流のステントはストラットが薄く，視認性の低下が問題となっているが，アンギオ装置がステントを強調する機能を有することで，視認性の低下を補うことができる．

　このように，現在求められているアンギオ装置は，透視，撮影ができる診断機器ではなく，治療の一役を担える装置であると考える．各メーカの特徴を理解し自施設に合った装置を検討することが大切であり，また，自施設の装置がどのようなことができるのか，その機能がどういった場面で活用できるかを考えて治療に携わるべきである．インターベンションにおける各メーカのツールを表1に示す．

表1 治療支援ツール一覧（2018年1月現在）

	島津製作所	シーメンス	キヤノンメディカル	フィリップス	GE
透視保存	可能	可能	可能	可能	可能
ローテーションアンギオ		一部可能		可能	一部可能
ステント強調	STENT view	CLEARstent	Stent Enhancer	Stent Boost	StentViz
概要	リアルタイム可能 マーカの指定も可能	リアルタイム可能	リアルタイム不可（撮影実施後）	リアルタイム可能	リアルタイム不可（撮影実施後）
計測（QCA）2D or 3D	QCA(2D)	syngo QCA (2D&3D)	CAAS (2D&3D)	CASS2000 (2D&3D)	QCA (2D&3D)
概要	2Dは可能	2D, 3Dで可能	2D, 3Dで可能	2D, 3Dで可能	2D, 3Dで可能
IVUSとの連携		IVUSmap	IV-LINQ	iFR Roadmap	
概要		IVUSシステムとの連携により、IVUSとの同期画像を生成することができ、ディスプレイ上の自動ガイダンスによって簡便なワークフローを提供	IVUS/OCTの情報と血管撮影装置の情報をリンクしてIVUS/OCTのフレームが血管撮影画像上で、どこの位置になるのかを表示	iFR/FFRとの連携が可能。冠動脈ロードマップによる血管走行とiFR/FFRを同一画面上で比較しながらのレビューが可能。IVUS Coregistrationも可能	
マルチモダリティーフュージョン	SCORE Navi+Plus	syngo Fusion Package	MMR (MultiModality-Roadmap)	CT TrueView（マルチモダリティマッチング）	Integrated Registration
概要	最大2方向の透視画像より他モダリティのボリューム画像とレジストレーションを行う。テーブル/アーム/視野などと自動連動し術前CT画像を3Dロードマップ画像として利用することで造影剤を低減	2方向の透視画像のみで、CT/MR/PET装置の3D画像が可能。3D画像は、3Dロードマップとして透視画像上へのスーパーインポーズ可能	CTやMR画像のフュージョンが可能	CTやMR画像のフュージョンが可能。冠動脈領域では撮影画像と3D-CT画像とのフュージョンが可能。特にCTO病変において血管の走行を確認することが可能	CTやMR画像の3Dデータのフュージョンが可能。重ね合わせ位置決め設定は、マニュアル、オートレジストレーションが可能
DSA（炭酸ガス）	CO_2モード	CO_2モード	CO_2モード	CO_2モード	CO_2モード
概要	CO_2造影に適した専用の画像処理、X線制御の撮影モードにより通常のDSAに近い画像を得ることができる	撮影モード設定により可能	炭酸ガス（CO_2）を用いた造影に対して、専用のX線制御と画像処理により、ヨード造影剤を用いた場合に近い、コントラストのよい画像出力が可能	専用プロトコールで視認性の高いDSAを撮影可能	専用の画像処理モードを搭載
造影強調	RSM	CLEAR Leg	Dynamic Trace & DPRF（デジタルパターン認識フィルタ）	HC100 (DSAライクDA撮影機能)	InnovaBreeze
概要	動きに非常に強く、マスクを必要としない周波数DSA。全下肢の追跡造影やCアームの歳差・振り子動と組み合わせた3次元的な造影、息止めの困難な被験者にも検査可能	下肢造影における血管コントラストを最適化するプロトコル、従来、描出が困難であった骨に重なる血管や側副血行路を適正なコントラストで描出	Dynamic Trace機能による背景の平滑化表示および、DPRFによるパターン認識と線状成分を強調を行い、造影強調を実施	血管を強調し、骨の情報を抑えたDA撮影により、寝台を動かしながらでもDSAのような血管画像を撮影可能	テーブル移動スピードを自由に可変できるリアルタイムDSA撮影が可能。撮影された画像を長尺様にオートペーストする機能あり
Flow解析		iFlow	PI (Parametric Imaging)	2D Perfusion	AngioViz
概要		造影剤が注入されている最中に連続撮影された一連の動画像から、経過時間を算出し、その値をカラーマッピングさせる機能	DSA像から画像濃度の変化をカラー表示（静止画表示）し、造影剤の動態を視覚的に表示。治療前後の血流変化の比較確認に活用することができる	DSAに基づいて組織の血流に関する機能情報を提供する機能。カラーマップとして視覚化することで、治療前後の血流評価を行うことができる	DSA画像の各ピクセルにおける最も高い信号値に至るまでの時間を基にカラー表示
ロードマップ	SCORE MAP	Roadmap	Roadmap	1. Roadmap 2. Dynamic coronary roadmap	Roadmap
概要	2D or 3D画像と透視像を重ね合わせ表示。オートならびに手動でのトレースが可能	2D or 3D画像と透視像を重ね合わせて表示	2D or 3D画像と透視像を重ね合わせて表示	1. 2D or 3D画像と透視像を重ね合わせ表示 2. シネ撮影動画像を透視画像に重ね合わせ使用可能な冠動脈用リアルタイム動画ロードマップ	2D or 3D画像と透視像を重ね合わせて表示
SHDのツール		1. syngo DynaCT Cardiac for 2. SHDsyngo TrueFusion	1. 3mensio 2. A-Valve	1. Echo navigator 2. Heart navigator	Valve Assist
概要		1. SHDのための術中コーンビームCT機能、3Dロードマップを使用し、オーバーレイの表示が可能 2. ACUSON SC2000 PrimeのTrue Volume TEEは、リアルタイムに心臓の形状・血流情報や心機能等を表示し、情報をX線血管撮影装置へ送信。ランドマークを透視画像上に容易に表示できる	1. TAVIにおける術前プランニングのための弁解析結果を提供する臨床解析アプリケーション 2. 大動脈起始部の2次元画像（2D画像）2枚を利用し、立体画像（3D画像）を作成し、TAVIにおける最適な観察角度を提供する臨床解析アプリケーション。両者とも算出した観察角度はアンギオシステムを通信の上、Cアームのオートポジショニングにて再現できる	経食道3D超音波装置をリアルタイムに透視画像と重ね合わせる機能 3D-CT画像からTAVI、Mitraclip留置、左心耳の塞栓のシミュレーションを行う機能	TAVIに関わるワークフローをトータルでサポート可能な機能。術中の3ロードマップとしてのリアルタイム透視・DSAとのフュージョンが可能
その他		syngo CTO Guidance			
		術前の冠動脈CTを用いたCTO（PCI）ガイディングアプリケーション			

1. PCIに必要なアンギオ装置とデータベースシステム

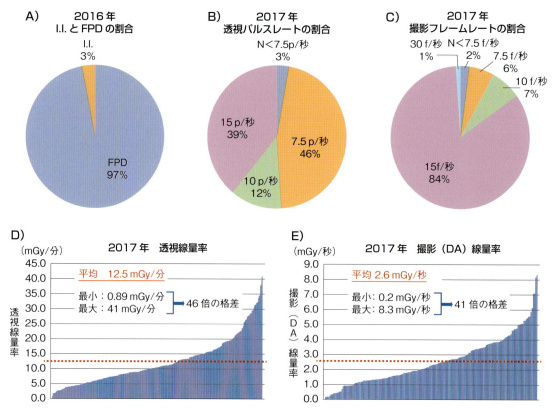

図1 日本血管撮影・インターベンション専門診療放射線技師認定機構の2016-2017年全国データ
参考文献1より引用

被曝低減

　アンギオ装置に求められている最も重要なものの1つとして，被曝低減が挙げられる．現在の装置は従来に比べ，被曝は確実に低減され，画質は向上している．しかし，デバイスの進化に伴う手技の複雑化が従来よりも手技時間の遷延を招くケースがある．また，複雑な手技を施行しうる画質を担保しなければならない．細かいワイヤーの動きを鮮明に描出，追従しうる画質にするには，ある程度の線量が必要であり，残像が残るようなパルスレートでは手技を行うことは難しい．画質が悪ければ手技時間，ひいては手技の成功にも影響する．トレードオフの関係となる被曝と画質のバランスがとれた装置が求められる．

全国データ

　被曝を考えるうえで，まず全国的なデータを知っておきたい．他施設がどのくらいのパルス・フレームレートで，どのような線量で行っているかを知り，自施設のアンギオ装置の設定を今一度考えていただきたい（図1）[1]．

a）I.I.とFPDの割合

　現在使用されている装置はFPDが大半である．

b）透視と撮影のレート

　2017年のデータで透視のパルスレートは7.5 p/秒が最も多く，ついで15p/秒となってい

る．撮影のフレームレートは15f/秒が最も多く，30f/秒を使用している施設は1％程度である．パルスレートが低減してきている背景には，アンギオ装置の動きに対する補正能力が向上し，残像が低減されているからであると考える．

c）線量率

2017年のデータで透視線量率は平均12.5 mGy/分，撮影線量率は平均2.6 mGy/秒である．透視，撮影ともに施設間差が最小と最大で約40倍もの差が生じている．

■IVR領域における診断参考レベル（DRL）

2015年6月に医療被ばく研究情報ネットワーク（J-RIME）よりDRLs2015が発表された．IVR領域における診断参考レベル（diagnostic reference level：DRL）とは「調査のためのレベルの一種であり，容易に測定される量，通常は空気中の吸収線量，あるいは単純な標準ファントムや代表的な患者の表面の組織等価物質における吸収線量に適応される」と定義されている．診断参考レベルといわれると線量限度と勘違いする人がいるかもしれないが，そうではない．**DRLは線量限度ではなく，優れた診断と劣った診断の境界ではないこと**をJ-RIMEは強調して述べている．DRLは臨床的な必要性があれば超過してもよい．ではDRLは何を目的に設定されたかというと，**異常に高い線量を用いている施設を特定し，最適化のプロセスを推進するためのツール**である．自施設のアンギオ装置の線量測定を行い，DRLから逸脱した線量であった場合は，アンギオ装置の設定を見直し，自施設に合った適切な線量を再考，再評価しましょうというものである．また，IVRでは皮膚障害に代表されるように，確定的影響が注目されているが，DRLの管理対象は確率的影響であることも注意しておいてほしい．

■DRLs2015は20 mGy/分

日本血管撮影・インターベンション専門診療放射線技師認定機構の2013年全国データで，75パーセンタイルが16.9 mGy/分，20 mGy/分が87パーセンタイルであったことにより，DRLs2015は20 mGy/分に設定された．今後，全国調査の結果を基に更新されていくので，情報収集を怠らないようにしていくことが大切である（図2）[2]．

■患者照射基準点（IVR基準点）での線量測定

全国的なデータ，DRLs2015を知ったうえで，自施設のアンギオ装置の線量測定を行うことは現在の設定を見直すよい比較対照となる（図3）[3]．したがって線量測定を行い，アンギオ装置の品質管理をする．線量，フレームレート，画質を自施設の適切な設定に更新していくことが望ましい．

■患者照射基準点線量とアンギオ装置の表示線量の違い

線量測定を行うと違和感を覚えることがある．それは，患者照射基準点線量（実測値）と装置表示線量の乖離である．JIS規格にて積算基準空気カーマの表示が義務づけられているが，表示値の精度については±35％と規定されている．被曝管理を行うのに，35％の誤差は大きい．さらに，各メーカで校正方法が異なる場合もあるので注意が必要である．実臨床で被曝を管理するには装置表示線量（間接測定法）を用いることが簡便であり，現実的である．

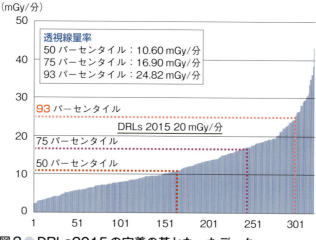

図2 ● DRLs2015の定義の基となったデータ
―2013年 透視線量率

日本血管撮影インターベンション専門診療放射線技師認定者が在籍する施設の2013年患者照射基準点（IVR基準点）線量率を採用．
参考文献2より引用

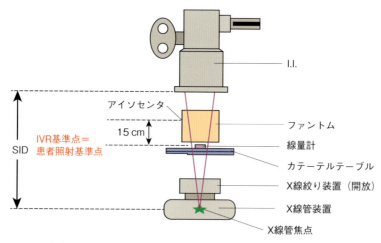

図3 ● 患者照射基準点（IVR基準点）での線量測定に関する機器の幾何学的配置

参考文献3より引用

患者照射基準点線量（実測値）と装置表示線量の違いを理解し，自施設のアンギオ装置の特徴を把握しておくべきである．

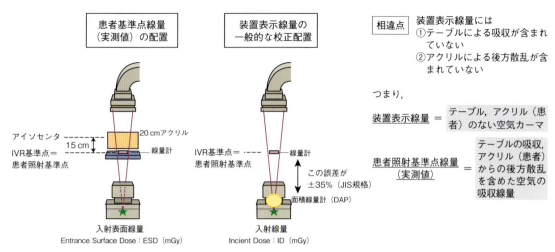

図4● 患者照射基準点線量と装置表示線量の幾何学的配置の違い

a）患者照射基準点線量≠装置表示線量ではない

図4を見てもわかるように，2つの幾何学的配置には相違点がある．患者基準点線量はアクリルをテーブルの上に乗せて計測するのに対し，装置表示線量は一般的にアクリル，テーブルがない状態で装置の面積線量計と患者基準点での線量計で校正を行う．この違いにより2つの線量は下記の関係となる．

- テーブルの吸収が11〜12％といわれているため，補正係数は逆数の約0.9〜0.84となる．
- 後方散乱係数は約1.3といわれている．

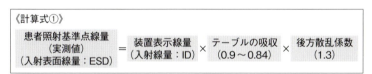

b）装置表示線量から皮膚の被曝を考える

計算式①は空気の吸収線量であり，実際はアクリルでなく，患者の皮膚の被曝を考える（図5）ので，組織線量変換係数：1.06を組み込むと下記の計算式②となる．

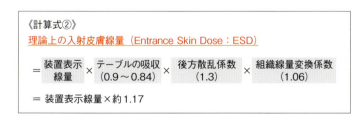

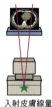

入射皮膚線量
(Entrance Skin Dose：ESD) ＝
テーブル，後方散乱を考慮した
患者の皮膚吸収線量

図5● 皮膚の吸収線量

c）理論上は前述の計算式②が成り立つが，実際は装置表示線量の校正方法などに違いがあることに注意（図6）

理論上は前述②のような計算式となるが，実際計測を行うと理論どおりにはいかないことがある．理由としては，以下が挙げられる．

①そもそもJIS規格での誤差の許容値が大きい（±35%）．メーカごとに誤差範囲を絞って基準を決め校正を行っているが，それでも±10〜20%
②装置（メーカ）ごとに校正のやり方が違う場合がある
③線量計や幾何学的配置のずれによる実測値のずれもあるかもしれない

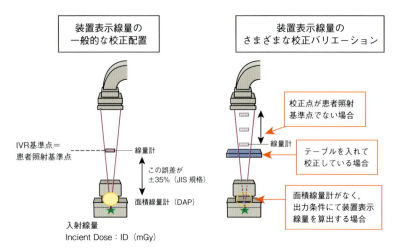

図6 ● 装置表示線量の校正バリエーション

より正確な入射皮膚線量を知るには，自施設の患者照射基準点線量（実測値）と装置表示線量の誤差を把握しておくことが大切である．その誤差から装置固有の補正係数を算出し，計算にて入射皮膚線量を推定する．ただし，PCIにおいてはワーキングアングルが変化することがあるので，この計算値はPCI全体の総皮膚被曝線量と考えてほしい．

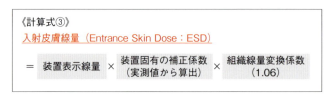

《計算式③》
入射皮膚線量（Entrance Skin Dose：ESD）
＝ 装置表示線量 × 装置固有の補正係数（実測値から算出） × 組織線量変換係数（1.06）

被曝マネージメントツール

PCIはさまざまな角度から冠動脈を投影し，治療部位に最適なワーキングアングルで手技を進める．ワーキングアングルが複数となる場合，装置表示線量（積算線量）は，局所被曝を把握しづらい．そこで，一部メーカが搭載している被曝マネージメントツールが役立つ．照射角度を考慮した表示であり，術中に局所被曝を把握しやすい．また，皮膚障害の出現，場所を予想することもできる．さまざまなワーキングアングルを必要とするPCIにおいて被曝マネージメントツールは非常に重要なツールであると考える（表2）．

表2 ● 被曝マネージメントツール（2018年1月現在）

シーメンス	キヤノンメディカル	GE
CARE monitor	DTS（Dose Tracking System）	Dose Map
プロジェクションごとのリアルタイム線量モニタリング機構．身長と体重に基づいた，患者モデルから仮想の皮膚表面をシミュレーションする．リアルタイムに現在の照射角度での積算線量を表示可能	DTSは，入射皮膚線量を可視化する機能．X線条件やCアームの角度，天板位置，照射範囲などから1照射ごとに計算を行い，結果を3D患者モデルを用いて，リアルタイムに入射皮膚線量のカラーマッピング表示する．照射の重なりによるホットスポットの防止に役立てることができる	アーム角度情報に応じた体表での想定線量分布をグラフィック表示し，角度ごとの線量分布を確認できる．検査中にリファレンスモニタに表示され，閾値を越えた場合は自動表示される．部位ごとの設定モードがある

memo 被曝を可視化する（図7）

DTS（Dose Tracking System）は，**仮想患者モデル上に，計算された入射皮膚線量をリアルタイムに積算し，参考としてカラー表示**．術中はカラー表示だけではなく局所の入射皮膚線量を保持し，最大入射皮膚線量（Peak Skin Dose）を表示．
DTSを参考にすることで，術中に放射線皮膚障害のリスクを下げる判断が可能となる．
このDTSのデータは参考データとしてレポート保存できる．

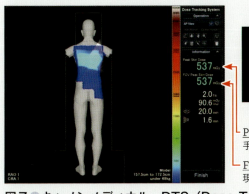
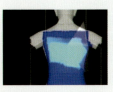

X線の入射方向を表す．Cアーム動作，視野変更，X線絞り開閉，カテーテル寝台移動に合わせてリアルタイムに追従する（X線が出ていない状態でも追従する）．

Peak Skin Dose
手技全体で最も高い皮膚入射線量を表示．

FOV Peak Skin Dose
現在の照射視野内で最も高い皮膚入射線量を表示．

図7 ● キヤノンメディカル DTS（Dose Tracking System）

■ アンギオ装置の統合性

近年ではIVUSやOCTなどのイメージングモダリティやプレッシャーワイヤなどさまざまなPCI，および診断の周辺モダリティが導入されている．PCIを行ううえで選択肢が増えることはよいことであるが，その1つひとつが別々のコンソールでしか動作しないことが悩ましい．実際PCIの外回りをしていると，大きなコンソールをその手技に合わせて運び，画像が出るように配線を行う作業は時代錯誤だと感じる．

2017年に発売されたフィリップス社製のAzurionというアンギオ装置は，IVUSやプレッシャーワイヤの専用コンソールを使用せず，アンギオ装置のマウスでIVUS計測やFFRの測定を行うことができる．つまり，アンギオ装置が周辺モダリティを統合したシステムとなっている．IVUSのコンソールを持ち運ぶこともなく，画像出力も自由自在で，専用コンソールでの操作ではなく，清潔野での操作が可能である．

今後，このような周辺モダリティを統合したアンギオ装置が求められていると感じる．理想をいえば，スマートフォンのアプリのような感覚で，多種類のIVUS，その他モダリティを選択，使用できるようにしてほしい．アンギオ装置メーカと周辺モダリティのメーカがタッグを組んで，アンギオ装置がすべてを統合したシームレスなカテ室が望まれる．

2 心カテデータベース

■ 心カテデータベースに求められる機能

心カテデータベースというと以前は入力者が手技記録を残し，必要なときにoutput（統計処理）をする入力側にウエイトの置かれたものであった．

インフラの整備された現在，電子カルテにデータベースをリンクさせることで，入力側だけでなく臨床に携わっている職員（医師，メディカルスタッフ）ならびに医事会計，さらには紹介病院への情報共有のツールとして必要性が高まっている．

しかし，情報共有は裏を返せば誰でも閲覧が可能という危険性もはらんでいるため，適切な情報管理が必要である．

a）アクセス管理

現在，個人情報保護の観点からさまざまなものにセキュリティがかけられているが，データベースも患者情報を有しているためセキュリティは必須である（図8）．

データ閲覧を制限することはもちろんであるが，閲覧可能なユーザーの中でもセキュリティレベルを定め，データの信頼性を保つ必要がある（図9）．さらに，ログ管理をすることでトラブル発生時に追跡が可能な状態にしておくことも重要である．

b）バックアップ

バックアップはデータ保全のために必要不可欠な行為である．コンピュータを用いて管理している以上，人為的ミス，ハードウェア障害，ソフトウェア障害，コンピュータウイルス，災害などさまざまな要因でデータは消失する．

データベースの方式により異なるがサーバーを分散二重化するなどのバックアップシステムは構築すべきである（図10）．

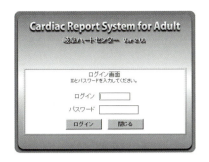 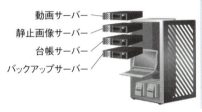

図8●ログイン画面
ユーザー名による制限

図9●ユーザー別権限管理

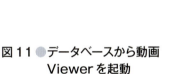 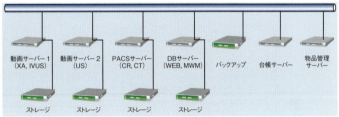

図10●バックアップサーバー

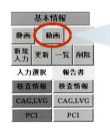 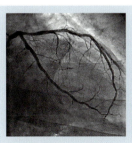

図11●データベースから動画
　　　Viewerを起動

c）動画像との連携

　心カテにおいて動画像は不可欠な存在である．データベースを入力する際にできる限り円滑に動画像を閲覧できるシステムを構築することで，データ入力の負担を軽減することが望ましい（図11）．

d）データ入力

　データ入力項目に関しては施設が必要とする情報によりさまざまではあるが，確実にいえることはブランクだらけのデータベースでは意味がないということである．

> ⚠️ **注意** ブランクだらけのデータベースは意味がない
>
> データベースが有するレポート機能や検索機能を有効に使用するためには，必要な項目がもれなく正しく入力されなければならない．データベースを構築する際には誰が，いつ，どこで入力するかといったワークフローを十分考慮したうえで入力項目を設定する必要がある（図12）．
>
>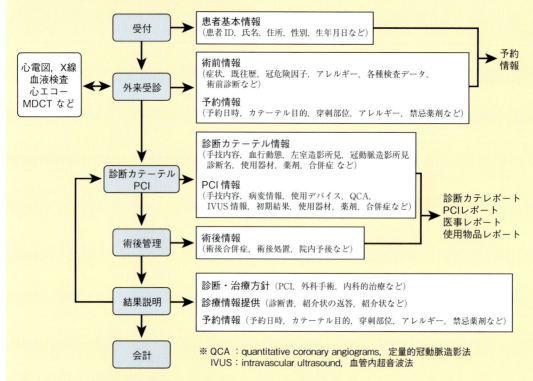
>
> **図12 ● ワークフローの分析**
>
> 心カテおよびPCI施行にあたっては，通常外来受付時に患者基本情報が聴取され，さらに診察時の問診および各種検査データよりカテーテル検査または治療の予約がなされる．この予約情報にはどのような患者にいつ何の目的でカテーテルを施行するかが含まれる．カテーテル検査または治療はこの予約情報に従って行われ，結果として診断カテレポート，PCIレポート，医事レポートなどが出力される．患者は病棟などで安静にし，術後処置を受けた後に医師より結果説明を受ける．この際必要に応じてPCIまたは次回のフォローアップ診断カテーテルの予約を取った後に会計を済ませ帰宅する

　データベースを情報共有のツールとして用いる場合，入力者のみが入力を内容把握していればよいというものではない．他者が閲覧した場合に，ブランクのあるものでは"正確な患者情報"を提供するツールとしての役割を果たさない．場合によっては誤った患者情報として認識させてしまう可能性もある．

　各施設のニーズにあった項目を，ワークフローに合わせた形で設計し，ブランクをなくすことが重要である．そのため，事前にワークフローの分析（図12），入力・検索項目の聞き取り調査を行い，必要最低限で入力者に負担がないような設計をすることがデータベースを有効活用する1つの要素である．

e）レポート機能

　データベースのもつ機能の中で重要な要素の1つであるレポート機能は，主に手技に関するレポートと医事請求・物品に関するレポートに分けられる．

　特に手技に関するレポートは，入力者が得た検査データをデータベースに入力することで，

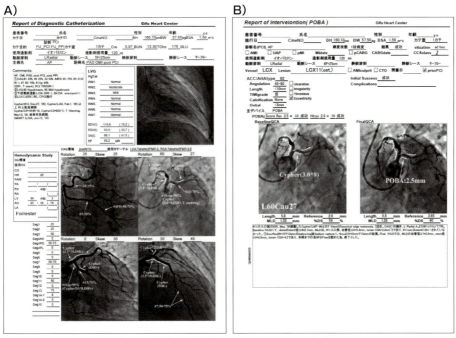

図13 ● 診断カテレポート（A）ならびにPCIレポート（B）

表3 ● PCI手技レポート

どのような患者の （患者情報）	どのような病変に （病変情報）	どのような 治療をしたら	どうなった （結果）
・年齢 ・性別 ・診断 ・冠危険因子 ・PCI既往 ・CABG既往 ・心機能など	・対象血管 ・PCI既往（デバイスなど） ・冠動脈造影所見（病変形態など） ・血管内超音波情報	・穿刺情報（部位，シースサイズ） ・デバイス（種類，サイズ） 　ガイディングカテーテル 　ガイドワイヤー 　バルーン 　ステント 　DCA 　ロータブレーター など ・薬剤（薬品名，使用量） ・手技手順	・術前後の冠動脈造影所見 ・合併症 ・予後

データを"共有可能な患者情報"に変える役割を果たしている．そのため，患者情報を他者が素早く認識できるよう作成する必要がある．どういった患者のどのような病変に対し，どのような治療を施したらどのような結果になったかが，一目瞭然となるものが望まれる（図13，表3）．

レポートの形式としては紙，PDF（portable document format），HTML（hyper text markup language）などが挙げられる．紙の場合出力は容易であるが，紛失の危険性や紙，インクなどのコストがかかる．さらに，複数人が同時に閲覧することが難しい．PDFやHTMLといった電子ファイルは電子カルテに添付することで，端末さえあれば誰でも閲覧することが可能である．

医事請求・物品レポートは医事における保険請求および物品の管理が目的である．

医事レポートは患者ごとの手技，物品，薬剤が医事コードを含む情報としてすみやかに医事課に伝わる必要がある（図14）．

一方，物品管理レポートは患者単位ではなく1日，1週間または指定期間内にカテーテル室で使用した物品の製品名，カタログ番号，ロット番号を含む情報として出力されることが望ましい（図15）．また，物品はGS1-128バーコードにて管理することにより入力の手間を最小限にすることができる（図16）．

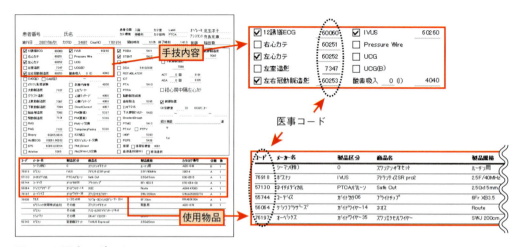

図14 ● 医事レポート
保険請求可能な手技および物品には通常医事コードがついている．医事レポートの出力項目にこの医事コードがあると入力ミスの軽減，医事会計および保険請求に要する時間短縮につながる

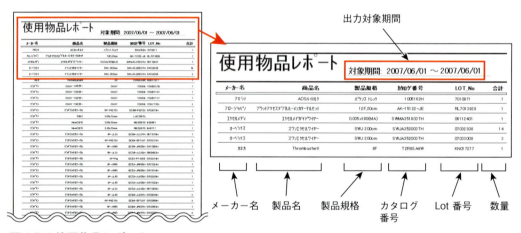

図15 ● 使用物品レポート

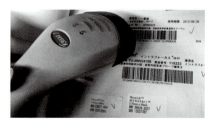

図16 ● バーコードによる物品管理

> **memo** GS1-128（旧称UCC/EAN-128）
> 流通用バーコード規格の1つ．1999年3月に日本医療機器関係団体協議会が医療材料の標準化仕様を「医療材料商品コード・バーコード標準化ガイドライン」としてまとめた．このガイドラインでは医療材料標準バーコードとしてGS1-128（旧称UCC/EAN-128）で統一することをうたっている．

f）病院情報システム（HIS），放射線情報システム（RIS）とデータベースの連携

● 入力者の負担軽減

以前は紙カルテを見て，名前や既往，症状などを1つひとつ手入力で行う場合が多かった．しかし，インフラの整備された現在では，その入力する手間をネットワークの構築により軽減できる．HISが取得している患者情報をオーダリングにてRIS，さらにRISからデータベースへオーダー情報が流れるシステムを構築することで，データベースからの患者情報取得が容易にできる（図17）．また，手入力により起こる誤入力も軽減される．

● 情報共有

データベースのレポート機能と電子カルテをリンクさせることで，電子カルテよりカテレポートの参照ができ，情報の共有化が可能となる（図18）．

g）検索機能

一口に検索といっても前月1カ月間の診断カテーテル数やPCI数を求めるといった単純検索から，さまざまなタイプの病変に対する手技の内容別・ステント種類別の成功率や再狭窄率，ひいては予後を算出するといった複雑な検索までさまざまある．

これらは入力項目とトレードオフの関係にあり，複雑な検索を可能にするためには入力項目数は多くなる．「d）データ入力」で述べたように，事前にどのような検索を行う可能性があるのか把握しておくことが重要である．

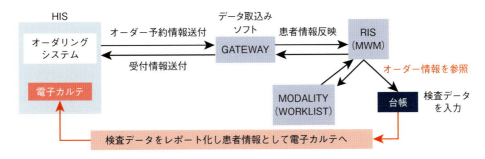

図17 ● オーダー情報の流れ
GATEWAY：HISからのオーダー情報の受け取りRISに反映させることとRISから返ってくる撮影実施情報をHISへ反映する役割（IT用語としてはネットワーク上で，媒体やプロトコルが異なるデータを相互に変換して通信を可能にする機器．通信媒体や伝送方式の違いを吸収して異機種間の接続を可能とするもの）
WORKLIST：患者属性データ
MWM：Modality Worklist Managementの略．モダリティワークリスト管理機能

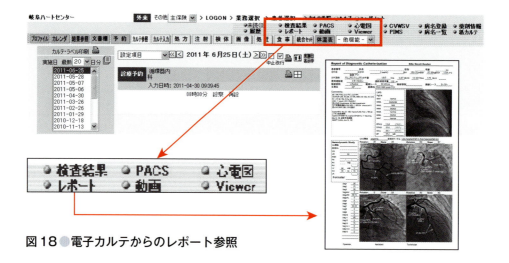

図18 電子カルテからのレポート参照

<参考文献>
1）日本血管撮影・インターベンション専門診療放射線技師認定機構
http://ivr-rt.kenkyuukai.jp/special/?id=18226
2）「最新の国内実態調査結果に基づく診断参考レベルの設定」〔医療被ばく研究情報ネットワーク（J-RIME）〕
http://www.radher.jp/J-RIME/report/DRLhoukokusyo.pdf
3）「IVRに伴う放射線皮膚障害の防止に関するガイドライン」（医療放射線防護連絡協議会）
http://ivr-rt.umin.jp/shiryo/guideline1.pdf

Point

- アンギオ装置のデジタル化とアンギオ動画像ネットワークの進歩はメディア保存時に問題であった運搬，管理，保存，紛失，傷，同時閲覧，編集などを解決し，心カテ室だけではなく院内に設置したネットワーク端末から瞬時にアンギオ動画像の閲覧を可能とした．

- しかしながら，これらの動画像データを意味のある医療情報として活用するためには患者情報，病変情報，使用デバイスを含めた手技情報などを画像情報と統合し，さらに理想的には医事・会計システム，病院情報システム（HIS），放射線情報システム（RIS），オーダリングシステムといった院内の他の独立したシステムと総合的に管理・運営されるのが望ましい．

第1章 基本 −PCIシステムと機器−

2. PCIの適応・合併症・予後

高山忠輝，平山篤志

冠動脈治療は，近年大きな変革を迎えた．それは，特に薬剤溶出ステント（drug eluting stent：DES）の登場により，それまでステント治療として問題となっていた再狭窄率が大幅に改善したためであった．そのため，従来はバイパス手術の適応と考えられていた3枝病変，左主幹部病変に対する適応拡大が行われつつある．その反面，ステント血栓症は，DES治療後の大きな問題としてとらえられている．一方，バイパス手術の技術も進歩し，特にop cabと呼ばれるoff-pump CABG（心拍動下冠動脈バイパス術）が大幅に取り入れられるようになり，脳血管障害の合併症，低心機能患者に対する血行再建が今まで以上に安全に行うことができるようになった．それぞれの長所を生かして，治療を進めることが重要と思われる．そこで，本稿では，冠動脈インターベンションの適応，合併症，予後について，日本循環器学会ガイドライン[1]に沿って解説していく．

1 冠動脈治療の適応

冠動脈インターベンションを施行するにあたっては，PCIまたはCABG（冠動脈バイパス術）のいずれを選択する場合でも，書面によるインフォームド・コンセントが必要である．基本的に有意狭窄（冠動脈造影上75％狭窄以上，実測50％以上）を有することが必要であり，それがない場合は冠動脈インターベンションの適応から除外される．

■ PCIの原則禁忌

① 保護されていない左冠動脈主幹部〔unprotected LMT（left main trunk）〕病変
② 3枝障害で2枝の近位部閉塞
③ 血液凝固異常
④ 静脈グラフトのびまん性病変
⑤ 慢性閉塞性病変で拡張成功率のきわめて低いと予想されるもの
⑥ 危険にさらされた側副血行路（jeopardized collaterals）が供給している血管の病変

上記の場合は，悪性腫瘍，脳血管障害，肺疾患，肝不全，高齢者などのCABGハイリスク症例・不適当症例において，インターベンションが必要と判断されたときのみPCIの適応となる．特に①は，心臓外科のスタンバイのもと，慎重に行う必要がある．

> ⚠注意
> DESが使用可能となり，左冠動脈主幹部に対してPCIを施行する施設もあるが原則として推奨されない．SYNTAX scoreを用いて，高スコアの症例はCABG，低スコアのものはPCIが選択されるようになっている．

> **memo** SYNTAX score
>
> SYNTAX scoreは，病変形態の複雑さをスコア化したものであるが，スコアが高いほど複雑であり，SYNTAX trialでは高スコア（34以上）の患者は，バイパス手術がステントに優ることが示された．

■ PCI適応のための評価項目（表1）

a）冠動脈病変の評価

冠動脈造影による狭窄度と形態評価，フローワイヤー，プレッシャーワイヤーによる機能的狭窄度の評価，血管内超音波検査（intravascular ultrasound：IVUS）による病変部の狭窄度評価と形態評価など．

b）心筋虚血の証明

胸痛などの狭心症状や客観的な検査として負荷心電図，負荷心筋シンチグラフィ，負荷心エコー図などがある．

■ 冠動脈造影による適応（冠動脈病変の基本的な評価方法）

有意狭窄があり，その灌流域に心筋虚血が証明されている場合は適応となりうる．
① 実測50～75％狭窄で心筋虚血が認められない場合：一般にPCIの適応はない
② 実測75％以上の狭窄で心筋虚血のサインが認められない場合：一般には心筋虚血のサインが認められない場合はPCIの適応はないとされている．しかし，心筋梗塞の既往，家族歴，職業，年齢を考慮に入れ，さらに，狭窄病変の進行しているもの，近位部，入口部などの主要部位では，PCIの適応となる

■ 病変形態によるPCIの適応

ガイドワイヤー，新しいデバイス〔方向性冠動脈粥腫切除術（directional coronary atherectomy：DCA），ステント，ロータブレーターなど〕の登場により，ほとんどの狭窄病変の形態に対してPCIを行いうるようになってきている．ただし，長いびまん性の病変，石灰化の強い病変，慢性完全閉塞病変については，PCIの適応となりうるが，初期成功が得られても再狭窄率が高く，再PCIまたはCABGが必要になる確率が高いことより，CABGの適応を考慮すべきである．

> **memo** 慢性完全閉塞病変
>
> 灌流域にバイアビリティがある場合かつ心筋虚血のサインがある場合には，まず，CABGの適応である．しかし，病変部位，病変形態が適している場合にはPCIの適応も考慮する．PCIの初期成功の予測因子としては閉塞期間3カ月未満，病変長15mm未満，先細り型病変などが挙げられている．

表1 ● PCIの適応

評価項目	適応	不適応
冠動脈造影	・有意狭窄（＋），心筋虚血（＋）	・有意狭窄（－），心筋虚血（－）
罹患枝数	・1枝病変 ・2枝病変（病変部位・形態による） ・静脈バイパスグラフトに対するPCI ・不完全血行再建および複合治療の戦略	・3枝病変 ・左主幹部病変

■ 冠動脈病変〔AHAの狭窄度分類（表2）で90％以上〕による適応

a）1枝病変

　一般にPCIのよい適応．左前下行枝近位部病変では病変部位，形態によりPCIに適していなければMID-CAB（minimally invasive direct coronary artery grafting：低侵襲冠動脈バイパス）も含めてCABGも考慮する．

b）2枝病変

　左前下行枝近位部病変を含まない場合ACC/AHAの病変形態（表3）[2]でTypeA，Bなど形態が適していればPCIの適応．病変形態がPCIに適さなければCABGの適応となる．左前下行枝近位部病変を含む場合には，一般的にCABGの適応とされてきた．しかし，ステントの発達により病変部位，形態がよければ，PCIの適応も考慮する．

表2　AHAの狭窄度分類

冠動脈造影上の狭窄	AHA分類での表示
狭窄なし	0％
1〜25％	25％
＞25％，≦50％	50％
＞50％，≦75％	75％
＞75％，≦90％	90％
＞90％，≦99％（造影遅延あり）	99％
完全閉塞	100％

表3　PCIのガイドライン（病変形態分類）

Type A病変（高成功率，＞85％：リスク軽度）
① 狭窄長＜10mm
② 求心性（concentric）
③ 容易に病変部に到着可能
④ 屈曲部でない（＜45度）
⑤ 壁不整がない
⑥ 石灰化がないか軽度
⑦ 完全閉塞でない
⑧ 冠動脈入口部の病変ではない
⑨ 大きいが側枝が派生しない
⑩ 血栓がない

Type B病変（中等度成功率，60〜85％：リスク中等度）
① 狭窄長10〜20mm
② 偏心性（eccentric）
③ 近位部の中等度の屈曲
④ 中等度屈曲部（＞45，＜90度）
⑤ 壁不整がある
⑥ 中等度ないし高度石灰化
⑦ 完全閉塞，3カ月未満
⑧ 冠動脈入口部の病変
⑨ ダブルガイドワイヤーを要する分岐部病変
⑩ 血栓がある

Type C病変（低成功率，＜60％：リスク高度）
① びまん性（狭窄長＞20mm）
② 近位部の過度の屈曲
③ 極端な屈曲部（＞90度）
④ 完全閉塞，3カ月以上
⑤ プロテクトできない大きな側枝がある分岐部病変
⑥ 脆い病変を伴う変性した静脈グラフト

参考文献2より引用

c) 3枝病変

　原則的にはCABGの適応である．近年，DESが使用されるようになり，再狭窄率がきわめて低いため，PCIの初期成功率が90％以上であり，3枝病変であっても1つずつの病変形態により，施設によってはPCIへの適応拡大がされている．従来は，予後を改善することをよりどころにCABGの適応とされていた．DESとの比較検討がされ始めているが，結果によってはPCIの適応拡大も容認される可能性がある．

　SYNTAX scoreを導入してPCIの適応を決めていくことも一般的になってきている．

d) 左主幹部病変

　原則的にはCABGの適応である．しかし，DESが使用可能となってからは，左主幹部の病変もPCIの適応頻度が高くなってきている．しかしながら，回旋枝，左前下行枝の分岐部病変は，ステント再狭窄がしばしばみられる．現在，どの施設でも再狭窄の減少は期待どおりとはいえず．現時点では，CABGが第一選択であることには変わりはない．

　しかしながら，急性心筋梗塞，ショック症例では，補助循環〔経皮的心肺補助循環（percutaneous cardiopulmonary support：PCPS），IMPELLA〕下にPCIを施行することにより，生命予後が改善するとの報告も散見され，必ずしもCABGの適応とはならないこともある．

e) 静脈バイパスグラフトに対するPCI

　変性静脈グラフトに対しては，PCI時，末梢塞栓，再狭窄の率は高く，適応には慎重を要する．特に，長く拡張，蛇行した血栓，粥腫に富む病変，慢性完全閉塞病変は末梢塞栓に注意し，遠位部保護デバイスを使用することも考慮される．

f) 不完全血行再建および複合治療の選択

　他の合併症のため，CABGが不適当な症例の多枝病変症例に対する治療．通常ハイブリッドと呼ばれ，患者の状態により侵襲を最小限に抑えることを目的とし，CABGではリスクが高い症例，高齢者などでは選択されうる治療である．主に下記の方法で行われる．
① PCI可能な主要病変にのみPCIを施行し，その他の複雑狭窄病変・慢性閉塞病変に関しては，可能な限り薬物治療で経過観察する
② 左前下行枝の病変がPCI不可または成功率が非常に低い場合，左前下行枝に対しMID-CABまたはop cabによりLITA（left internal thoracic artery：左内胸動脈）をつないだ後，回旋枝・右冠動脈に対してPCIを追加する

2 術後評価

■ PCIの初期成功基準

- 20％以上の血管径の改善
- 最終狭窄率50％以下
- 術後30日以内に死亡，急性心筋梗塞，緊急バイパス術の必要性がない

■ 再狭窄の定義

● 再狭窄の時期
多くは6カ月以内．DESでは，9カ月から1年が多いとされる．

● 再狭窄の頻度
POBA（plain old balloon angioplasty：経皮的バルーン血管形成術）では30〜40％，BMS（bare metal stent）では20〜30％，DESでは5％程度の再狭窄が見込まれる．

＜アテレクトミーの効果＞

DCA：十分な粥腫切除を行わなければ再狭窄の予防効果はない．血管内超音波（IVUS）ガイド下にて施行した場合は約20％であり，再狭窄減少効果がある最近では，ステント留置前の前処置として行われることが多くあり，左主幹部，左前下行枝，回旋枝分岐部の使用が行われている（すでにデバイス自体の製造が中止されている）．

ロータブレーター：単独での再狭窄の頻度は高い（50％），DESが使用されるようなってからは，plaque modificationという考え方から，高度石灰化病変に対して，ロータブレーターにより石灰化をablationし，ステントを留置する方法が広く行われている．

■ 再狭窄への対策

症状や虚血がある場合，再インターベンション（POBA，DES，DCB）をくり返す場合および当初よりくり返しが強く予想される場合は，CABGの適応．再狭窄予防に薬物療法，DESの使用などが試みられている．

3 合併症について

■ PCIの合併症

PCIの合併症は，カテーテルを挿入する際の動脈刺入部からの出血，血腫などの合併症から，生命にかかわる重大な合併症までさまざまなものがある．

① 院内死亡：約0.6％（日本における報告：0.37％）
② 急性心筋梗塞：約1.5％（日本における報告：1.79％）
③ 緊急バイパス術：約1.4％（日本における報告：0.49％）
④ 急性および亜急性冠閉塞：3〜7％（日本における報告：5.8％）
　血栓性冠閉塞：抗血小板薬，ヘパリンの使用により予防が可能
　冠動脈解離（25〜60％）：急性冠閉塞の大きな原因であったが，ステントの発達により急性冠閉塞を回避できるようになった
⑤ 冠動脈穿孔・心タンポナーデ（POBA：0.2％未満）：ロータブレーターによるアテレクトミーでは1.3〜1.8％の冠動脈穿孔がある
⑥ 側枝閉塞：大きな側枝については側枝を保護するデバイスや手技の選択が必要
⑦ 大動脈解離：ガイディングカテーテルの操作に関連
⑧ 穿刺部出血（0.49％）：後腹膜腔への出血では重篤な状態となる．特に，新しいデバイス使用時はガイディングカテーテルが太くなるため注意を要する
⑨ 造影剤に対するアレルギー：アナフィラキシーショックの可能性，皮疹，気道浮腫など

⑩ 放射線障害：皮膚障害の可能性
⑪ 腎機能障害：造影剤による腎機能の悪化
⑫ 脳梗塞，頸動脈病変，ガイディングカテーテルによる脳塞栓症
⑬ 出血性疾患：ステント使用後の血栓症の予防のための抗凝固，抗血小板療法

■ PCIの合併症発生時の対処

　冠動脈解離による急性冠閉塞に対する対応は，ステントの発達により可能となってきた．また，合併症の急性期には状況に応じて大動脈内バルーンパンピング（intra-aortic ballon pumping：IABP），PCPSなど補助循環の使用も有用である．

　しかし，緊急バイパス術など外科的処置を必要とする場合があり，基本的にはPCI施行施設においては，心臓外科のバックアップが必要である．しかし，カテーテル治療後の緊急手術は死亡率が高く（全体で治療後11％，ロータブレーター後29％），救命しえても広範な心筋梗塞を引き起こすことが多い．

4 予後について

■ インターベンションの急性予後と長期予後－PCIかCABGか－

　急性冠症候群，狭心症（高リスク・低リスク）に分類すると，急性冠症候群では，インターベンションによる再灌流療法は急性期の予後の改善につながることはいうまでもないが，高リスク安定狭心症，すなわち左主幹部病変・左前下行枝近位部病変または3枝病変を有する狭心症では，CABGが有意であることは周知の事実である．また，PCIでは，生命予後には有意差はないものの，再PCIの可能性，急性心筋梗塞の再発，再入院などについてはCABGには及ばない．しかし，DESの登場により，DESとCABGを比較する大規模試験が行われており，CABGとPCIの生命予後の差はない．そのためPCIの適応が拡大されつつある．

　また，低リスク安定狭心症では，薬物療法とPCIでの比較研究が，わが国においても藤原ら[3]によって検討された．その結果，低リスク狭心症において，薬物療法とPCIの比較では，1年経過において総死亡では有意差がなかった．その後J-SAP study[4]により薬物療法に比しPCIによる予後改善効果が初めて示されている．このことは，PCIを積極的に行っていくことの正当性を強めていく可能性がある．

> ⚠注意　インターベンションの予後を比較する限界
> インターベンションの予後についての検討は，臨床試験に選ばれた施設の選ばれた症例についてまとめられた結果のため，日常の臨床で遭遇する症例に必ずしも当てはめることは難しいことも事実である．各施設の循環器内科・心臓外科の置かれている施設や環境，患者ニーズも考慮されるべきであると思われる．

■ PCIの長期予後改善のために

　PCI後の予後増悪因子は，治療病変よりも新規病変による心血管イベントがその主な原因とされる．そのため，二次予防のため冠危険因子のコントロールが患者予後を左右するといっても過言ではない．現在，二次予防に有用性が認められているのは，抗血小板療法，スタチン，さらにPCSK9阻害薬による脂質低下療法である．糖尿病のSGLT2阻害薬では，心血管

イベントの抑制効果が報告されており，高血圧などについても引き続き検討されていくものと思われる．また，症例ごとに薬剤選択が行われるようになっていくであろう．

<参考文献>
1) 「安定冠動脈疾患における待機的PCIのガイドライン（2011年改訂版）」
   http://www.j-circ.or.jp/guideline/pdf/JCS2011_fujiwara_h.pdf
2) 西垣和彦，藤原久義：冠動脈有意狭窄に対する治療法の選択とその予後－低リスク狭心症における薬物療法とPCIの予後－．循環器科，55（6）：594-598，2004
3) Ryan TJ, et al : Guidelines for percutaneous transluminal coronary angioplasty. A report of the American College of Cardiology/American Heart Association Task Force on Assessment of Diagnostic and Therapeutic Cardiovascular Procedures（Subcommittee on Percutaneous Transluminal Coronary Angioplasty）. J Am Coll Cardiol, 12 : 529-545, 1988
4) Nishigaki K, et al : Percutaneous coronary intervention plus medical therapy reduces the incidence of acute coronary syndrome, more effectively than initial medical therapy only among patients with low-risk coronary artery disease. a randomized, comparative, multicenter study. JACC Cordiov Interv, 5 : 469-479, 2008

Point

PCIのガイドラインに沿った，適応・合併症・予後について概説したが，PCIの適応はDESの使用開始により，大幅な緩和傾向にある．PCIの適応については，患者予後を十分に念頭におき，CABG適応とオーバーラップする症例も多数存在するため，十分に検討し治療にあたるべきと思われる．

第1章 基本 −PCIシステムと機器−

3. ガイディングカテーテルの種類と選択

伊苅裕二

　ガイディングカテーテルの役割は，①体外から冠動脈入り口までの経路を確保すること，②冠動脈狭窄部に治療デバイスを通過させるバックアップ力を生み出すこと，の2点であるため，ガイディングカテーテルの性能は下記3点で表すことができる．
❶冠動脈に挿入しやすいこと，❷バックアップ力が強いこと，❸安全なこと，さらに，アプローチ部位によりそれぞれ性能が異なる場合と異ならない場合があるので，大腿動脈アプローチ（TFI）と橈骨動脈アプローチ（TRI）での性能を考慮して選択する．

1 ガイディングカテーテルのバックアップとは何か？

　ガイディングカテーテルのバックアップは重要である．しかし，「バックアップとは何か？」という問いに対する答えは皆無といってよい．現存する唯一の仮説が筆者のバックアップ理論である（図1）．詳細は，文献[1]を読んでもらいたいが，結論として，バックアップ力を決めるのは，①ガイディングカテーテルの太さ，②形状としての対面にあたる角度，③対面での摩擦力がその要素である．

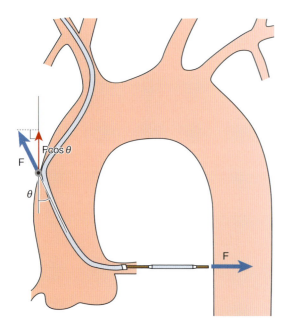

図1 ●ガイディングカテーテルのバックアップ理論
デバイスを通過させる力Fは，対面の大動脈にかかる．その垂直成分Fcos θが一定以上になるとガイディングカテーテルは上へ跳ねる．したがって，角度θは90度に近いほどバックアップが強い

2 Ikariカテーテルについての解説

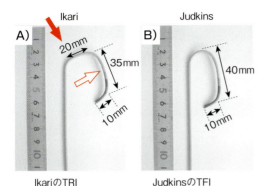

第一に，Ikariカテーテルに関して講演をするたびに「Ikariは変形カテーテルである」という大きな誤解をしている方がいるので，まず発明者として最初に弁明させていただきたい．図2に示すごとく，Ikariカテーテル（図2A）はJudkins（図2B）の先端部を短くし，第二番目の部位を長くしたJudkins群に分類されるカテーテルである．対面の角度が大きく，摩擦力が大きくなるためTRIで使用するとJudkinsの約2.5倍のバックアップ力がある（図2C, D）．

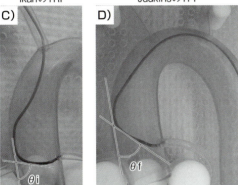

図2 ● 体外モデルにおけるJudkinsとIkariの比較

Ikariカテーテル（A）はJudkins（B）の ➡ 部が長く，⇨ 部を短く変形したカテーテルである．したがって，ガイディングカテーテルと大動脈の接点（図1参照）が冠動脈寄りとなる（θがより90度に近づく）ため，Judkinsを用いたTFI（D）よりも，IkariのTRI（C）の方がバックアップが強くなる．
TRIのバックアップが弱いのではない．Judkinsの場合はTFIの方がTRIよりも強いのであり，Ikariを使えばTRIもTFIもバックアップは同等である

> **memo**
> Ikariカテーテルは，筆者が1995〜1996年に開発したガイド形状である．

3 左冠動脈用

左冠動脈用のカテーテルとしてはJudkins L, Amplatz L, Voda/EBU/XB, Ikari Lがある．

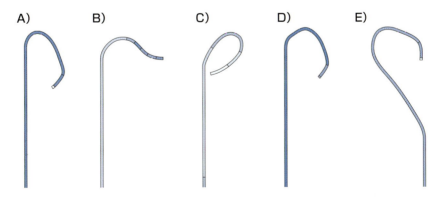

図3 ● 左冠動脈用ガイディングカテーテル
A）Judkins L, B）Amplatz L, C）Voda/EBU/XB, D）Ikari-F, E）Ikari

表●各ガイディングカテーテルのアプローチ部位別評価

左/TFI	挿入のしやすさ	バックアップ力	安全性
Judkins L	☆☆☆	☆☆☆	☆☆☆
Amplatz L	☆☆	☆☆☆	☆☆
Voda/EBU/XB	☆☆	☆☆☆☆	☆☆
Ikari L	☆☆☆	☆☆☆☆	☆☆☆☆

左/TRI	挿入のしやすさ	バックアップ力	安全性
Judkins L	☆☆☆	☆☆	☆☆☆
Amplatz L	☆☆	☆☆☆	☆☆
Voda/EBU/XB	☆☆	☆☆☆	☆☆
Ikari L	☆☆☆	☆☆☆☆	☆☆☆☆

右/TFI	挿入のしやすさ	バックアップ力	安全性
Judkins R	☆☆☆	☆☆	☆☆☆
Amplatz L	☆☆	☆☆☆	☆☆
Ikari R	☆☆☆	☆☆☆	☆☆
Ikari L	☆☆	☆☆☆☆	☆☆☆☆

右/TRI	挿入のしやすさ	バックアップ力	安全性
Judkins R	☆☆☆	☆	☆☆☆
Amplatz L	☆☆	☆☆☆	☆☆
Ikari R	☆☆☆	☆☆☆	☆☆
Ikari L	☆☆☆	☆☆☆☆	☆☆☆☆

図3に左冠動脈で使用するカテーテルを示す．先に示した3つの評価項目を表に示す．Ikariは，Judkinsの先端を短くしたため，最も冠動脈奥深くに入らないカテーテルであり，左主幹部を傷つける可能性はすべてのカテーテルの中で最も低く安全である．

4 右冠動脈用

右冠動脈用のカテーテルとしては，Judkins R，Amplatz L，Ikari R，Ikari Lがある．

右用のカテーテルを図4に示す．Judkins Rは，TFIの場合は非常に使いやすいが，TRIではバックアップ力が不足する．Amplatz LとIkari Rはほぼ同等であるが，先端の曲がりがない分，Ikari Rの方が安全であろう．Amplatz Lでは，カテーテルを引いたときに先端が吸い込まれるため，安全性が低いがIkari Rではこれは起こらない．Ikari Lは本来左冠動脈用であったが，最近右冠動脈用に使用される場合が多い．挿入の感覚はJudkins Rに近く，入ってしまえばIkari Lのパワーポジションが使えるため非常にバックアップ力が強い．

表に各ガイディングカテーテルの評価を独断で行った．使いやすさは慣れもあるが，5Fr. など極限でのバックアップを求める場合など参考にされたい．

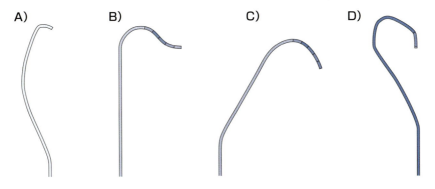

図4● 右冠動脈用ガイディングカテーテル
A）Judkins R，B）Amplatz L，C）Ikari R，D）Ikari L

> ⚠️注意　**右冠動脈入口部のカテーテルによる解離**
> 重大な合併症であり，右冠動脈挿入時には常に注意を払う．一般的には深く入るAmplatz LやIkari Rで多いと考えられているが，最大のリスクはカテーテルの形状よりも術者の技量であり熟練した術者は頻度が少ない．初心者は右冠動脈入口部の粥腫が存在する例は注意が必要である．

5 左右両用（図5）

左右両用のカテーテルとしてはKimny，Music，Ikari Lがある．
実際は，左右同時にPCIをするケースは日本では少ないと思われる．

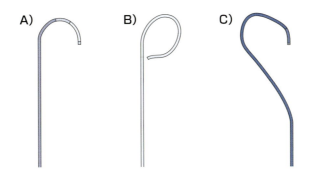

図5● 左右両用ガイディングカテーテル
A）Kimny，B）Music，C）Ikari L

＜参考文献＞
1）Ikari Y, et al：The Physics of Guiding Catheters for the Left Coronary Artery in ransfemoral and Transradial Interventions. J Invasive Cardiol, 17：636-641, 2005

Point

PCIが安全，確実にできるカテーテルを選択する．そのために各カテーテルの特性を理解する．

第1章 基本 －PCIシステムと機器－

4. ガイドワイヤーの種類と選択

南都伸介

　Gruenzigが考案したPTCAバルーンにはガイドワイヤールーメンはなく，固定ワイヤー型で，ワイヤーはバルーンカテーテル先端に固定されていた．Sympson-Robertによって初めて現在のようなmovable wire型のPTCAバルーンが考案されたが，当初のワイヤーは全長が金属コイルであったためトルク特性が悪かった．その後，先端のみが金属コイルで近位部が鋼線の形状になりトルク性能が格段に向上した．

1 ガイドワイヤーの外径，材質

　ガイドワイヤーの外径は，0.018～0.010インチの太さのものがあるが，バルーンシステムのほとんどが，0.014インチガイドワイヤー対応である．大別して金属コイル製と，プラスチックジャケット製のものがある（図1）．

> ⚠注意　**金属コイルワイヤーとプラスチックジャケット製のガイドワイヤーの違い**
> プラスチックジャケット製のガイドワイヤーは，病変通過性は非常によいが，側枝などの極小血管でも通過していく怖い面もある．枝のこまやかな選択には金属コイル型の方が優れている場合がある．初心者には，まず金属コイル型のもので習熟されることを勧める．

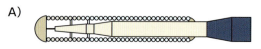

図1　ガイドワイヤー先端の構造図
金属コイル型（A）と，プラスチックジャケット型（B）がある．血管損傷を最小限にする目的で，いずれも先端は大変軟らかい

2 ガイドワイヤーの長さ

　ガイドワイヤーの全長は，通常のPCIで使用する180 cm前後のワイヤーとバルーンカテーテル交換に用いる300 cmの長いワイヤーがある．

> **memo** 300 cmの長いワイヤー

基本的には，オーバーザワイヤー（over the wire：OTW）のシステムを交換する場合には長いワイヤーが必要であるが，通常のワイヤーでも延長用のワイヤー（図2）をつないで長いワイヤーにできるし，南都法を使用すれば通常のワイヤーでの交換も可能である．したがって，長いワイヤーの使用はロータブレーターや方向性冠動脈粥腫切除術（directional coronary atherectomy：DCA）など特殊なデバイスを使用する場合に限られている．

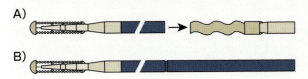

図2●延長用のガイドワイヤーの構造図

ガイドワイヤーの近位部に差し込んで（A），ガイドワイヤーの全長を長くすることができる（B）

3 ガイドワイヤーの性状

　ワイヤーのトルク性，先端のメモリー性は各社で多少異なるが，術者の好みによって使いわけられる．先端の硬さには，各社で呼称は異なるが，軟らかなガイドワイヤーから硬いガイドワイヤーまで3～4種類が用意されている．完全閉塞病変以外は，特殊な場合を除いて軟らかなガイドワイヤーで対応できる（図3）．先端は軟らかいが近位部が非常に硬いガイドワイヤーがあり，そのワイヤーはサポート力があるためデバイスが通りにくい場合に用いる（図4）．

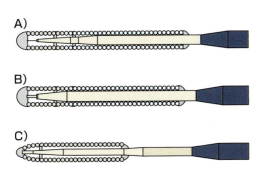

図3●完全閉塞病変用のガイドワイヤーの構造図

第一選択に使用する先端が軟らかなワイヤーの基本構造をAに示す．完全閉塞病変用のワイヤー（B）は先端を硬くするために先端まで太い芯が存在する．さらに，硬い病変の通過性を向上させるために，先端の先にテーパーをかけてさらに細くしたワイヤー（C）もある．完全閉塞病変用の先端の硬いワイヤーは穿通力が強く，使用時には冠動脈穿孔に留意が必要である

> **memo**
>
> サポートワイヤー（図4）
> 先端は軟らかいが近位部が非常に硬いガイドワイヤーである．強力な支持力（サポート力）が得られるのでデバイスが通りにくい場合に用いる．

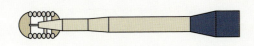

図4●サポートワイヤーの構造図

先端は軟らかいがその近位部は，通常のフロッピーワイヤーより大変硬いシャフトをもったワイヤーである

マーカーワイヤー（図5）
冠動脈内での長さの校正をするためのX線不透過な印をつけたPCI用ガイドワイヤー．ステント長を選択する場合に便利である．

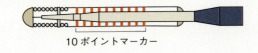

10ポイントマーカー

図5●マーカーワイヤーの構造図

先端50mmより，10ポイントマーカーがあり，病変長の計測およびデバイスの位置決めの目安として使用する

4 スレンダーガイドワイヤー

　ガイドワイヤーは外径0.014インチが標準であるが，スレンダーガイドワイヤー（図6）と，またそれに対応したシステムデバイスもある．

　スレンダーガイドワイヤーを用いる利点として，小口径のガイディングカテーテルを使用しうるため血管穿刺部への侵襲が少ない．基本的に，小口径のガイディングカテーテルやガイディングシースを用いるために，バックアップフォースを得にくく高度病変への対応は困難であるが，通常のガイディングとの組み合わせでは，バルーンプロファイルがきわめて細いために0.014システムより通過性が勝る場合もある．また，小さなシェイピングが可能であるため（図6右），コークスクリュー状に蛇行した側副血行路のワイヤリング時にも高い通過性を確保できる．

　慢性完全閉塞病変はワイヤー先端が硬くないと通過しないと信じられていたが，先端が硬くなくてもスレンダーワイヤーなら通過しうる場合が数割存在する．これは，完全閉塞病変内に形成されたmicro-channelをきわめて細いワイヤーなら通過していくからであると考えられている．したがって，0.014インチワイヤーの先端数センチを0.010インチ以下にした完全閉塞病変用のワイヤーがあり，第一選択は本ワイヤーを使用して通過しない場合には従来の先端が硬いガイドワイヤーに変更する慢性完全閉塞病変に対するPCIの戦略がある．

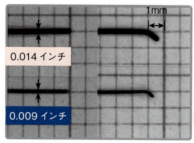

図6●スレンダーガイドワイヤー

memo ガイドワイヤー取り違え防止（テールマーカーと渦巻きホルダー）

　例えば，KBT（kissing balloon technique）のように複数のワイヤーを使用する場合にワイヤーを取り違えることのないように，ワイヤーのテールには種々のマーカーが施されている（図7）．ワイヤーが収容されている渦巻きホルダーもワイヤーの種類や製造元により形状や付属物が異なっているので，ワイヤーを使用した後は，同じフォルダーに収容するように習慣づけておけば，ワイヤーを取り違えるリスクを軽減できる．

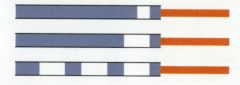

図7●ガイドワイヤー判別用のワイヤーテール部分のマーカー

Point

通常用いるガイドワイヤー
先端の軟らかなガイドワイヤー（フロッピーガイドワイヤー）を第一選択とする．フロッピーガイドワイヤーはよほど乱暴に扱わない限り冠動脈穿孔などの事故は生じない．

第1章 基本 —PCIシステムと機器—

5. PCIデバイスの種類と選択
1）バルーンカテーテルの基礎知識

南都伸介

バルーンカテーテルは，カテーテル先端に細長いバルーンが装着されたカテーテルであり，冠動脈狭窄部の開大に用いる．オーバーザワイヤー（over the wire：OTW）型，固定ワイヤー（fixed wire）型，ラピッドエクスチェンジもしくはモノレール（rapid exchange またはmono rail）型，パーフュージョン（perfusion）型に分類される．通常のPCIではラピッドエクスチェンジ型が使用される．

1 バルーンカテーテルの特性

バルーンカテーテルの特性はpushability，trackability，crossabilityで表される．pushabilityとはカテーテルの縦方向への力の伝わりやすさである．シャフトが硬いほど縦方向に力を加えたときにシャフトが波打ちにくくなり，力が減弱することなくバルーン先端に伝わる．しかしながら，強く屈曲した冠血管（tortuosityの強い血管）の場合は，シャフトが軟らかい方が血管の屈曲に沿ってカテーテルが進みやすい（trackabilityがよい）．したがって，バルーンカテーテルの遠位側はtrackabilityを重視して軟らかく，近位側は硬くしてpushabilityをよくしてある．病変通過性（crossability）はバルーンの材質や先端形状に依存することが多い．このようなバルーンカテーテルの性質をよく把握し，病変に適合したバルーンカテーテルを選択する必要がある．

2 バルーンカテーテルの種類

■ オーバーザワイヤー型バルーンカテーテル

オーバーザワイヤー型のバルーンカテーテルは，カテーテル先端に細長いバルーンが装着されたカテーテルで，カテーテルの中心にはガイドワイヤーを通す腔（ワイヤールーメン）と，バルーンを加圧する腔（バルーンルーメン）とが用意されている（図1）．

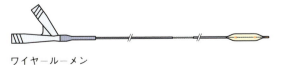

図1 ● オーバーザワイヤー型バルーンカテーテル

ラピッドエクスチェンジ型バルーンカテーテル

オーバーザワイヤー型のバルーンカテーテルの交換は，ワイヤーを延長し，300 cmを操りながら2人の術者が呼吸を合わせて行う煩雑な手技であった．これを迅速に1人で行えるように工夫されたのがラピッドエクスチェンジ型バルーンカテーテルであり，その形状からモノレール（mono rail）型とも称される．バルーンカテーテルの先端より約30 cmまでガイドワイヤー用の内腔がある．バルーンカテーテル手元には，ワイヤールーメンはなく，バルーンルーメンのみである（図2）．

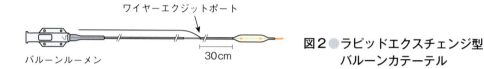

図2 ●ラピッドエクスチェンジ型バルーンカテーテル

パーフュージョン型バルーンカテーテル

バルーン開大時にも冠血流を確保し，長い時間の病変開大を可能にしたバルーンカテーテル（図3）．冠動脈穿孔時に冠血流を保ちながら止血するときに用いる．

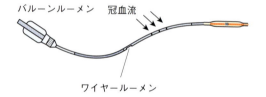

図3 ●パーフュージョン型バルーンカテーテル

矢印の部分から冠血流がバルーンカテーテル内に流入し，バルーン先端部から排出されることによって，バルーン開大時にも病変遠位部に冠血流が維持される

固定ワイヤー型バルーンカテーテル

ガイドワイヤーが固定されている形式のバルーンカテーテル（図4）．ワイヤールーメンがない分，外径を細くできるが，ワイヤーが固定されているため目的の病変への到達能力は低い．現在では販売されていない．

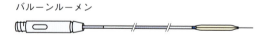

図4 ●固定ワイヤー型バルーンカテーテル

3 カッティングバルーンとその仲間たち

カッティングバルーンは，血管内膜から中膜に切れ込みを入れることにより血管内腔の良好な開大を得る目的で，表面に3〜4枚の刃（ブレード）が装備されたバルーンである．大きな解離をつくることなく狭窄部を開大しうるが冠穿孔のリスクがある．冠動脈解離が生じた場合に内膜を切断し偽腔から真腔へのリエントリーを作製する目的で使用することも可能である．冠穿孔のリスクを軽減しつつカッティングバルーンと同じ機能をもたせるように表面にブレードではなくワイヤーなどを装着したものもある（図5）．

A) Flextome™ Cutting Balloon（ボストン・サイエンティフィック社製）

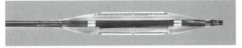

ブレード
正面図

B) AngioSculpt®（フィリップス社製）

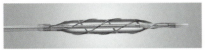

C) NSE（non slipping element）（グッドマン社製）

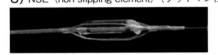

図5 ● カッティングバルーンとその仲間たち

バルーン部分にブレード（刃）もしくはワイヤーが装着されており，その部分にのみ粥腫に亀裂が入るので大きな解離が起きにくいとされている．またバルーンのスリップが生じにくいためにステント再狭窄のようなバルーンが滑りやすい病変の治療にも適している

4 バルーンカテーテルの材質

バルーンの材質は，polyethylene（PE），polyethylene terephthalate（PET），polyolefin copolymer（POC）などがある．素材によって加圧値−外径関係が異なる．つまり加圧すれば外径がどんどん大きくなるコンプライアントバルーン（compliant balloon）と，加圧してもあまり外径の増加しないノンコンプライアントバルーン（non-compliant balloon）がある．その中間型の性質のバルーンをセミコンプライアントバルーン（semi-compliant balloon）と呼ぶ．

> **memo** コンプライアントバルーンとノンコンプライアントバルーン
> 硬い病変に対して，コンプライアントバルーンを使用した場合，加圧値を上げても病変部が拡張されないのに周辺が過拡張されて解離を生じやすい（図6）が，ノンコンプライアントバルーンは，加圧値によらず一定のバルーン径を維持し，均一な拡張が期待できる（図7）．しかし，一度拡張すると元の形に復元しにくいという欠点がある．

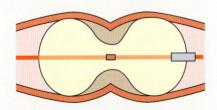

図6 ● コンプライアントバルーンでの拡張の様子

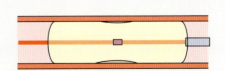

図7 ● ノンコンプライアントバルーンでの拡張の様子

5 バルーンの外径と長さ

一般的なバルーンの外径は，1.5 mm，2.0 mm，2.5 mm，3.0 mm，3.5 mm，4.0 mmのサイズが用意されている．このほか，例えば2.75 mmのようにクォーターサイズ（quarter size）と称した0.25 mm刻みのバルーン外径もある．バルーン外径は加圧値によって左右されるが，標準径拡張圧（nominal pressure）で表示の外径が得られる．加圧は許容最大拡張圧（rated burst pressure）まで可能である．

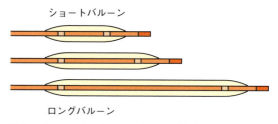

図8 ● ショートバルーンとロングバルーン

バルーンの長さは通常15 mmであるが，ステント留置後の後拡張に用いられる15 mm以下のショートバルーンがある．ロングバルーンはかつて，びまん性の長い病変の拡張に際して用いられたが現在では使用頻度は低い（図8）．

> **memo**
>
> **標準径拡張圧（nominal pressure：通常「ノミナル」と呼ぶ）**
> 表示されたバルーン外径が得られるときのバルーン拡張圧．例えば標準径拡張圧が8気圧の3.0 mmバルーンカテーテルなら，8気圧をかけたときバルーン外径は3.0 mmとなる．
>
> **許容最大拡張圧（rated burst pressure：RBP）**
> 信頼度95％で，99.9％のバルーンが in vitro（37℃の水中）にて割れない最高圧のこと．例えば，耐圧試験を100回やったときに，そのうち5回においては1,000本に1本がRBP以下で割れる可能性を意味する．したがって，PCI時には各バルーンカテーテルのRBPを確認して，これ以上の圧をかけないように留意する必要がある．
>
> **コンプライアンス表**
> バルーンカテーテルの圧－バルーン外径関係の表．バルーンカテーテルは，加圧値を上げるに従ってバルーン径がやや増大する．図9はスプリンターバルーンカテーテル（メドトロニック社製）のコンプライアンス表である．標準径拡張圧で，表示の外径が得られる．加圧は許容最大拡張圧まで可能である．

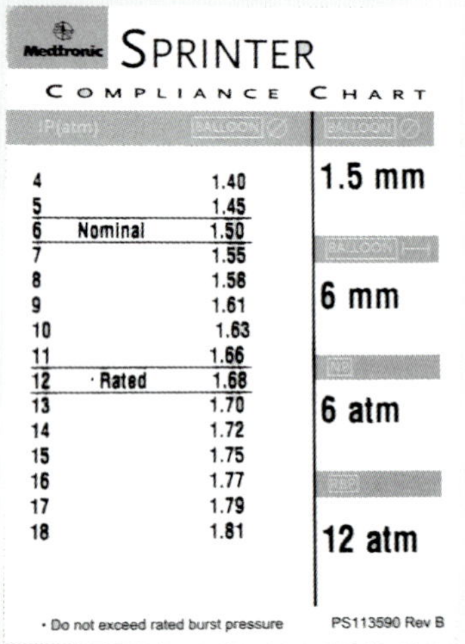

図9 ● コンプライアンス表

Point

セミコンプライアントバルーンは病変内の通過性がよく，一度拡張した後でもバルーンの再折りたたみ（rewrap）がよいために通過性が低下しない．ノンコンプライアントバルーンは耐圧性に優れ，また高圧をかけても均一に広がるために，高度石灰化病変やステント留置後の後拡張に用いられる．

第1章 基本 −PCIシステムと機器−

5. PCIデバイスの種類と選択

2）ステントの基礎知識

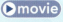

石原隆行

ステントはPCIの問題点である再狭窄を抑制する役割をもつ必要不可欠なデバイスである．本稿ではステントの基礎知識について述べたい．

1 ステントとは？

BMS

　ステントとは，血管や胆管などの治療に用いる金属でできた網目状の円筒形の構造物のことである．冠動脈狭窄の治療においては，冠動脈を風船で広げるだけの治療〔経皮的バルーン血管形成術（plain old balloon angioplasty：POBA）〕では，急性期の血栓症や慢性期の再狭窄が大きな問題であった．そこに登場したのが金属ステント〔ベアメタルステント（bare metal stent：BMS）〕であり，POBAによって生じた解離をステントによって押さえることができ，またリコイルと呼ばれるPOBA直後の血管の"狭まり"もステントによって物理的に把持することができた．急性期の血栓症を劇的に減少させることができた．その結果，特に急性閉塞の問題を大きく改善することができた．しかし，慢性期の再狭窄の問題は依然として改善されておらず，20〜30％の頻度で認められていた[1]．

DES

　そこに登場したのが薬剤溶出ステント（drug-eluting stent：DES）であった．DESはBMSでも使用されているステントストラットに薬剤を搭載しており，その薬剤を持続的に放出する役割を果たすのがポリマーである．つまり，DESは薬剤，ポリマー，ステントストラットの3つによって構成されている（図1）．

a）第一世代DES

　本邦で初期に使用できるようになったのは，第一世代DESのシロリムス溶出ステント（Cypher®，ジョンソン・エンド・ジョンソン社製）とパクリタキセル溶出ステント（TAXUS®，ボストン・サイエンティフィック社製）であった．これらはBMSと比べ留置1年後の再狭窄率を劇的に改善させた[1]．

　しかし，留置1カ月以降に発症する遅発ステント血栓症（late stent thrombosis：LST）や1年以降に発生する超遅発性ステント血栓症（very late stent thrombosis：VLST，3参照）の問題が新たに発生した．本邦からもCypher®ステント留置後は年率0.26％の頻度で減衰傾向を示すことなくVLSTが発症することが報告されている[2]．またステント血栓症発症後の死亡率は2年で20〜30％に及ぶことも示されている[3]．この原因としては，血管治癒遅

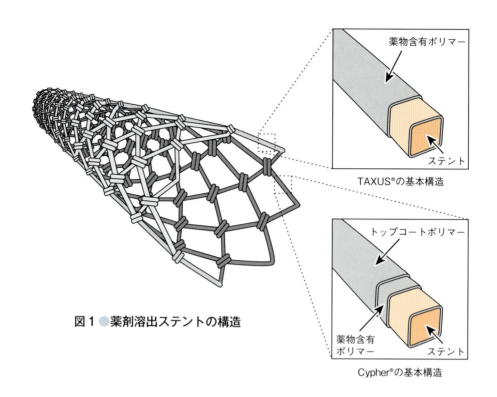

図1 ● 薬剤溶出ステントの構造

延（delayed arterial healing）や血管異常反応（abnormal vascular response）が考えられている[4, 5]．

> **memo　血管治癒遅延とは**
> ステント留置後に血管治癒反応が起こり，ステントストラットが新生内膜に被覆され，成熟した内皮細胞によって再内皮化が起これば，抗血栓性を有するため血栓症を防ぐことができる．この治癒反応が遅延する現象が血管治癒遅延である．DESは薬剤を搭載することによって平滑筋細胞の増殖を防ぎ，その結果再狭窄を予防する．そのため，薬剤を使用する限りはこの血管治癒遅延はやむを得ないものと考えられる．

一方，DES留置後にステントの外側に血管が瘤状に拡大する現象が認められることがある．この現象は血管造影上，造影剤がステントの外側にしみ出ることからperi-stent contrast staining（PSS）といわれる[6]．またDES留置部位に新規の動脈硬化性変化（neoatherosclerosis）が早期に起こる[5]．このPSSやneoatherosclerosisなどが血管異常反応といわれる現象であり，この原因としてはポリマーや薬剤自体などが考えられているが，まだ完全には明らかになっていない．またlate catch-upといわれる留置1年後以降の慢性期に再狭窄が発生する現象も認められる[7]．この現象はneoatherosclerosisが一因と考えられているが，完全なメカニズムはまだ明らかになっていない．

その後ゾタロリムス溶出ステント（Endeavor®，日本メドトロニック社製）が登場した．第一世代DESと比べ留置後早期から良好な血管治癒が得られることが血管内イメージングデバイスでの検討で報告された[8〜10]．しかし，晩期喪失が大きいこともありCypher®ステントほど広く使用されることがなかった．

b) 第二世代DES

その後，薬剤の種類やポリマーの生体適合性を改善させた第二世代DESが登場した．コバルトクロムエベロリムス溶出ステント（XIENCE®，アボット社製），プラチナクロムエベロリムス溶出ステント（PROMUS，ボストン・サイエンティフィック社製），ゾタロリムス溶出ステント（Resolute，日本メドトロニック社製），バイオリムス溶出ステント（Nobori®，テルモ社製）があるが，再狭窄率が低いだけでなく，LST・VLSTの頻度も劇的に減少させることができた[11]．また，急性心筋梗塞に対するXIENCE®ステントとBMSを比較したEXAMINATION試験においては，再血行再建率がXIENCE®ステントで有意に低率であったのみならず，ステント血栓症の発生頻度もXIENCE®ステントで有意に低率であった[12]．この一因としてXIENCE®ステントのポリマーの抗血栓性が考えられているが[13]，XIENCE®ステントの急性心筋梗塞症例に対する安全性と有効性が完全に認められる結果となった．しかし，neoatherosclerosisに関しては，第二世代DESでも第一世代DESと同様の頻度で発生しており，未解決の問題であった[14]．

c) 第三世代DES

Abnormal vascular responseの一因としてポリマーが考えられているため，そのポリマーが生体吸収されることが望ましいとのコンセプトで開発されたのが，第三世代DESである．本邦では現在シロリムス溶出ステント（Ultimaster™，テルモ社製）とエベロリムス溶出ステント（SYNERGY™，ボストン・サイエンティフィック社製）が使用できる．またステントストラットがそれぞれ80μm，74μmと薄くなっているのももう1つの特徴である．実際にneoatherosclerosisを減少させることができるのか，しいてはlate catch up現象を減らすことができるのかについては，まだ明らかになっていない．

現在使用されている各社DESの基本構造図と実写を**表1**に提示する．

DCS

ポリマーを使用しておらず薬剤とステントストラットのみから構成されるのが薬剤コーテッドステント〔drug-coated stent：DCS，BioFreedom™，バイオセンサーズ社製（**図2**）〕であり2017年9月から本邦でも使用可能となった．出血の高リスク症例を対象にしたBMSとの無作為化比較試験では，1カ月の2剤併用抗血小板療法（dual antiplatelet therapy：DAPT）下での留置1年後の成績は，有効性と安全性の両方においてBMSよりも良好であった[15]．そのため添付文書にもDAPTの期間の記載はされていない．1カ月DAPTでの良好な臨床成績を示すことのできた初めての薬剤を搭載したステントであり，早期のDAPTの単剤化は可能と思われる．しかし，非心臓手術前症例などで，留置1カ月後に2剤とも抗血小板薬を中止することが安全であることを示している訳ではなく，そこの解釈には注意が必要である．

現行のステントの構成要素を**表2**に提示する．

新世代DES

第一世代生体吸収性スキャホールドのAbsorb BVS（アボット社製）の販売が中止となり，しばらくの間DES全盛の時代が続くものと考えられる．生体吸収型ポリマーを有したコバル

表1 ● 各社DESの基本構造図

製品名（メーカー）	製品写真	基本構造図
A）XIENCE ALPINE® （アボット社製）		
B）Resolute Onyx™ （日本メドトロニック社製）		
C）Ultimaster™ （テルモ社製）	Crimping condition / After expansion	
D）SYNERGY™ （ボストン・サイエンティフィック社製）		

画像提供：A）アボット，B）日本メドトロニック，C）テルモ，D）ボストン・サイエンティフィック

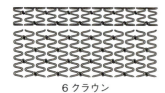

6クラウン

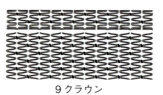

9クラウン

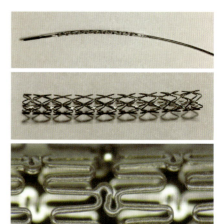

図2 ● BioFreedom™（バイオセンサーズ社製）の基本構造図と実写

6クラウンおよび9クラウンの2種類のストラットデザイン

表2 ●現行のステントの構成要素

	DES				DCS
商品名	XIENCE®	Resolute Onyx™	Ultimaster™	SYNERGY™	BioFreedom™
発売年月	2015年9月	2017年7月	2014年6月	2016年1月	2017年10月
ポリマー	耐久性ポリマー		生体吸収性ポリマー		ポリマーなし
薬剤	エベロリムス	ゾタロリムス	シロリムス	エベロリムス	バイオリムスA9
金属	コバルトクロム（CoCr）	コバルトニッケル（CoNi）	コバルトクロム（CoCr）	プラチナクロム（PtCr）	ステンレススチール（SS）
ストラット厚	81μm	81μm	80μm	74μm	120μm（3.5mm/4.0mmは114μm）

トクロムシロリムス溶出ステントであるOrsiroステント（BIOTRONIK社製）は，60μmという非常に薄いステントストラットを有している．XIENCE®ステントとの無作為化比較試験では，留置1年後の標的病変不全の発症率がOrsiroステントで有意に低率であった[16]．世界で最もよく使用されているDESの1つのXIENCE®ステントよりも勝る結果を示した初めてのDESともいえ，本邦での使用も待たれるところである（2017年10月現在）．

2 DES留置後の新生内膜被覆状態

　ステント留置後にはステントやバルーンによって傷害を受けた部位を治癒しようとする生体反応が起こり，その結果として新生内膜がステントの上に被覆してくる．この新生内膜被覆が過度に起こると内腔を再度狭小化させてしまい，ステント内再狭窄として顕在化する．DESはこの新生内膜の過度の増殖を薬剤によって抑制することによって再狭窄率を減少させることに成功した．

　血管内視鏡は生体において，ステント留置後の新生内膜を直視下でかつ実像として評価することのできるデバイスである．DES留置1年後の血管内視鏡像を図3とmovie 01に提示する．現在使用されているDES留置後はこのように薄い新生内膜に覆われており，ステントストラットは視認されるものが多い．

> **memo** ステントストラットとは？
> ストラット（strut）は日本語では「支柱」を意味する．ステントは円筒状の支柱になっており，金属部分のことをステントストラットという．

3 ステント血栓症

●症例

　左前下行枝のCypher®留置5年後に発生したVLSTを図4とmovie 02に提示する．

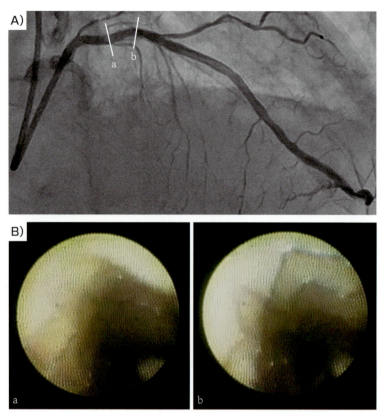

図3 ● DES留置1年後の血管造影と血管内視鏡像 movie 01
A) 血管造影. DES留置部は良好に開存していた.
B) 血管内視鏡画像. ステントストラットが突出しているが,薄い新生内膜に被覆されていた.

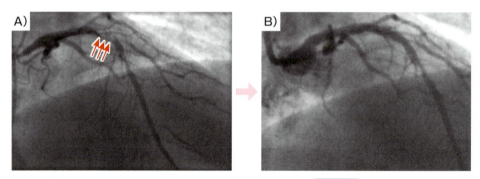

図4 ● 左前下行枝のSES留置5年後に発生したVLST movie 02
A) 血管造影. 透亮像が観察され,VLSTと診断した（→）
B) 血栓吸引後. PCIを施行し,血栓吸引にて良好な開大を得ることができた

表3 ● DAPTに関するガイドライン

ガイドライン発行先	基礎疾患	ステントの種類	出血高リスク	DAPTの投与期間
2011年日本循環器学会[17]	記載なし	BMS	記載なし	1カ月
		DES		12カ月
2016 ACC/AHA[18]	安定狭心症	BMS	記載なし	1カ月
		DES		6カ月
	急性冠症候群	BMS/DES		12カ月
2017 ESC[19]	安定狭心症	DES/BMS	なし	6カ月
			あり	3カ月または1カ月
	急性冠症候群	DES/BMS	なし	12カ月
			あり	6カ月

memo

DES時代となり，LST，VLST予防のためにより長期のDAPTが必要となった．このDAPTのガイドラインを表3に示す．現在本邦のガイドラインではDESの場合最低1年間のDAPTの投与が必要とされているが，今後改訂されその期間が短くなることが期待される．

⚠️**注意** 抗血小板薬の種類と効果の違い

チエノピリジン系抗血小板薬として最初はチクロピジン塩酸塩が使用されていた．肝機能障害，汎血球減少などの副作用の頻度も高く，PCI前にはこの薬剤を内服できるかどうかの確認のため導入2週間後に血液検査が行われていた．そこにクロピドグレルが登場し，上記副作用の頻度は劇的に減少した．しかし，クロピドグレルはプロドラッグであるため，CYP2C19の遺伝子多型によって効果に個人差があることが発見された[20]．そこに登場したのがプラスグレル塩酸塩であり，CYP2C19の代謝を受けるものの，その関与が小さく，個人差が小さいことが報告されている[20]．欧米のガイドラインにて頻出しているチカグレロルは本邦でも使用できるが，治験時の出血の多さから，クロピドグレルやプラスグレル塩酸塩が使用できない症例に限定されており，その使用は本邦では広がっていない．

Point

- DESは，ステントストラット，ポリマー，薬剤で構成されている．
- ポリマーを使用していないDCSが登場し，有効性・安全性について今後の検討が待たれる．

<参考文献>

1) Moses JW, et al：Sirolimus-eluting stents versus standard stents in patients with stenosis in a native coronary artery. N Engl J Med, 349：1315-1323, 2003
2) Kimura T, et al：Very late stent thrombosis and late target lesion revascularization after sirolimus-eluting stent implantation：five-year outcome of the j-Cypher Registry. Circulation. 125：584-591, 2012
3) Kimura T, et al：Comparisons of baseline demographics, clinical presentation, and long-term outcome

among patients with early, late, and very late stent thrombosis of sirolimus-eluting stents：Observations from the Registry of Stent Thrombosis for Review and Reevaluation(RESTART). Circulation, 122：52-61, 2010

4）Nakazawa G, et al：Coronary responses and differential mechanisms of late stent thrombosis attributed to first-generation sirolimus- and paclitaxel-eluting stents. J Am Coll Cardiol, 57：390-398, 2011

5）Nakazawa G, et al：The pathology of neoatherosclerosis in human coronary implants bare-metal and drug-eluting stents. J Am Coll Cardiol, 57：1314-1322, 2011

6）Imai M, et al：Incidence, risk factors, and clinical sequelae of angiographic peri-stent contrast staining after sirolimus-eluting stent implantation. Circulation, 123：2382-2391, 2011

7）Natsuaki M, et al：Late adverse events after implantation of sirolimus-eluting stent and bare-metal stent：long-term（5-7 years）follow-up of the Coronary Revascularization Demonstrating Outcome study-Kyoto registry Cohort-2. Circ Cardiovasc Interv, 7：168-179, 2014

8）Kim JS, et al：Evaluation in 3 months duration of neointimal coverage after zotarolimus-eluting stent implantation by optical coherence tomography：the ENDEAVOR OCT trial. J Am Coll Cardiol Intv, 2：1240-1247, 2009

9）Awata M, et al：Angioscopic comparison of neointimal coverage between zotarolimus- and sirolimus-eluting stents. J Am Coll Cardiol, 52：789-790, 2008

10）Ishihara T, et al：Arterial repair 4 months after zotarolimus-eluting stent implantation observed on angioscopy. Circ J, 77：1186-1192, 2013

11）Tada T, et al：Risk of stent thrombosis among bare-metal stents, first-generation drug-eluting stents, and second-generation drug-eluting stents：results from a registry of 18,334 patients. J Am Coll Cardiol Intv, 6：1267-1274, 2013

12）Sabate M, et al：Everolimus-eluting stent versus bare-metal stent in ST-segment elevation myocardial infarction（EXAMINATION）：1 year results of a randomised controlled trial. Lancet, 380：1482-1490, 2012

13）Kolandaivelu K, et al：Stent thrombogenicity early in high-risk interventional settings is driven by stent design and deployment and protected by polymer-drug coatings. Circulation, 123：1400-1409, 2011

14）Otsuka F, et al：Pathology of second-generation everolimus-eluting stents versus first-generation sirolimus- and paclitaxel-eluting stents in humans. Circulation, 129：211-223, 2014

15）Urban P, et al：Polymer-free drug-coated coronary stents in patients at high bleeding risk. N Engl J Med, 373：2038-2047, 2015

16）Kandzari DE, et al：Ultrathin, bioresorbable polymer sirolimus-eluting stents versus thin, durable polymer everolimus-eluting stents in patients undergoing coronary revascularisation（BIOFLOW V）：a randomised trial. Lancet, 390：1843-1852, 2017

17）「循環器病の診断と治療に関するガイドライン：安定冠動脈疾患における待機的PCIのガイドライン（2011年改訂版）」（2010年度合同研究班報告）http://www.j-circ.or.jp/guideline/pdf/JCS2011_fujiwara_h.pdf

18）Levine GN, et al：2016 ACC/AHA Guideline Focused Update on Duration of Dual Antiplatelet Therapy in Patients With Coronary Artery Disease. Circulation, 134：e123-e155, 2016

19）Valgimigli M, et al：2017 ESC focused update on dual antiplatelet therapy in coronary artery disease developed in collaboration with EACTS. Eur Heart J, 39：213-260, 2018

20）Farid NA, et al：Metabolism and disposition of the thienopyridine antiplatelet drugs ticlopidine, clopidogrel, and prasugrel in humans. J Clin Pharmacol, 50：126-142, 2010

第1章 基本 —PCIシステムと機器—

5. PCIデバイスの種類と選択
3) ロータブレーターの基礎知識

興野寛幸, 上妻 謙

ロータブレーターは, new deviceの1つとして回転式粥腫切除術 (rotational atherectomy) に使用されるデバイスで, 本邦では1998年に保険承認されている. 施行にあたっては, 表に示す施設基準を満たす必要がある.

ロータブレーターは, 約2,000個の微小な人工ダイヤモンド粒子で覆われた先端部 (Burr: 図1) が14〜20万回転/分の高速回転をすることで, 石灰化に代表される硬い動脈硬化病変を切削するものである. 高速回転のBurrで切削された動脈硬化病変組織は血流とともに末梢へ流れるが, 理論上は赤血球より小さな5μm以下となるため, 末梢動脈の塞栓は起こさず, 不要物として脾臓などの細網内皮系で貪食されるとされている.

1 ロータブレーターの構成

ロータブレーターは次のようなシステムで構成される (図2).

a) ガイドワイヤー (図3)

ロータブレーター専用の, 直径0.009インチのものを用いる. ワイヤーの先端は0.014インチと太くなっており, Burrが脱落するのを防止している. ボストン・サイエンティフィック社製のRotaWire™ Floppy, RotaWire™ Extra Supportの2種類がある. Floppyタイプ

表 ● ロータブレーター施行における施設基準

1) 循環器科および心臓血管外科を標榜している病院であること.
2) 開心術または冠動脈, 大動脈バイパス移植術を年間30例以上実施しており, かつ, 経皮的冠動脈形成術を年間200例以上実施していること.
3) 5年以上の循環器科の経験を有する医師が1名以上配置されており, 5年以上の心臓血管外科の経験を有する常勤の医師が1名以上配置されていること.

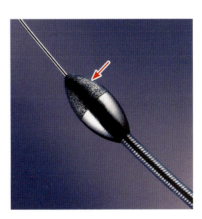

図1 ● ロータブレーターのBurrの拡大図
先端部 (→) に, 微小なダイヤモンドチップが埋め込まれている

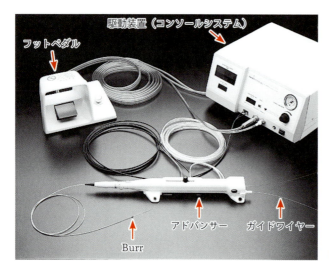

図2 ●ロータブレーターシステム

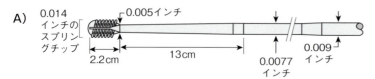

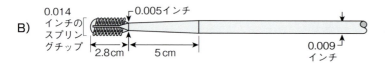

図3 ●ロータブレーターで使用するガイドワイヤーの模式図

AはFloppy．BはExtra Support typeで，stiffな部分が長く，先の方の軟らかい部分が短くなっている

とExtra Supportは，病変の形状・ガイドワイヤーバイアスなどにより使い分けるが，多くの症例はFloppyタイプで治療可能である．

b） アテレクトミーカテーテル（ダイヤモンドコーティングBurr）

Burr先端部には，約2,000個の20〜30μmの人工ダイヤモンドチップが埋め込まれている．ガイドワイヤーを通過させるcentral lumenが開いており，Burrのサイズは1.25，1.5，1.75，2.0，2.15，2.25，2.38，2.5 mmの8種類がある．このうち，1.75 mmまでが6Fr.ガイディングカテーテルで，2.15 mmまでが7Fr.ガイディングカテーテルで，2.25 mmまでが8Fr.ガイディングカテーテルにて使用できる．現在本邦で入手可能なものは2.25 mmまでである．

c） アドバンサー

Burrの前進をコントロールするノブを有する．このほか，圧縮ガスのコネクター，光ファイバーケーブル，点滴セットと接続するポートがある．点滴セットとの接続ポートには，作動部分の冷却，スパスムやslow flow防止のため，生理食塩水にヘパリン，ニトログリセリンなどを加えたカクテルを持続的に流しておく．

d） 駆動装置（コンソールシステム）

Burrの回転速度をコントロールする．動力源の圧縮ガスは窒素ガスまたは圧縮空気を用いる．

e） フットペダル

アドバンサーへのガス供給およびplatform modeとdynaglide modeの切り替えができる．

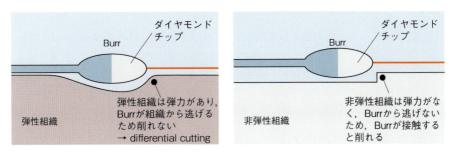

図4 ● ロータブレーターの原理：differential cutting

2 ロータブレーターの治療原理

　ロータブレーターは，前述のように，微小な人工ダイヤモンドチップが埋め込まれたBurrが高速回転することで粥腫（プラーク）を切削するデバイスである．その際，軟らかく弾性のある組織には傷害を与えず，弾性のない組織のみ切削されるという，differential cuttingという選択的な切削が可能とされている（図4）．この原理により，通常の弾性をもっている正常血管の損傷を抑え，石灰化を中心とした硬い病変のみが切削されることになる．

　しかしながら，狭い冠動脈内で，かつ，ガイドワイヤーによる方向制限のある状態では，differential cuttingには限界があり，実際にはBurrが当たった部分が切削されると考えられている．このため，冠動脈穿孔などの重篤な合併症を防ぐためにも，常にワイヤーバイアス（直線部では中心部，屈曲部では外側部を通過しやすい）を意識した手技が求められる．

3 ロータブレーターの目的

　ロータブレーターによる治療の目的の1つは，硬い動脈硬化病変を切削し血管のコンプライアンスを変化させるlesion modificationを行うことである．透析患者など，冠動脈石灰化の著しい症例では，バルーン・ステントなどのデバイスの通過が困難であったり，通過したとしても拡張が困難な例が見受けられるが，このような症例に対し，ロータブレーターは血管径の拡大を伴わずに血管内腔のみを拡大させ，再狭窄の原因となる血管過伸展（vessel stretch）を起こさない目的で使用される．ロータブレーター後に経皮的バルーン血管形成術（plain old balloon angioplasty：POBA）を行う際に，低圧拡張が推奨されるのもvessel stretchを防止するためとされている．

　治療のもう1つの目的は，石灰化病変を中心とする原因病変を直接切削して内腔拡大を図るというdebulking効果をねらったものである．Burrサイズは最大でも2.25 mmであるため，方向性冠動脈粥腫切除術（directional coronary atherectomy：DCA）と比較するとその効果は小さいが，小血管についてみると，十分なdebulkingは可能と考えられる．

　従来より，ロータブレーターを安全かつ有効に行う方法として，2段階でBurrのサイズアップを行う，stepped Burr approachが推奨されている．これは，Burr/標的血管径比（B/A比）0.5～0.6程度のBurrから開始し，最終的にはB/A比0.6～0.70程度のBurrにサイズアップして行うものである．切削を行う際には，いわゆるpecking motion（病変部に当たった際，Burrを無理に押すのではなく，一時的にBurrを引き戻して，再度Burrを病変部に当

てるようにする方法）にて少しずつ病変切削を行うようにする．以前はfast peckingといって，比較的早い動きで切削する方法が勧められていたが，最近ではslow peckingと呼ばれる，ゆっくりとした動作でBurrを病変に当てる方法が主流となりつつある．また，1回のセッションで長時間切削すると，病変で熱が発生し，血小板凝集が亢進する可能性が示唆されている．このため，1セッションは10～20秒程度の短い時間に限定して行う方が望ましい（当院では10～15秒を目安に行っている）．いずれにせよ重要なことは，重大な合併症であるslow flowやno-reflowをきたさないようにすることであり，このような手技によってなるべく低下回転数を5,000回転/分以下に抑え，切削量や摩擦熱の発生を少なくし，血小板機能の亢進を抑えるようにすることが求められる．

4 近年の傾向

　薬剤溶出ステント（drug eluting stent：DES）の登場に伴い，ロータブレーターの位置づけも変化してきている．以前は，ロータブレーター単独での治療や，ロータブレーター＋POBAによる低圧拡張で仕上げるケースが多く，先に述べたようなstepped Burr approachが遵守され，比較的B/A比が大きくなる傾向があった．しかし，DESの登場により，デバイスの通過を容易にさせることを目的として使用されるケースが増えてきた印象がある．現在では，比較的小さなBurrでlesion modificationを行って，その後ノンコンプライアントバルーンで拡張し，最後にDESを持ち込む，という手技が主流となっている．このため，必ずしもstepped Burr approachではなく，また，B/A比も0.6程度で施行されているケースが多い．

　また，ステントを用いずに治療を行うという向きもある．これは特に小血管などでステント留置が望ましくないと判断された場合に，ロータブレーターで切削後に薬剤コーティングバルーンにより薬剤を塗布して治療を終えるという手法がとられることがある．

　現状では，ロータブレーターが有効と思われる病変は全病変の約1割程度と考えられる．しかし，特に透析患者などの高度石灰化病変や，びまん性病変，POBAでの拡張不能病変などロータブレーターが必要不可欠なものもあり，今後のDES時代においても重要なデバイスといえる．

Point

ロータブレーターの基本構造について概説した．ロータブレーターを安全に使用するには，その基本原理・構造について熟知しておくことが大切である．

5. PCIデバイスの種類と選択
4）血栓吸引カテーテルの基礎知識

伊苅裕二

STEMI（ST-segment elevation myocardial infarction：ST上昇型心筋梗塞）に対する血栓吸引療法は，2009年のAHA/ACCガイドラインにおいてクラスⅡaとされ，その施行は妥当と考えられる．血栓吸引（thrombectomy）カテーテルを上手に使うことで，よい再灌流が得られ，予後改善も期待される．

1 血栓吸引カテーテル

　吸引器具は，TVAC®，RESCUE，Thrombuster，Export® catheter，zeek®ほか，多くのものが販売されている（図1）．これらはチューブ式の吸引器具で吸引ルーメンとワイヤールーメンのみから構成され，構造は比較的シンプルである．ほかには流水を逆向きに流すことにより吸引力を生み出すPossis rheolytic device（AngioJet™），回転させ削除しつつ吸引するX-Sizer™がある．いずれもやや構造は複雑であり，日本において承認がなく，使用できないという問題がある．

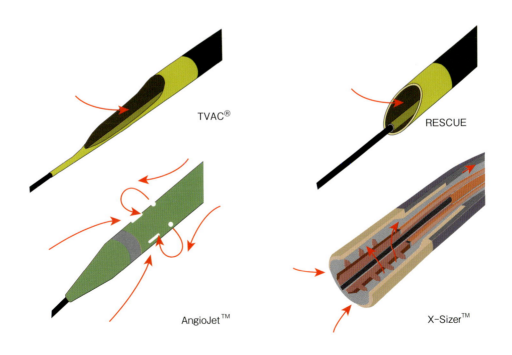

図1 ●血栓吸引カテーテル

吸引ルーメンが広い方が吸引力は強い．一方吸引ルーメンを増やすためにはカテーテルを薄く作るため，通過性がやや劣る傾向もある．日本の現在の保険適用から，チューブ型を使用することになるが，各社のスペックから最適なものを選択する．

急性冠症候群（ACS）に対する経皮的冠動脈インターベンション（PCI）は，血栓溶解療法よりも再開通率などの成績が良好であり，死亡率が低い．また対象症例の禁忌も少なく，優れた標準治療と考えられている．発症からいかに短時間で再開通させるかというのが最も重要な問題であるが，末梢循環レベルにおいて再開通が得られなかった症例では，予後が不良であり，MBG（myocardial blush grade）というスコアにて末梢循環レベルの再開通やno flow現象が予後と深い関連があることは，よく知られている．

> **memo** TIMI flow gradeとMBG

冠動脈の再灌流を示すグレードとしてTIMI flow gradeがある．

TIMI 0	完全閉塞
TIMI 1	造影遅延　末梢まで造影されず
TIMI 2	造影遅延　末梢まで造影される
TIMI 3	造影遅延なく末梢まで造影される

血栓溶解療法の研究でTIMI 2とTIMI 3を成功と判定された．ところが，TIMI 2群は予後をみると成功というより不成功に近い成績であり，末梢循環レベルの再灌流成功の方がより予後と相関することがGibsonらにより報告された[1]．

MBG 0	心筋染影がない
MBG 1	心筋染影がわずかにみられる
MBG 2	心筋染影が中等度にみられる
MBG 3	心筋染影が正常

末梢循環レベルにおける再開通が不良となる理由は何であろうか？ 1つは，再開通時にすでに末梢レベルの毛細血管がすべて壊死に陥り，冠動脈のPCIを行ってもすでに手遅れであった場合，もう1つは，再灌流時にプラークを飛散させることで，PCIが原因で末梢循環を悪化させることが原因である．後者の理由に対しては，血栓吸引療法が有効ではないかと考えられている．

2 血栓吸引療法のエビデンス

■ AIMI研究[2]

AngioJet™という血栓吸引カテーテルを用いる研究であった．梗塞サイズやTIMI flow grade，MBGにST変化，30日後の心血管イベントなどすべて改善を認めなかった．むしろ，使用する方が悪いという結果であった．しかし，よく読むと，AngioJet™にはペースメーカ挿入が必須であり，ペースメーカによる心タンポナーデなどの合併症が多いことが原因であった．

■ Svilaasらの報告[3]

単施設からの報告であるが，非常に巧妙な研究デザインである．血栓吸引群において有意にMBG 3の達成率が高く，ST resolution（ST改善）の改善度が高いことを示した．さらに死亡率や心血管イベントをみるとMBG 3やSTが改善した群で低いことを示した．3段論法のようであるが，したがって，血栓吸引が死亡率を低下させるということを示した．

■ TAPAS研究[4]

1,071例のSTEMIの無作為試験を血栓吸引療法と通常のPCIで行った．1年目までのフォローアップを行い，1年目の総死亡率で有意差を認め，血栓吸引療法の方が優れていることが示された．また，心臓死もしくは死亡＋心筋梗塞のイベントでみても血栓吸引療法が優れていた．いわゆるハードエンドポイントで有意差を証明した初めての研究であり，その後の大きなターニングポイントとなる（図2）．

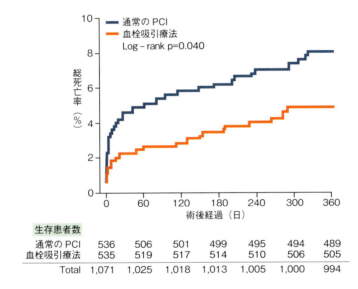

図2 ● TAPAS研究
TAPAS研究より血栓吸引群で総死亡率が低下した
参考文献4より引用

■ VAMPIRE研究[5]

355例のSTEMIにTVAC（血栓吸引カテーテルの1つ）を用いた血栓吸引療法もしくは通常のPCIを行い比較検討した．一次エンドポイントであるslow flow/no reflowの発生率は血栓吸引群で低く（p=0.07），MBG 3の達成率も血栓吸引で良好であった（p<0.001）．この効果は発症12時間から24時間の群でより明瞭であった．ハードエンドポイントでは差がないものの，微小循環の再灌流を示すMBGでは血栓吸引群で良好であり，上記のSvilaasらの報告やTAPAS研究を裏づけるものである．VAMPIRE研究は，発表も上記2論文と同じ2008年であり，世界的に早い段階での日本からの報告として，評価されるべきものと筆者は考える（図3）．

■ メタ解析[6]

2009年に報告されたメタ解析において，主要11研究から2,686例が検討された．日本からのVAMPIRE研究もここに含まれている．血栓除去群において死亡率が低く，死亡＋心筋梗塞率も低く，主要心血管イベント発生率も低かった．以上から，血栓除去はSTEMI症例の

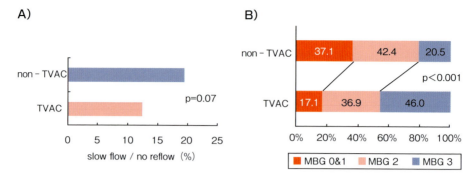

図3 ● TVAC研究
A) slow flow / no reflow がTVAC®による吸引群で低下傾向
B) Myocardial blush grade（MBG）が吸引群で明らかに改善した
参考文献5より引用

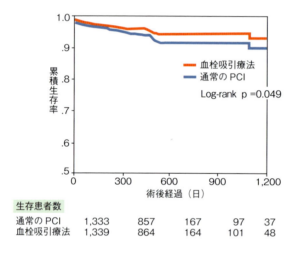

図4 ● メタ解析
メタ解析の結果, 血栓吸引群で死亡率が改善した
参考文献6より引用

臨床的結果を改善し, その効果は糖タンパクⅡb/Ⅲa阻害薬（抗血小板薬の1つ）の効果に上乗せ効果があるものと考えられた（図4）.

■ TASTE試験[7], TOTAL試験[8]

　2013年にTASTE試験, 2015年にTOTAL試験が報告された. ともに血栓吸引の優位性が証明されなかった. TOTAL試験では1万例以上を無作為化し, 血栓吸引を行う群と行わずにPCIのみで治療する無作為化試験である. 死亡率, 心筋梗塞再発, 心原性ショック, NYHAクラスⅣの心不全の発生に有意差を認めなかった. そして, 血栓吸引群では有意に脳梗塞が増加した（図5）. その後のガイドラインで, ルーチンの血栓吸引はクラス3（行うべきではない）とされた[9,10].

＜参考文献＞
1) Gibson CM, et al：Relationship of TIMI myocardial perfusion grade to mortality after administration of thrombolytic drugs. Circulation, 101：125-130, 2000

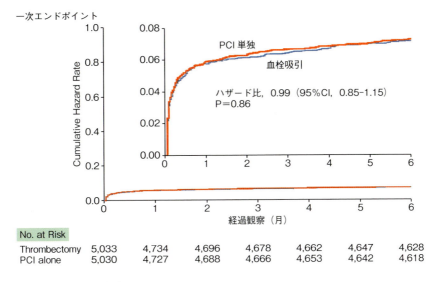

図5 ● TOTAL試験
一次エンドポイント＝心原性死亡，心筋梗塞再発，心原性ショック，NHYAクラスIV心不全
参考文献8より引用

2) Ali A, et al：Rheolytic thrombectomy with percutaneous coronary intervention for infarct size reduction in acute myocardial infarction：30-day results from a multicenter randomized study. J Am Coll Cardiol, 48：244-252, 2006
3) Svilaas T, et al：Thrombus aspiration during primary percutaneous coronary intervention. N Engl J Med, 358：557-567, 2008
4) Vlaar PJ, et al：Cardiac death and reinfarction after 1 year in the Thrombus Aspiration during Percutaneous coronary intervention in Acute myocardial infarction Study (TAPAS)：a 1-year follow-up study. Lancet, 371：1915-1920, 2008
5) Ikari Y, et al：Upfront thrombus aspiration in primary coronary intervention for patients with ST-segment elevation acute myocardial infarction: report of the VAMPIRE (VAcuuM asPIration thrombus REmoval) trial. JACC Cardiovasc Interv, 1：424-431, 2008
6) Burzotta F, et al：Clinical impact of thrombectomy in acute ST-elevation myocardial infarction：an individual patient-data pooled analysis of 11 trials. Eur Heart J, 30：2193-2203, 2009
7) Fröbert O, et al：Thrombus aspiration during ST-segment elevation myocardial infarction. N Engl J Med, 369：1587-1597, 2013
8) Jolly SS, et al：Randomized trial of primary PCI with or without routine manual thrombectomy. N Engl J Med, 372：1389-1398, 2015
9) Ibanez B, et al：2017 ESC Guidelines for the management of acute myocardial infarction in patients presenting with ST-segment elevation: The Task Force for the management of acute myocardial infarction in patients presenting with ST-segment elevation of the European Society of Cardiology (ESC). Eur Heart J, 39：119-177, 2018
10) Levine GN, et al：2015 ACC/AHA/SCAI Focused Update on Primary Percutaneous Coronary Intervention for Patients With ST-Elevation Myocardial Infarction: An Update of the 2011 ACCF/AHA/SCAI Guideline for Percutaneous Coronary Intervention and the 2013 ACCF/AHA Guideline for the Management of ST-Elevation Myocardial Infarction. J Am Coll Cardiol, 67：1235-1250, 2016

Point

血栓吸引は血栓の多い例，遅れてやってきた（発現12時間〜24時間）AMIには有効であるが，ルーチン使用の有効性は示されていない．

5. PCIデバイスの種類と選択
5）遠位部保護デバイスの基礎知識

中野雅嗣

経皮的冠動脈インターベンション（PCI）の術中に病変部位をバルーンやステントで拡張した際，破砕されたプラーク内容物や血栓が末梢冠動脈に流入して冠動脈末梢塞栓が生じることがある．遠位部保護デバイスはこれら塞栓子が微細動脈へ流入することを機械的にブロックするために開発された器具である．

1 遠位部保護デバイスの種類

　遠位部保護デバイスはバルーン閉塞型とフィルター型に大別されるが，2017年4月からバルーン閉塞型デバイスである冠動脈用 GuardWire™ Plus（Medtronic 社製）の製造，販売が中止となり，本邦では現在，フィルター型デバイスである FILTRAP®（ニプロ社製）と，Parachute（トライメド社製）が使用可能である．

　フィルター型デバイスは，デリバリーカテーテルを用いて塞栓子を捕捉できる網目状のフィルターを病変遠位部に挿入して留置し，バルーン拡張やステント植込み術後にフィルター内に捕捉した塞栓物質を回収することにより冠動脈末梢塞栓を予防する（図1）．

　FILTRAP® は0.014インチ径のガイドワイヤーの先端に，形状記憶合金であるナイチノール性の紡錘形のバスケットが付いており，バスケットの前半分がポリウレタン製の多孔膜のフィルターにより覆われている．このフィルター部分が近位側から流入してきた血栓やプラーク内容物を捕獲する（図2）．

　Parachute（図3）も0.014インチ径のガイドワイヤーの先端に，ナイチノール性の網状のバスケットがついており，バスケット内に塞栓物質を捕捉する．

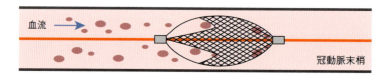

図1 ●フィルター型デバイスの概要

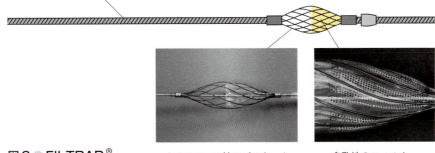

図2 ● FILTRAP®　　ナイチノール性のバスケット　　多孔性のフィルター

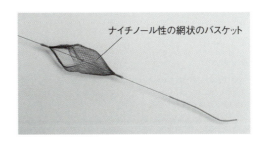

図3 ● Parachute

2 遠位部保護デバイスのエビデンス

　冠動脈末梢塞栓は変性した静脈グラフトや不安定プラークの破綻とそれに伴う血栓形成を基本病態とする急性冠症候群（acute coronary syndrome：ACS）に対するPCI施行時に高率に発生する．変性した大伏在静脈グラフト（SVG）病変に対する遠位部保護デバイスの使用は，ステント植込み後の冠動脈造影遅延（angiographical slow-flow/no-reflow）を抑制することからその末梢塞栓予防効果が示唆されている[1,2]．

　一方，多施設前向き無作為試験であるPROMISE[3]研究の結果，ST上昇型心筋梗塞（ST-elevation myocardial infarction：STEMI）に対するFilter wireの使用は，梗塞サイズの縮小に結びつかなかったことが報告されている．その後の研究結果も踏まえ，現在ではSTEMIを含むACSの全症例に対し遠位部保護デバイスを用いることは否定されている．

> **memo　STEMIに対し遠位部保護デバイスの使用は無効なのか？**
> 多施設前向き無作為試験であるASPARAGUS研究[4]において，STEMIに対するPCI術後のangiographic slow flowとdistal embolizationの発生率は遠位部保護デバイス使用群が未使用群に比し有意に低率を示したと報告されている．
> この研究ではバルーン閉塞型遠位保護デバイスが使用されたが，STEMIにおける遠位部保護デバイスの末梢塞栓予防効果が無効ではないことが示唆されている．

3 遠位部保護デバイスの適応

　先にも述べたが，STEMIを代表とするACSに対する遠位部保護デバイスの心筋障害抑制効果は証明されなかった．しかし臨床の現場ではデバイスの有効性を実感する症例が存在し，

一部の症例に対しては現在も依然として使用されている．術後冠動脈末梢塞栓が発生する予測因子を検討した研究結果をまとめると，主な予測因子として病変部位のプラーク性状とプラーク容量が挙げられる．具体的には冠動脈造影やイメージングデバイス所見から多量の血栓像や，陽性リモデリングを伴うプラーク破綻像，脂質プール様エコー像を認めるような，いわゆる不安定なプラーク性状を認める場合と，病変部の血管径が大きく病変長が長く，内包されるプラーク容量が多い場合に術後冠動脈塞栓を生じる危険性が高い．このため，以下の病変に対しては遠位部保護デバイスの使用を検討する必要がある．

① 大伏在静脈グラフト病変
② 多量の血栓成分が確認された心筋梗塞
③ イメージングデバイスで不安定プラークを示唆する画像を認める場合
④ 血管径が大きく病変長が長い病変（内包されるプラーク容量が多い病変）

＜参考文献＞
1) Mehta SK, et al: Utilization of distal embolic protection in saphenous vein graft interventions (an analysis of 19,546 patients in the American College of Cardiology-National Cardiovascular Data Registry). Am J Cardiol, 100：1114-1118, 2007
2) Hofmann M, et al : Percutaneous saphenous vein graft interventions with and without distal filter wire protection. J Interv Cardiol. 18：475-479, 2005
3) Gick M, et al : Randomized evaluation of the effects of filter-based distal protection on myocardial perfusion and infarct size after primary percutaneous catheter intervention in myocardial infarction with and without ST-segment elevation. Circulation, 112：1462-1469, 2005
4) Muramatsu T, et al : Comparison of myocardial perfusion by distal protection before and after primary stenting for acute myocardial infarction: angiographic and clinical results of a randomized controlled trial. Catheter Cardiovasc Interv, 70：677-682, 2007

Point

遠位部保護デバイスはその塞栓予防効果が期待される病変を理解し，選択して使用するべきである．

第1章 基本 —PCIシステムと機器—

6. IVUSの基礎知識

小林智子

1990年代後半から日本のインターベンションに活用されてきた血管内イメージングの主流は，血管内超音波（IVUS）であった．2010年ごろからOCT/OFDI（光干渉断層法）が普及し，現在は病変や治療方針によりこれらを使い分けている．

1 IVUSの基本原理

カテーテル先端近傍のトランスデューサから超音波を発信し，血管内の障害物に当たると反射波が出現し，これをトランスデューサで受信し画像構築する（図1）．反射波の強度は，障害物の密度に比例し，高密度物体に当たると高輝度エコー像として表示されるため，血管内構造物の評価が可能となる．

2 IVUSカテーテルの種類

トランスデューサの違いから**電子走査式**（phased array）と**機械走査式**（mechanical rotational）がある（図2）．

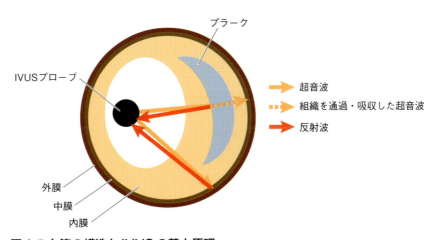

図1 ● 血管の構造とIVUSの基本原理
IVUSプローブから発信された超音波は組織の密度差のある部分で一部反射され，一部吸収される．この反射波が受信されて画像構築される．血管壁は，中膜と外膜の境界部の反射波を見ている．プラーク部位は，超音波の吸収率・反射率・散乱率によりIVUS画像の色調が異なり，組織性状を予測することができる．

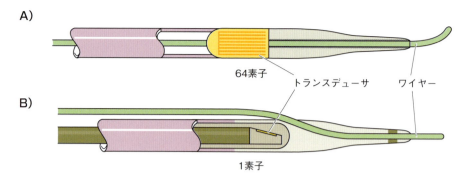

図2● IVUSカテーテルの構造と相違
A) 電子走査式（フィリップスVolcano社製のみ）
B) 機械走査式（ボストン・サイエンティフィック，ニプロ，テルモ，フィリップス社製など）

　電子走査式は360度に64素子が配置されており，そのうち90度間隔の4素子から超音波を発信し，残りの60素子で受信することで，360度の画像を構築している．周波数は20MHzのため，解像度が低い．ワイヤーがトランスデューサの中央を通っており，ワイヤーアーチファクトがないこと，回転しないため回転ムラが発生しないこと，セットアップが簡単なことが利点である．カテーテル全体をプルバックするため，オートプルバックによる距離測定の精度が低い．

　機械走査式は1素子が360度回転して画像を構築している．周波数が40～60MHzで，解像度が高い．**周波数が大きいIVUSは深達度が低下するため，巨大血管や血管外構造物の診断には周波数を下げると全体像が見やすい．**高周波数IVUSのAltaView®（テルモ社製）は同じカテーテルで，IVUS本体で周波数の変更が可能であり，手技途中にも変更できる．図3では同じ病変を60MHzと40MHzで観察している．60MHzではワイヤーアーチファクトが小さく，ステントストラットも薄く観察される．機械走査式はワイヤーがトランスデューサの外側を通るため，ワイヤーアーチファクトがあること，屈曲血管では回転ムラによるアーチファクトが出やすいこと，セットアップで十分なエアーの除去が必要なことが欠点である．図4の上段は電子走査式と機械走査式の比較であり，画質やワイヤーアーチファクトの有無，IVUSカテーテル周囲近傍の画質が異なる．

3 IVUS画像による組織性状診断

　VH（Virtual Histology，フィリップス社）やiMAP（ボストン・サイエンティフィック社）などは，病理組織とグレースケールの対比からアルゴリズムを作成し，組織性状診断を行っている（図4）．NIRS IVUSは通常の機械走査式IVUSのトランスデューサに近赤外線レーザーの照射・収集ミラーを装着し，分光法を用いて脂質コアプラークを検出し，高リスク病変の診断を行っている（図5）．

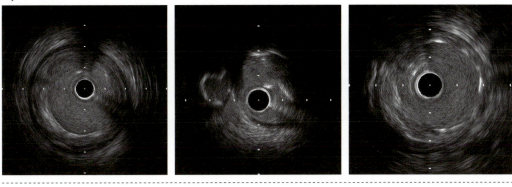

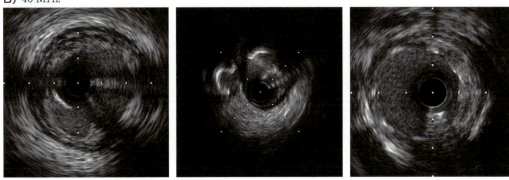

図3 ● IVUS画像の周波数による違い

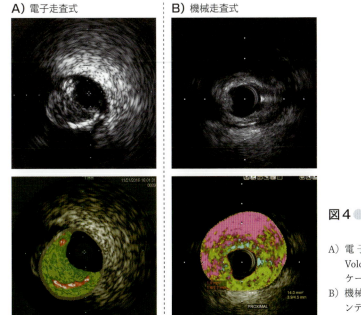

図4 ● 電子走査式と機械走査式の比較

A) 電子走査式（フィリップス Volcano社製）：上段：グレースケール，下段：VH

B) 機械走査式（ボストン・サイエンティフィック社製）：上段：グレースケール，下段：VH

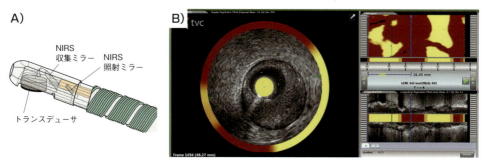

図5 ● NIRS IVUS（ニプロ社製）
A）カテーテル先端の構造図
B）ケモグラム

> **memo** ケモグラム
> 近赤外線照射時の物質特有の吸光スペクトルに基づき，128色諧調に区別したものをケモグラムという．これらをLCP（リピッドコアプラーク）である可能性が低いものを赤，可能性がややあるものを橙色，可能性があるものを黄褐色，可能性が高いものを黄色に区別したものをブロックケモグラムという．左は単軸断面のプラークケモグラム，右は横に血管長軸，縦に360度方向に展開したケモグラムを表し，病変全体におけるLCPの占める割合が視覚的に理解しやすい．

4 IVUS 検査手技

IVUS カテーテルの準備

　電子走査式IVUSはトランスデューサにアウターがないので，使用前の空気抜きは先端のワイヤールーメンのみでよい．

　一方，機械走査式はトランスデューサとアウターの間に空気があると超音波が反射してしまうため，十分な空気抜きが必要である．近年，IVUSの細径化に伴い，空気抜きがやりにくいので2.5 mLのロック付き高耐圧シリンジが添付されている．カテーテルをアウターから少し引き抜いた状態で，ゆっくりとフラッシュする．

　検査中に空気抜きが不十分で，画質不良をきたしたとしても，空気塞栓をきたすリスクがあるため，冠動脈内でフラッシュしてはいけない．

カテーテルの挿入

　IVUSカテーテルは通常のRXカテーテルと同様にシステム内から冠動脈内への挿入を行う．各IVUSに90〜100 cmにマーカーが付いているので，通常のガイドカテーテルであればマーカー部分までは非透視下で挿入する．

　血管拡張デバイスとの相違は，モノレール部分が非常に短いことである．**高度屈曲，高度狭窄，巨大血管，拡張不良のステント内ではIVUSスタックを合併しやすく，冠動脈内への挿入・抜去は必ず透視でIVUSの挙動を確認しながら行う**（図6，movie 03）．特に通過困難病変での無理な操作は禁物であり，必要に応じて小径バルーンでの前拡張を行う．

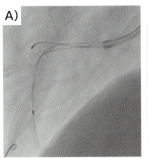 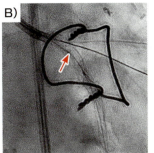

図6 ● IVUSがスタックしやすい病変 movie 03
A) 大径血管で屈曲があり，カテーテルを押していくとガイドワイヤーとIVUSが離れる
B) ステント留置直後で拡張不良や曲がりのためIVUSカテーテルを引き抜くとexit portが小弯側をショートカットして通過する（→）

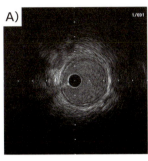 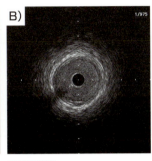 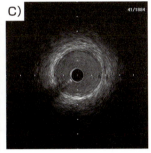

図7 ● 引き抜き速度の違い movie 04
A) 9 mm/秒，B) 6 mm/秒，C) 3 mm/秒

■ 観察と記録

　観察は病変よりも十分に末梢から行う．ステント留置症例ではステントの前後10 mmを観察できるように**留置予定部位より10 mm以上末梢から観察する**．目印となる側枝を観察対象に含むことで同一部位の継時的変化が観察できる．

　記録は可能な限りオートプルバックで行う．ただし，急性冠症候群や高度狭窄病変，LMT近傍病変ではプルバック中の虚血により血行動態が不安定になる危険があるため，状態により手引きでの記録に変更する．引き抜き速度は従来のIVUSは0.5〜1.0 mm/秒のみであったが，近年高速回転・高速プルバックが可能なIVUSが使用可能となり，最大9〜10 mm/秒で記録でき虚血時間が短縮できる．図7, movie 04 にテルモ社のVISICUBE®を用いて3種類の引き抜き速度で記録した画像を提示する．虚血時間の短縮には有用である．引き抜き開始位置の透視保存を行うことで，各IVUS記録がいつ，どの部分を観察したかがわかる．

Tips & Tricks

IVUS記録時のポイント

　DCA手技時のIVUSは引き抜き開始位置のみならず，側枝との関係やワイヤーとIVUSの関係，内腔とIVUSの位置関係，ガイディングカテーテルとIVUSの位置関係などがプラーク分布の理解に有用であり，必要に応じて記録開始時に造影剤を注入して撮影しておく．

5 IVUS画像読影の基礎知識①計測に必要な用語

■ 血管断面積（vessel area，図8A）

IVUSでは中膜と外膜の境界にあたる外弾性板での反射波が強い．中膜は低輝度で描出され，外膜は非常に薄くIVUSでは描出困難なため，外弾性板層（中膜の外側）をトレースし，血管外径・血管断面積（external elastic membrane–cross sectional area：EEM-CSA）としている．

■ 血管内腔面積（lumen area，図8B）

血管内腔と内膜の境界をトレースし血管内腔面積とする．境界が不明瞭な場合は，動画で確認すると血液との境界がわかりやすい．記録時に造影剤を投与してnegative contrastエコーを併用するとより明瞭になる．

■ 粥腫面積（プラーク面積，plaque area：P+M-CSA，図9A）

粥腫面積は粥腫と中膜の境界が明瞭でないため，粥腫と中膜を含む断面積（P+M-CSA）とし，血管断面積−血管内腔面積から算出する．

■ プラーク占有率（plaque burden，%plaque area）

血管断面積のうち，粥腫面積の占める割合を示す．粥腫面積/血管断面積×100（%）で算出する．

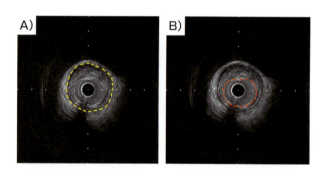

図8 ● 血管断面積（A）と血管内腔面積（B）

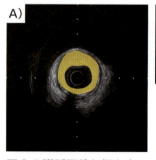

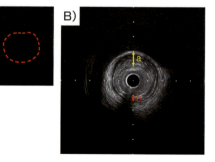

図9 ● 粥腫面積と偏心率
A）粥腫面積，B）偏心率＝a/b

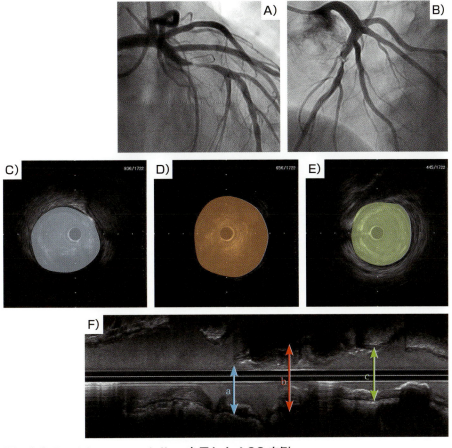

図10 Positive remodelingを呈したACS症例
A）LADmidの高度狭窄病変 RAOcranial view
B）LADmidの高度狭窄病変 LAOcranial view
C）中枢対照血管部位（中枢の正常血管に近い部位）
D）病変部
E）末梢対照血管部位（中枢の正常血管に近い部位）
F）remodeling index = b/[(a + c)/2]

■ 偏心率（eccentricity ratio, eccentric index, 図9B）

プラークの最も厚い部分と薄い部分の比率で，プラーク分布の非対称性の程度を示す．

■ リモデリング係数（remodeling index, 図10, 表1）

動脈硬化に伴う血管反応と考えられており，対照血管断面積と病変血管断面積の比率（lesion EEM/average reference EEM）で算出される．

6 IVUS画像読影の基礎知識②定性評価に必要な用語

■ プラーク性状分類（図11）

エコー輝度による性状分類は，血管外膜の輝度との比較で表現される．輝度が高いほど組織密度の高い線維性成分が多く，低いものは脂質成分が多い．バルーンに対する血管拡張反

表1 ●リモデリング係数による分類

	リモデリング係数	特徴
positive remodeling	＞1.05	急性冠症候群などの不安定病変でみられることが多い
normal	0.95〜1.05	
negative remodeling（shrinkage）	＜0.95	CTOなどの慢性虚血に曝されていた病変に多い

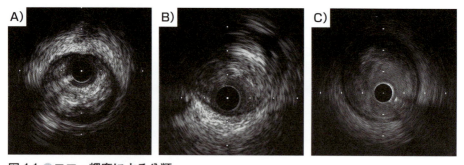

図11 ●エコー輝度による分類
A）高輝度プラーク，B）混合プラーク，C）低輝度プラーク

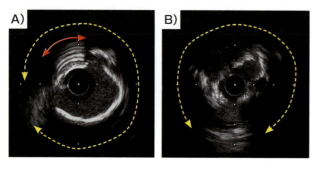

図12 ●石灰化病変の音響陰影
A）石灰化プラーク．音響陰影を後方に認める（⟷）．10時から12時は多重エコー（⟷）を認める
B）石灰化結節．音響陰影を後方に認め（⟷），内腔に突出している石灰化部位は超音波の照射と反射が多方向に出現するため，高輝度エコーが不均一である

応は低輝度プラークの方が良好である．

石灰化病変（図12）

　石灰化プラークはエコー輝度が非常に高く音響陰影（acoustic shadowing）と呼ばれる無エコー野を後方に伴う．超音波が垂直に近い角度で照射されると後方に多重エコー（reverberations）というIVUSプローブと石灰化の距離の倍数間隔で出現する高輝度なアーチファクトを認める．石灰化結節は石灰化が内腔に突出している病変で，超音波の入射角と反射角が多方向に重なり合うため高輝度エコーが不均一な凹凸を示す．

血栓と潰瘍性病変（図13, movie 05）

　血栓性病変では血栓形成期間により輝度が変化するが，非常に新しいものでは低輝度かつ可動性を認める．潰瘍は内膜への凹みとして認められ，線維性皮膜が残存して洞穴状を呈している場合もある．

不安定病変（図14, movie 06）

　脂質に富む病変では，超音波が吸収されるため深部まで超音波が到達せず無エコー野とな

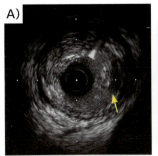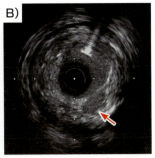

図13 ●血栓（⇨）と潰瘍性病変（→）
movie 05
A）内腔に凸で，輝度は低～高が混在し，可動性を有することが多い
B）内腔から凹の血流エコーを認める病変で，線維性皮膜が残存していることが多い

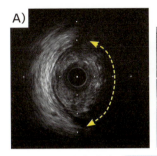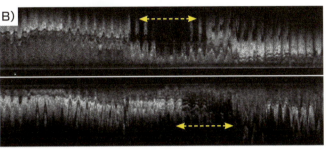

図14 ●不安定病変 movie 06
A）エコー減衰（⇔）を伴う病変
B）長軸像で不安定プラークの広がりを評価

るエコー減衰（attenuation）を認める．不安定病変ではエコー減衰を伴う脂質性プラーク，positive remodelingを呈することが多い．

■ 治療に伴う変化

a）解離（図15, 16, movie 07, 08 ）

　内膜の連続性を失った状態を解離という．内膜層にとどまる解離から中膜に進展する解離までさまざまである．すべての血管内治療に合併する可能性があり，追加治療の必要性診断を要する．解離がわかりにくい場合は，造影剤を投与しながら観察すると血球が除去され内膜面が明瞭に描出される．特に高速プルバック可能なIVUSでは，オートプルバックでの記録も可能である．血流障害をきたしている場合に不用意にコントラストを投与すると解離が進展するため，注意が必要である．

b）血腫（図17～19, movie 09～11 ）

　解離部位の前後に形成されることが多い．血腫の末梢にリエントリーがない場合，減圧されない限り冠動脈血圧がかかることで，血腫はさらに末梢へ進展する．血流がうっ滞している部位では高輝度，造影剤がpoolingしている部位では低輝度を呈する．内腔が圧排されると血流障害をきたすため，エントリー閉鎖や減圧目的のリエントリー作成が必要である（図18）．

c）偽腔（pseudolumen, subintimal space, 図20, movie 12 ）

　複雑病変や慢性完全閉塞病変へのワイヤー通過時にしばしば遭遇する．ワイヤーが中膜層に迷入し，プラークと血管内腔がドーナツ状に見える．IVUS guided wiringを行い，真腔を

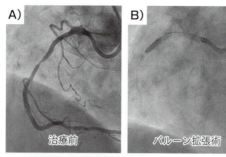
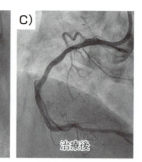
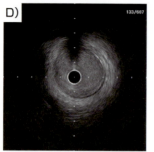

図15 ● 造影では判断しにくい解離
movie 07

D）治療後IVUS：血管造影（A〜C）では解離ははっきりしないが，IVUSでは中膜に到達する解離と石灰化の裏側に進展する解離を認める．

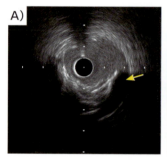
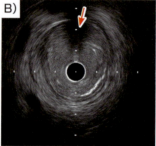

図16 ● ネガティブコントラストIVUS
movie 08

内膜面と血流の境界がわかりやすく，解離の診断も容易になる．
A）石灰化の裏側に進展する解離（⇨）
B）中膜に到達する解離（→）

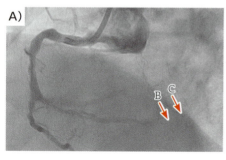
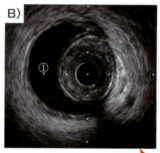
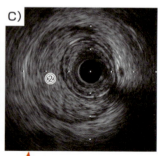
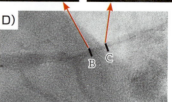

図17 ● 血腫 movie 09

前拡張後のIVUSで末梢に解離から進展した血腫を認める．Bでは造影剤がpooling（①）し，Cでは血流うっ滞（②）している．どちらも真腔を圧排し狭小化させている

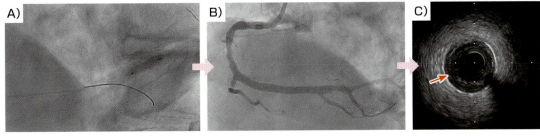

図18 リエントリー作成 movie 10

A, B) IVUSでリエントリー部位を決定し,cutting balloon (3.25 mm, 12 atm) でリエントリー作成.
C) リエントリー作成部位 (→). リエントリー作成後,減圧されて内腔圧排所見が消失

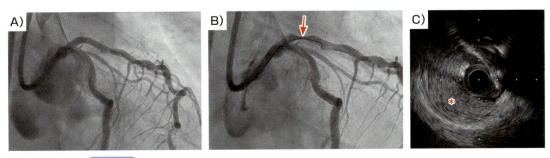

図19 血腫 movie 11

A) 治療前の造影
B) ガイドが引き込まれた後の造影で狭窄出現 (→).
C) IVUSで見ると狭窄の原因は解離から形成された血腫 (＊) による圧排である

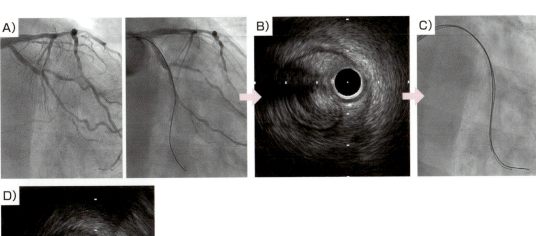

図20 偽腔 movie 12

A) ワイヤー通過
B) 7〜9時に血管 (真腔)
C) IVUS guided wiring
D) 8時の真腔内に2本目のワイヤー (→) を認める
CTO治療時にワイヤーが偽膜を通過している.IVUSを見ながら2本目のワイヤーで真腔を通過させる

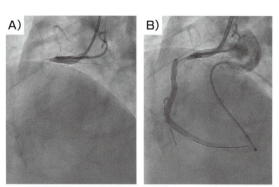

図21 protrusion movie 13
A）急性心筋梗塞，B）血栓吸引後，C，D）不安定プラークが充満している

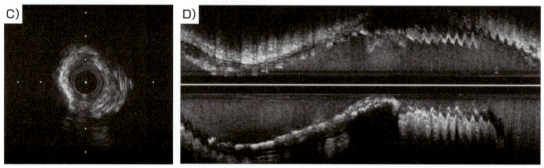

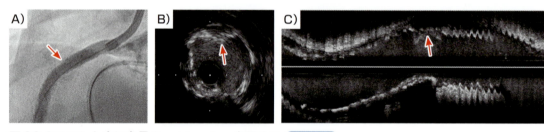

図22 ステント内に多量のprotrusionを認める movie 14
A）ステント内に造影ムラを認める
B）12時にステント内に突出した高輝度プラークを認める
C）長軸像でもステント内の突出したプラークを認める

とらえ直す．

d）protrusion（図21, 22, movie 13, 14）

ステント留置後に軟らかいプラークや血栓がステントストラットから突出してきたものであり，多量であれば血流障害やステント圧着評価不十分の原因となる．病変依存性であり，回避は困難である．

e）血管破裂（vessel rupture, 図23, movie 15）

血管中膜の連続性が消失し，血管外への血流成分の漏出を認める．血管外血腫が限局したものは woozing rupture でありバルーン止血が可能であるが，blow out の場合はカバードステントによる止血を要することが多い．

f）血流障害（slow-flow, no-flow, 図24, movie 16）

治療中に血球エコー輝度が上昇し，内膜面との境界が不明瞭になった場合は，末梢血流障

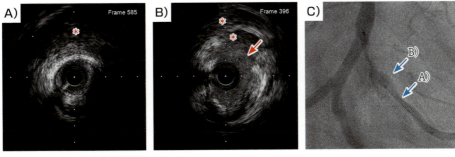

図23 ● 血管破裂 movie 15
IVUS（A，B）では1時方向の血管壁が断裂（→）し，心筋に血腫（＊）形成している
C）冠動脈破裂部位（→）

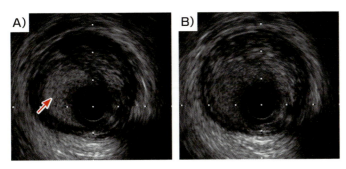

図24 ● 血流障害 movie 16
A）前拡張前は血球がうっ滞し反射が強く血流輝度が高い
B）前拡張後はうっ滞が解除され血流輝度が低下している

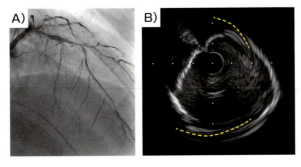

図25 ● NURD movie 17
回転ムラによるアーチファクト（○○○○）
A）LAD中枢と中央に石灰化を伴う強度狭窄を認め，特に中央部位は屈曲を伴う
B）12〜8時は速く回転したため，画像が線状になっている

害をきたしている．高度狭窄へのIVUS通過による血流障害や血管拡張後のslow-flow時に出現するため，血行動態に注意しながら短時間で観察，診断すべきである．

■ その他の画像

a) NURD (non uniform rotational distortion, 図25, movie 17)

機械走査式のIVUSでは高度狭窄病変，高度屈曲病変でIVUSに回転ムラを生じやすい．近年のIVUSは細径化されNURD出現率は低い．回転が障害された部位で画像が短縮され，それ以外の部位の回転速度が増すため画像が延長され，図25のように血管構造物がハケで引いたような画像になっている部分が出現する．NURD出現病変での組織診断，プラーク分布診断，計測値は精度が低い．

b) フラッシュ不十分（図26, movie 18 ）

セットアップ時に機械走査式IVUSカテーテルで十分な空気抜きができていない場合，引

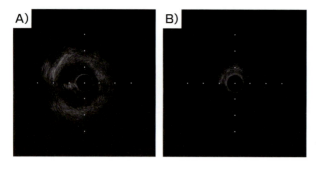

図26 ●フラッシュ不十分 movie 18
A）画像が暗い
B）全く見えないが減衰所見に類似

き抜き途中で画質が暗くなり，画像診断困難になる．この場合，いったんカテーテルを抜去し，再度空気抜き手技をやり直す．高度狭窄で減衰を伴う病変と類似しているが，フラッシュ不十分な場合は前兆に画像のちらつきがある．

Tips & Tricks

症例を共有して画像診断の能力向上を図ろう

頻回に遭遇する画像はもとより，頻度は少ないが重篤な合併症の画像まで，より多くの画像を見ることで，診断能力が向上するため，カテラボスタッフ間で経験した症例の画像を共有する．

Point

血管内イメージングの進歩に伴い，IVUSのみならずOCT/OFDIガイドの手技が増加している．しかしながら，血球除去困難な病態や慢性完全閉塞病変でのIVUS guided wiringは必要であり術者は習熟しておくべき画像診断ツールである．IVUS画像から，より多くの情報を収集し，治療戦略や合併症回避につなげ，それをフィードバックすることがインターベンション手技成績の向上につながる．

第2章
実　践
―手順・コツ―

第2章　実践 −手順・コツ−

1. ガイディングカテーテルの基本操作

伊苅裕二

> まずJudkinsカテーテルに習熟し，左右の冠動脈に早く安全に操作できるようになることである．

1 右冠動脈

■ TFIにおけるJudkins Rの操作

　簡単そうで，実は難しいのがTFI（大腿動脈アプローチ）におけるJudkins Rである．clockwise（時計回り）に半周回すのであるが，1/4周回ったあたりでロックされる．ロックされると上下に動かなくなるためその後に上下に動かすことは難しい．しかもロックする際に下方向へ，「ガクッ」と下がる感じがする．この「ガクッ」と下がるのを回避するため，下（無冠尖）から引き上げながら回転させて，下がるよりも多く引っ張って調節する方が大多数であろう（図1A〜C）．しかし，Dr. Judkinsはこの下がりを予測して半椎体分上から回して落とし込んで入れることを彼自身が教科書内に記載している（図1D〜F）．筆者は，Judkinsオリジナルの Judkins法を行っていて，世間でいうと少数派であるが，習熟するとこちらの

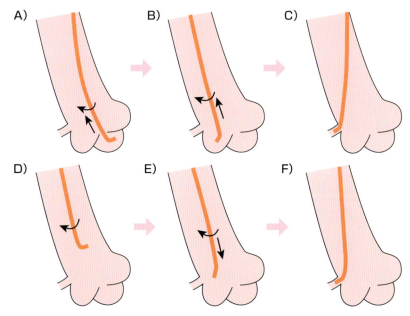

図1 ● Judkins R挿入法
A〜C）一般に行われている挿入法，D〜F）Judkinsの挿入法

方が速い．

　ロックされた状態で，冠動脈より下に入ってしまい動かないときの回避法も重要である．そのまま引っ張ると跳ねるだけである．1/4回転counterclockwise（反時計回り）に回して元の位置に戻すとロックがはずれ，少し上に引きもう一度1/4回転clockwiseに回す．そうすると必ず入るはずである（図2）．

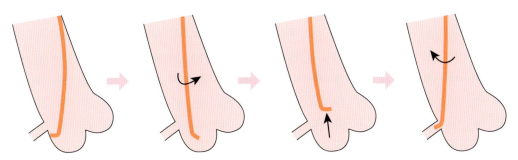

図2 Judkins RがTFIで右冠動脈より下に入った場合の回避方法

その他の挿入法

　TRI（橈骨動脈アプローチ）の場合は，このロックがかからないため，下にいってしまった場合には引くだけで十分である．したがって，挿入に関してはTFIよりもTRIの方が容易である．Ikari Lの右冠動脈への挿入操作（movie 19）はJudkins Rに非常に近いものがある．Ikari Lを右に挿入するのは，カテーテル研修中の初心者にさせても簡単に挿入してしまうので筆者も驚いている．

　Amplatz LとIkari Rに関しては同じ操作である．先が長い分上下動をうまく使いながら右冠尖に落とし込み挿入する（図3）．

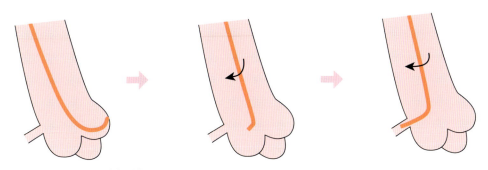

図3 Ikari Rの挿入法

Tips & Tricks

ガイディングカテーテル操作のコツ

カテーテルの操作は，
① 押す
② 引く
③ clockwiseに回す
④ counterclockwiseに回す

1．ガイディングカテーテルの基本操作　81

の4通りである．TFIにおけるJudkins Rにおいて，図1A〜Cの方法で行っている初学者は，カテーテルを引きながらclockwiseに回転させることしかできない．たった1通りの動かし方しかできないのである．例えば，引かずにその場でclockwiseに回すとか，引きながらcounterclockwiseに回すなどの操作ができない．これを筆者は勝手に"JRの呪縛"と呼んでいる．カテーテル操作の基本要素は，①大動脈の解剖を理解し，②透視画像から三次元を想像し，③適切にカテーテルを動かすこと，の3要素である．これらすべては，CAG（coronary angiography）の際に十分なトレーニングが必要である．適切にカテーテルを動かせるとは，基本的な4つの運動が即座にでき，その運動によりどのようにカテーテルが動くか予測できることである．「敵を知り己を知らば，百戦危うからず」といわれるが，この場合には解剖と透視画像の理解は敵を知ること，カテーテル操作と導かれるカテーテルの動きを知っていることは己を知ることである．

2 左冠動脈

左冠動脈への挿入において，正面，左前斜位（left anterior oblique：LAO），右前斜位（right anterior oblique：RAO）いずれで行うかは，自信のある慣れた方向でよいと思う．各地で講演の際に聞いてみると圧倒的に正面を使われる方が多いようである．

Judkins L

Dr. Judkinsが自信をもって，「術者が邪魔をしなければ入る」と言っているとおり，Judkins Lは通常押すだけで入る．回してはいけない．押しても入らなかったら初めて回し始めるべきである．counterclockwiseは後ろ方向へ，clockwiseは前方向へ動く．症例によるが，どちらかへ回してみる．この際，上下動をうまく入れると繊細な動きを先端に伝えることができる．

Judkins LはTFIよりもTRIの方が若干挿入困難である．下手に押すと跳ねてしまうことがある．基本的には動かし方は同じである．

Voda/EBU/XB

先端がループを描いているので，クルリと巻いてしまう可能性がある．中に0.035インチのワイヤーを入れてカテーテルを伸ばしてやる必要がときにある．通常，巻いた状態では回しても冠動脈をとらえることはできない．

Ikari L

Ikariは，Judkinsと全く同じである．TRIでも上に跳ねる心配がなく，安心して操作ができる，非常に入れやすいカテーテルである．

Point

冠動脈入口と大動脈弁尖の解剖学的位置関係を三次元的に理解すること．押す，引く，counterに回す，clockに回す動作が的確に行えることが重要である．

第2章 実践 —手順・コツ—

2. ガイドワイヤーの基本操作

▶movie

南都伸介

現在のPCIではラピッドエクスチェンジ型のバルーンカテーテルを用いることが主流で，冠動脈内にガイドワイヤーを単独で挿入した後に，バルーンカテーテルないしステントデリバリーシステムをガイドワイヤーに乗せて送り込む方法がよく用いられる．したがって，本稿でもガイドワイヤー単独で操作するベアワイヤー法の解説を行う．

1 ガイドワイヤーの準備

ガイドワイヤーは渦巻き状をしたホルダー内に収容されている．使用前には，ホルダー内にヘパリン加生理食塩水を注入し，ワイヤーをヘパリン加生理食塩水で浸しておく．

> ⚠注意 水も滴るワイヤーが大事
> 乾いた状態のワイヤーはすべりが悪いのでワイヤーは常に生理食塩水でぬらしておく必要がある．ホルダーに生理食塩水を注入しておくと収容中に常時生理食塩水に浸っているし，ワイヤーをホルダーに収容する操作も容易になる．

■ ガイドワイヤー先端の pre-shaping

目的の冠動脈病変へワイヤーを導くためには，ガイドワイヤー先端に小さな曲がりをつける（図1）必要がある．このpre-shapingの方法には，指先か，もしくはインサーターの軸を用いてワイヤーをしごく方法（図2，movie 20）とインサーターの先端からワイヤーを少し出して折る方法（図3，movie 21）とがある．基本的には，対象患者の冠動脈内径によって曲率を変化させる．

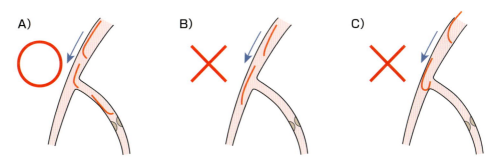

図1 ● ガイドワイヤーの先端形状
ガイドワイヤーの先端の曲げ具合は，冠血管内径よりやや小さめの曲率半径が目安である（A）．大きな冠動脈内径に対して曲がりが少ないと，標的の血管を捕捉しえないし（B），大きすぎると引っかかりすぎてガイドワイヤーの先端がU字状になりやすい（C）

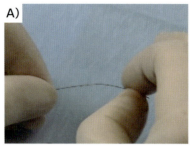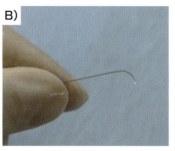

図2 ガイドワイヤーのpre-shapingの方法（しごく方法） movie 20

曲げたい方向の内側に親指の先端（A）もしくはインサーターの軸を当て，反対側に人差し指の腹を当ててしごくと，曲がりができる（B）．曲がりがつきすぎた場合は，先にしごいたのと反対側をしごくと曲がりを取ることができる

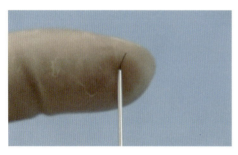

図3 ガイドワイヤーのpre-shapingの方法（軽く折る方法） movie 21

ワイヤーの先端をインサーターの先端から少しずつ出して指先で折ることにより曲がりをつくる

Tips & Tricks

一歩進んだpre-shaping（ダブルベントカーブ）

先端部に極小の局率の曲がり，少し近位部に大き目の曲がりをつける方法である（図4, movie 22）．冠動脈の遠位部での細やかなワイヤー操作を必要とする場合に用いる．血管内径の大きな冠動脈近位部では大きな曲がりを利用し，冠動脈遠位部の血管内径が細い部分では小さな曲率を利用してワイヤーを進める（図5）．

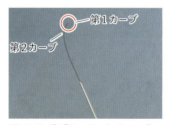

図4 ダブルベントカーブ

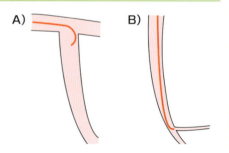

図5 ダブルベントカーブを用いたワイヤー操作

血管内径の大きな冠動脈近位部では大きな曲がりを利用（A）してワイヤー操作をする．冠動脈遠位部の血管内径が細い部分では大きな曲がりは血管で伸ばされるため小さな曲率（B）のみを利用してワイヤーを進めることができる

■ ガイドワイヤーをガイディングカテーテル内へ挿入する

インサーターを介してYコネクター内へガイドワイヤーを挿入する（図6）．インサーターにガイドワイヤーを通した後で，ワイヤーのpre-shapingを行ってもよい．

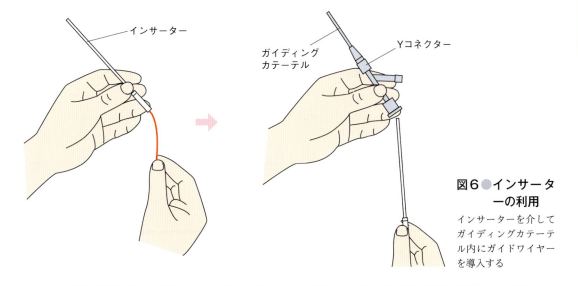

図6●インサーターの利用

インサーターを介してガイディングカテーテル内にガイドワイヤーを導入する

> **memo** ベアワイヤー法
> オーバーザワイヤー型のシステムを利用した方が，ガイドワイヤーの操作はよいが，その後のカテーテル交換の利便性から，現在はラピッドエクスチェンジ型のシステムが主流である．したがって，ガイドワイヤー単独の操作（ベアワイヤー法）に熟達する必要がある．

2 ガイドワイヤーの基本操作

❶ 右親指，人差し指および中指でトルカーを軽くつまみ，左親指，人差し指でガイドワイヤーを軽くつまむ（図7）．

❷ 右手でガイドワイヤーに回転を加え，左手でガイドワイヤーを前後方向に動かす．

❸ ワイヤーを回転し，ワイヤー先端が目的の冠動脈枝に向いた瞬間をとらえてワイヤーを押し込む．

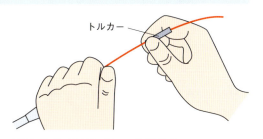

図7●ガイドワイヤーの持ち方

※ ワイヤーは時計方向と，反時計方向に交互に回転すれば，すべての方向にガイドワイヤー先端を向けることができるので，トルカーをつまんでぐるぐる回さなくても，トルカーを右親指と人差し指の間に挟み，親指を人差し指の上で前後に滑らせばよい．慣れてくれば，このようにしてトルカーを回転させながら左指で前後方向にワイヤー先端を移動させることにより，数回前後方向に動かす間に目的の冠動脈枝を捕捉できる．このようにすれば，素早くガイドワイヤーを冠動脈遠位部まで導くことができる．

❹ 遠位部になるに従って，近位部冠動脈の屈曲に制限されてワイヤー先端がある方向のみに向きやすく，術者の希望する方向に保持することが難しくなる．そのため目的の枝の少し手前から，回転を与えながらガイドワイヤー先端が目的の方向を向く直前にガイドワイヤーを進め，目的の場所でガイドワイヤー先端が枝の方向になるようにする必要がある．

※ このタイミングを1回でつくることは難しく，何回かの試行錯誤のうちに目的を達成できる．

> ⚠注意 ガイドワイヤーの位置
>
> 標的の病変を通過した後は，次の2つの理由によりできる限りガイドワイヤーの先端は冠動脈の末梢に位置するようにする（図8）．
> ① ガイドワイヤーの固定がよくなり，屈曲の強い病変においてもバルーンカテーテルの通過がよくなる
> ② ワイヤー先端を末梢に位置しておくと多少ワイヤーが移動しても病変から抜ける可能性は少なくなる．手技中に病変より近位部へワイヤーが抜けると，再挿入が困難となるので必ずワイヤー先端は冠動脈末梢の奥深くまで挿入するように心がける

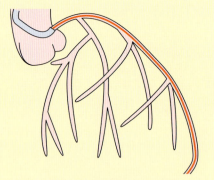

図8 ● 標的の病変を通過した後のガイドワイヤーの位置

3 左冠動脈前下行枝に特異的なガイドワイヤーの操作法

❶ 左冠動脈へガイドワイヤーを入れる際の撮像には，第一斜位像（RAO view，図9）と第二斜位頭側像（LAO cranial view，図10）を用いる．

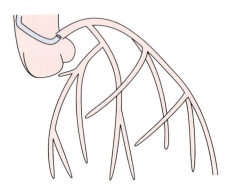

図9 ● RAO view

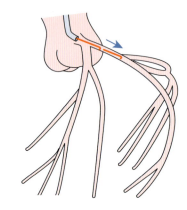

図10 ● LAO cranial view

Tips & Tricks

ガイドワイヤー操作のコツ

　ワイヤーが目的とする冠動脈枝以外に入った場合，ワイヤーを時計方向に軽く回転する力を加えつつゆっくり引き抜くと，分岐部に達したときにワイヤー先端が目的とする枝方向に向きを変えることが多い．ワイヤー先端が向きを変えた瞬間に前方向に押すと目的とする枝へワイヤー先端を導くことができる．ワイヤーを分岐部まで引き抜いて，造影にて目的とする枝を確認して，ワイヤー先端をその方向に向けようとしても，ワイヤーは馴染んだ方向にしか向かず，いつまでたっても目的とする枝を捕捉できないことがある．ワイヤーは常に回転方向と前後方向の動きを調和させて操作することが肝要である．この操作とともに，ワイヤーの挙動をよく観察すれば，ワイヤーの誘導を素早くできるようになるし，冠動脈内のワイヤー先端の位置を造影することなく把握することも可能である．

❷ 左冠動脈の最初の分岐である前下行枝と回旋枝の選択は，前下行枝が主幹部から比較的同軸方向に分岐していると，回転を与えながら何度か押し引きしているうちに試行錯誤的に通過させうる．普通は回旋枝へ流れることが多く（図10），前下行枝への挿入が困難である場合は，LAO cranial viewにおいてガイドワイヤーを時計方向に回転しワイヤー先端を上方に向け少し押し込むと前下行枝へ挿入される（図11）．

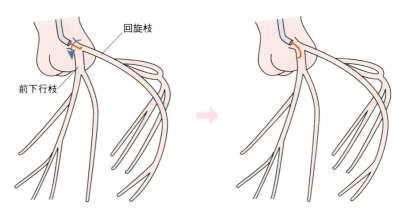

図11 前下行枝への挿入（LAO cranial view）

❸ ワイヤーが前下行枝に入った後は，中隔枝（図12）に入ることがあり，LAO cranial viewでは判別が困難であるので，RAO viewにて確認しながら前下行枝に戻す（図13）．モニター心電図で突然の心室性期外収縮の出現があればワイヤーが中隔枝に入ったと考えてよい．また，透視像で心尖部までワイヤーが到達していないのにワイヤー先端が何かに当たっているような抵抗が感じられる場合にも，中隔枝に捕捉された可能性を考える必要がある．

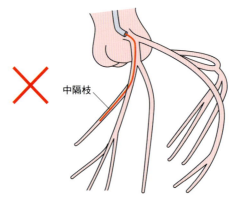

図12●中隔枝への迷入（LAO cranial view）

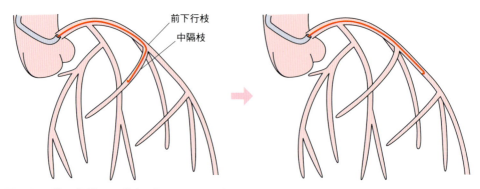

図13●前下行枝への復帰（RAO view）

❹ RAO view（図14）ではワイヤーの位置が前下行枝か対角枝かの判断が困難であるのでさらに LAO cranial view（図15）か正面頭側像（AP cranial view）に戻して確認する．

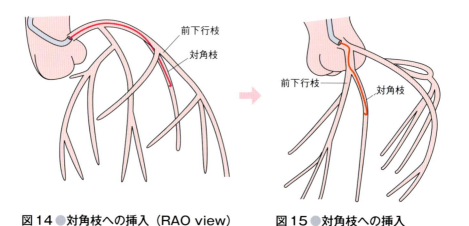

図14●対角枝への挿入（RAO view）　　図15●対角枝への挿入
　　　　　　　　　　　　　　　　　　　　　　　（LAO cranial view）

❺ 対角枝へ挿入する場合は LAO cranial view のみで挿入を終えられる場合が多い．熟練してくると同一斜位のみで判別できるようになるが，初心者は煩雑でも必ず2方向で確認をとるようにする．

Tips & Tricks

リバースワイヤー手技 (reversed wire technique)

　例えば，側枝が本管から鋭角に分岐（側枝開口部が本管の末梢方向を向いているような場合）して，順行性にワイヤーを挿入することが困難な場合に用いる特殊な手技である．ワイヤールーメンが2本あるマイクロカテーテル〔Crusade（カネカメディックス社製）もしくはSASUKE（朝日インテック社製）〕を用いて，オーバーザワイヤー（OTW）ルーメンにワイヤー〔Fielder FC（朝日インテック社製）を推奨する〕先端の20〜30 mmを折り返した状態でYコネクターに挿入し（図16），ワイヤー先端を本管内の側枝開口部の少々遠位部にまで送り込んだのちに引き戻すと，側枝を捕捉することが可能になる（図17, movie 23）．

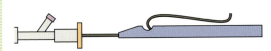

図16 ● リバースワイヤー法
2腔のマイクロカテーテルのOTWルーメンにガイドワイヤー先端の20〜30 mmを折り返した状態でYコネクターに挿入する

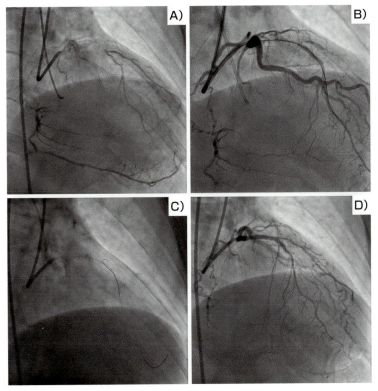

図17 ● リバースワイヤー法の実際
前下行枝近位部完全閉塞で対角枝と前下行枝は完全閉塞遠位端にて交通を有し，対角枝の開口部は，前下行枝方向を向く（A），完全閉塞部のワイヤークロスに成功するも，順行性にワイヤーを対角枝には挿入不可であった（B）．リバースワイヤー法にて対角枝へのワイヤー挿入に成功（C, movie 23）．KBTを用いることで対角枝を失うことなく手技成功した（D）．

4 左冠動脈回旋枝に特異的なガイドワイヤーの操作法

　回旋枝は，主幹部と同軸方向にあるため挿入は容易であることが多い．透視の位置はLAO cranial viewがよい．回旋枝に入った後は，RAO view，第一斜位尾側像（RAO caudal view），正面尾側像（AP caudal view）で各枝を選択する（図18）．

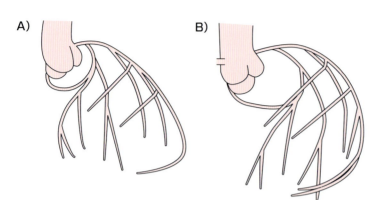

図18 ● 回旋枝へのガイドワイヤー挿入時に用いる造影方向
A）RAO caudal view
B）AP caudal view

Tips & Tricks

主幹部から前下行枝や回旋枝へのガイドワイヤー挿入が非常に難しい場合

　ガイドワイヤーに特殊な曲がり（図19）をつけると，ガイディングカテーテルを出た後にワイヤーは自然に前下行枝や回旋枝方向に流れていく．ただし，ワイヤーをかなり損傷するので，マイクロカテーテルを使用しても挿入が困難な場合に用いる最後の切札的手段であり，めったに使用する方法ではない．

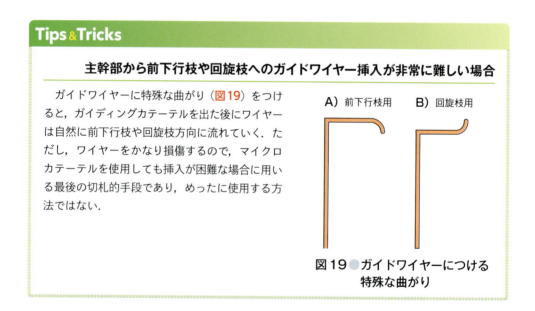

図19 ● ガイドワイヤーにつける特殊な曲がり

5 右冠動脈に特異的なガイドワイヤーの操作法

　右冠動脈は，第二斜位像（LAO view）にて比較的容易に挿入していける場合が多い（図20）．近位部では，洞結節動脈（SA node artery）や円錐枝（conus branch）に入りやすいので無理に押し込まないで，少しでも抵抗を感じれば確認造影をする．末梢部では，正面頭側像（AP cranial view）がよい（図21）．右冠動脈では，ガイディングカテーテルのバックアップを得にくいため，ガイドワイヤーを十分末梢まで挿入する必要がある．ガイドワイヤーを十分末梢に留置しておけば，ワイヤーのサポート力を利用してバルーンカテーテルを進めることが可能である．

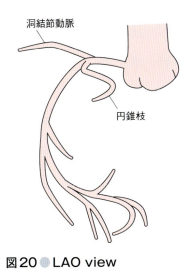

図20 ● LAO view

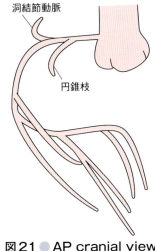

図21 ● AP cranial view

Point

初心者のガイドワイヤー操作を見ていると，全く違う小枝にワイヤー先端が迷入しているにもかかわらず，同じ操作をくり返している姿をよく見るが，他方向からも造影しながらワイヤーと冠動脈の関係を確実に把握して行うべきである（表）．慣れてくれば，対照造影を参考にして，単一方向で造影なしにガイドワイヤーの挿入ができるようになる．また，目的部位へのワイヤー先端の誘導が困難な場合にも，いつまでも同じ操作をくり返すだけでなく，臨機応変にpre-shapingをやり直すことにより，目的部位にワイヤーを導くことが可能な場合も多い．

表 ● 各冠動脈に特異的なガイドワイヤーの操作に適した撮像方向

標的血管		RAO view	RAO caudal view	LAO view	LAO cranial view	AP cranial view	AP caudal view
左冠動脈	前下行枝	○			○		
	回旋枝	○	○		○		○
右冠動脈				○		○	

2．ガイドワイヤーの基本操作

第2章　実践 −手順・コツ−

3. PCIデバイスの操作方法
1）バルーンカテーテルの基本操作

南都伸介

　今日のPCIで使用されるバルーンカテーテルシステムはラピッドエクスチェンジ型（モノレール型）が主流であるので，本稿ではラピッドエクスチェンジ型バルーンカテーテルの操作について主に説明する．

> **⚠注意　ラピッドエクスチェンジ型カテーテルシステム**
> ステントのデリバリーシステムなど，ほとんどのPCIのシステムはラピッドエクスチェンジ型であるので，本システムの手技の習熟は大切である．

1 バルーンカテーテルの準備

　バルーンカテーテルを梱包より清潔操作で取り出し，渦巻きホルダー内に生理食塩水を注入しカテーテルを生理食塩水に浸す．バルーンのエア抜き（図1）を行い，インデフレーターを装着する．バルーン先端の保護のためのシースとスタイレットはガイドワイヤーに乗せる直前に除去する．

> **memo　インデフレーターの準備**
> バルーンの準備前にあらかじめ，造影剤とヘパリン加生理食塩水を約1対1にしたものをインデフレーターのシリンジに満たしておく．シリンジいっぱいに造影剤を満たすとバルーンに陰圧をかけにくいので半分程度でよい．

> **⚠注意　小物も忘れないように**
> バルーンカテーテルが梱包された袋に，コンプライアンスチャートやバルーンのリラッパーなどが同封されている場合がある．忘れないように取り出しておく．

2 バルーンカテーテルの挿入手順

■ Yコネクター内へのバルーンの導入

①バルーンカテーテルの先端からガイドワイヤー近位端を逆行性に挿入することによって，バルーンカテーテルをガイドワイヤーに乗せる（図2A, movie 24）
②ガイドワイヤー上を滑らせてバルーンカテーテルをYコネクター部まで運ぶ（図2B）
③Yコネクターの止血弁を解除してバルーンカテーテルをガイディングカテーテル内へ導入する（図2C）

A)

造影剤とヘパリン加生理食塩水（約1対1）を3〜4mL，10mLのシリンジに入れる

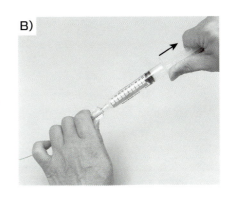

B)

シリンジ（A）をバルーンルーメンに装着し，陰圧をかけバルーン内の空気を吸い出す

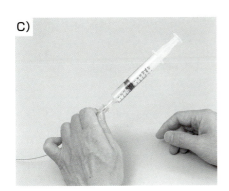

C)

十分に空気がシリンジ内に吸い出された後，一度大気圧に戻す

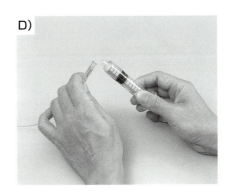

D)

シリンジをバルーンルーメンより外し，シリンジ内の空気を追い出す

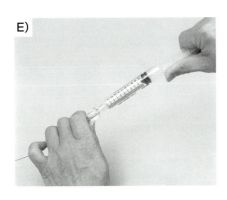

E)

もう一度バルーンルーメンに装着し陰圧をかける

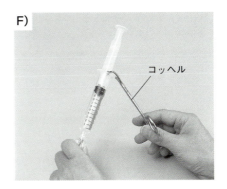

F)

陰圧をかけた状態でコッヘルか覆布鉗子を用いて内筒を保持し，陰圧を維持する

図1 ● バルーン内のエア抜き

陰圧を2回かけることでバルーン内の空気はほぼ完全になくなる．このほか，三方活栓を利用し同様な操作を行ってもよい

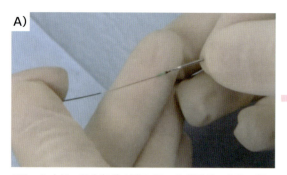
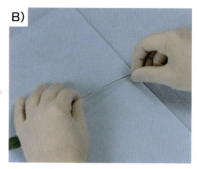

A) バルーンカテーテルをガイドワイヤーに乗せる：人差し指の腹にガイドワイヤーを固定してからバルーン先端をワイヤー方向に導くと，二次元（平面）方向のみの操作となるので作業が容易である

B) Yコネクターまでの操作：左手でガイドワイヤーを固定し，バルーン部を軽くつかんで，バルーンカテーテル先端をYコネクター部まで導く．ガイドワイヤーは十分に生理食塩水で湿らせておく

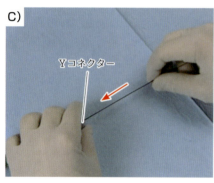

C) Yコネクター内へのバルーンカテーテルの挿入：左手でYコネクターを固定し，右手でバルーンカテーテルを軽く握ってガイディングカテーテルとバルーンカテーテルの同軸性を維持しながらガイドワイヤーの上をバルーンカテーテルを滑らすように進める

図2 ●バルーンカテーテルの挿入手順 movie 24

　助手がそば立ちしている場合には，ガイドワイヤーの近位端を助手が保持すると作業が非常に容易になり，ガイドワイヤーが不用意に冠動脈奥深くに移動する危険性も少なくなる．

　助手がいない場合には，ガイドワイヤーの固定を右手で行って，左手でバルーンカテーテルを送り込むことになるが，生理食塩水を浸したガーゼで拭ってガイドワイヤーを十分に滑りやすい状態にしておけば，ガイドワイヤーを固定しないでもバルーンカテーテルを挿入可能である．

Tips & Tricks

ガイドワイヤーにバルーンを乗せる簡便法

　注射器の内筒を用いると，ワイヤーにバルーンを容易に乗せうる（図3，movie 25）．内筒の溝の部分にバルーンチップとワイヤーテールを添わせて近づけると自然に，ワイヤーテールがバルーンのワイヤーポートに挿入される．動画では瞬殺の技がご覧いただける．アラブ諸国でよく用いられているので，一説アラビアンマジックとも呼ばれる（図3A）．図3Bは，筆者がアラビアンマジックを知る以前から用いていたコンプライアンスチャートの谷折り部を使用する方法で，原理はアラビアンマジックと同じである．

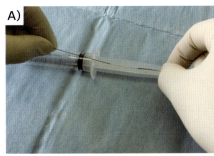
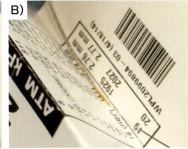

図3 ●アラビアンマジック（A）と南都マジック（B） movie 25

> ⚠️注意 バルーンカテーテルをガイディングカテーテル内に導入するとき
> この瞬間は，ガイドワイヤーは固定されていないので，ガイドワイヤーの滑りが悪いとガイドワイヤーを冠動脈の奥深くへ突っ込むことになり危険である．抵抗感のある場合にはガイドワイヤーを保持してからバルーンカテーテルを進める必要がある．

■ バルーンカテーテルの挿入 movie 26

ガイドワイヤーがバルーンカテーテル中央部（エグジットポート：exit port）から出たところで，左手でガイドワイヤーを固定し，右手でバルーンカテーテルを進めていく（図4）．

> ⚠️注意 ラピッドエクスチェンジ型バルーンカテーテルはシャフトが硬い
> バルーンカテーテルの挿入や抜去操作のときに，バルーンカテーテル近位端が跳ねて不潔にならないように，助手がバルーンカテーテルの近位端を保持する．1人で行う場合には，バルーンカテーテルの近位部にシリンジを装着しておくと跳ねにくい．

■ 病変部への送り込み

バルーンカテーテルのシャフトマーカーの位置まで挿入した後，インデフレーターを装着する．透視を入れてバルーンマーカーを見ながら病変までバルーンカテーテルを送り込む．

> memo オーバーザワイヤー型バルーンカテーテルの挿入
> オーバーザワイヤー（OTW）型バルーンカテーテルは，ガイドワイヤーを装着した状態でガイディングカテーテル内に挿入し，バルーンカテーテルがガイディングカテーテル遠位部に到達してから，ガイドワイヤーを操作して病変部を通過させる．ガイドワイヤーの操作性はベアワイヤー法より格段によくなる．

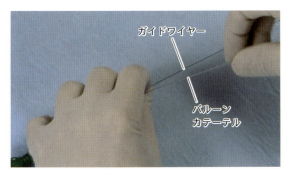

図4 ●ガイドワイヤーがエグジットポートから出た後の操作 movie 26

左手の手掌でYコネクターを包むように持ち，人差し指と親指でガイドワイヤーをしっかり固定し，右手でバルーンカテーテルを進めていく

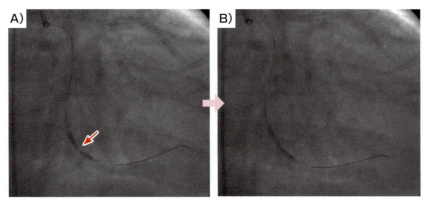

図5 ● 回旋枝の病変を拡張中のバルーン形態
A) 6気圧で拡張中である．バルーン中央部に凹み（indentation）を認め（➡），バルーンが病変に対し最適な位置にあることがわかる
B) 圧を8気圧にするとindentationは消失した

3 病変拡張時のバルーンカテーテルの操作

　バルーンカテーテルが病変を通過し，止血弁を閉じ確認造影で病変とバルーンの位置を確認した後，インデフレーターによってバルーンを4〜6気圧で加圧しながら，透視によってバルーンの開大の状態を確認する．バルーンは開大する途中で，狭窄部のために中心部が凹んだ状態（indentation）になる（図5）．この位置によってもバルーンが正しい位置にあるかどうか判定できるので，加圧中は常時透視にてバルーンの状態を把握し，正しい位置になければ直ちにインデフレーターを陰圧にしてバルーンを縮小させ位置の補正を行う．

> ⚠️**注意** 主幹部近位部でのバルーン拡張
> 主幹部近位部での拡張に際しては，他枝の血流障害の有無を把握する必要がある．例えば前下行枝近位部で拡張する場合には，バルーン開大時に造影を行って回旋枝への血流が確保されていることを確認する必要がある（図6）．回旋枝への血流が不良または遮断されている場合には，バルーン開大時間を短縮する．ただし，拡張時間が短時間である場合にはこの操作は不要である．

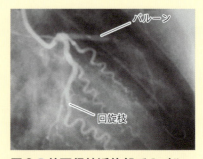

図6 ● 前下行枝近位部でのバルーン開大時
造影により回旋枝の血流を確認する

Tips & Tricks

バルーン開大時における技

　病変部近位側での拡張は，冠動脈解離のエントリーを病変近位側に形成し遠位部へ大きな解離をもたらす可能性があるので，正しい位置での開大を心がける必要がある（図7A）．最初正しい位置にあっても開大時にバルーンが滑って，遠位部もしくは近位部にずれる場合が

ある（図7B）．この場合は，ずれと逆の方向に力をかけて補正することになるが，**最初バルーンを病変より遠位部に置き，開大しながら手前に引き戻して遠位部にずれる力と拮抗させることによって病変部に固定**する方法が最も確実である（図7C）．この場合，バルーンを手前に引くとガイディングカテーテルが引っ張られて冠動脈内に入っていくので，ガイディングカテーテルも直ちに引けるよう手をかけておく．

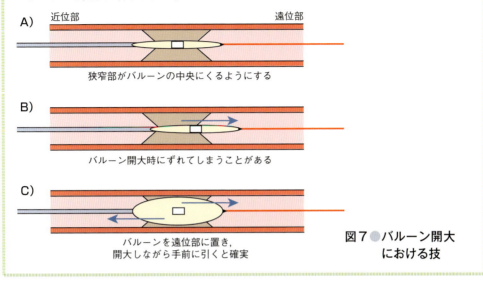

図7● バルーン開大における技

A) 狭窄部がバルーンの中央にくるようにする
B) バルーン開大時にずれてしまうことがある
C) バルーンを遠位部に置き，開大しながら手前に引くと確実

通常病変は6気圧程度で開大するので，この状態で1分間保持する．このときには，冠血流が遮断されるので，胸痛の出現，心電図変化，血圧の低下が認められる．強い変化が認められたときには直ちにバルーンカテーテルを縮小し，ガイディングカテーテル内に引き戻し，冠血流を再開させる．

Tips & Tricks

バルーン開大時間

ステント留置の前拡張のためのバルーン拡大時間は短時間でよい．ただし，バルーンが十分に拡張していることが前提である．

4 拡張性の判定と確認造影

初回拡張が終了した後，冠動脈造影を行い拡張の程度を確認する．残存狭窄や冠解離が認められ拡張が不十分（suboptimal result）であると判断すれば，十分な拡張が得られるまで同様の操作をくり返す．3～4回くり返しても不十分な場合は，ステント留置を考慮する．十分な拡張が造影で確認できてから，ガイドワイヤーとバルーンカテーテルを抜去して，再度多方向から冠動脈造影を施行し，病変部の拡張状態を確認し，終了する．

> **memo** バルーン血管形成術の意味
>
> 再狭窄率がきわめて低い薬剤溶出ステントが使用できる今日,バルーン単独(POBA alone)で終了する場面はきわめて低く,バルーンカテーテルはステント留置の前拡張として使用される場合がほとんどである.

5 バルーンカテーテルの抜去 movie 27

止血弁を緩め,ガイドワイヤーが抜けないように留意しながらバルーンカテーテルを抜去する(図8).追加のバルーンカテーテルの再挿入やステントデリバリーシステムの挿入は,最初の手順と全く同様である.

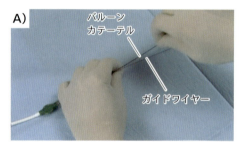
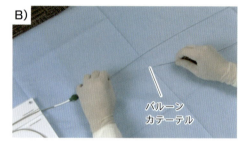

A)左手の手掌でYコネクターを包み込むように握り,左手の人差し指と親指でガイドワイヤーをしっかり固定して,右手でバルーンシャフトを持つ
B)右手でバルーンカテーテルを引くと,エグジットポートがYコネクターの止血弁を出たときに,エグジットポートが左手指に干渉し,それ以上バルーンカテーテルは抜けてこなくなる

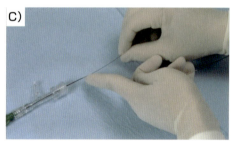

C)エグジットポートがYコネクターに達した(Bの状態)ところで手を持ち替えて,右手でガイドワイヤーを持ち,左手でバルーンカテーテルを持つ.このとき,左第2指をエグジットポートにかけておくと,システムが安定しやすい.初心者は慣れるまで,この操作中ワイヤーの位置が動いていないか透視で確認した方がよい

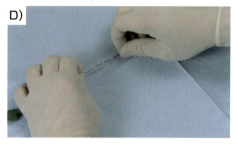

D)バルーン先端がYコネクターより出てくれば,左手でガイドワイヤーをしっかり固定して,バルーンカテーテルを右手で引き抜く

図8 ● バルーンカテーテルの抜去 movie 27

6 オーバーザワイヤー型バルーンカテーテルや マイクロカテーテルの抜去

　延長ワイヤー（extended wire）により，ワイヤーを継ぎ足すことによってガイドワイヤーを冠動脈内に残したままオーバーザワイヤーシステムを回収することはできるが，延長に伴った煩雑な操作が必要である．南都法（南都抜き，図9，movie 28），もしくはKUSABI（図10）を用いるとガイドワイヤーを延長することなく回収が可能である．

> **memo** ワイヤーを延長して交換する方法
> ガイドワイヤー近位部がテーパーしており，ここに延長用ワイヤーのメス型の連結部に差し込む方法でワイヤーを延長する．ガイドワイヤー近位部は波打っており連結したワイヤーがはずれにくくしてある（1章-4，図2）．ガイドワイヤーを延長した後，Yコネクターの止血弁を緩めバルーンカテーテルを引きながらワイヤーを挿入する．バルーンカテーテルが大動脈弓部より手前に来て直線上になれば，ワイヤーを押し込むだけで，バルーンカテーテルはガイディングカテーテルよりワイヤーを押し込む反動で吐き出される．

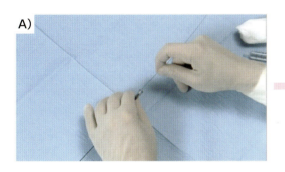
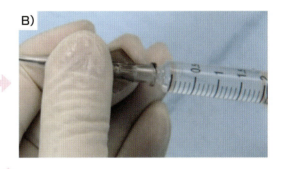
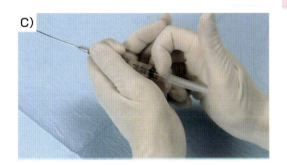

図9 ● 南都抜き movie 28

A）ガイドワイヤーを十分に濡れガーゼで拭って血栓を除去した後に，バルーンカテーテルを引きながらガイドワイヤーをバルーン内に十分押し込む
B）2.5mLのシリンジを生理食塩水で満たしガイドワイヤールーメンに装着する．慣れないときは，ロックつきのシリンジを使用する
C）左手でシリンジ外筒をしっかりと固定し，右手で加圧するとバルーンカテーテルは自然に吐き出されてくる

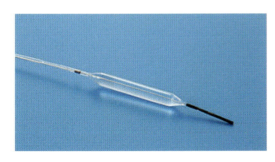

図10 ● KUSABI

ガイディングカテーテル内でバルーン部分を開大することによりガイドワイヤーを固定して，OTWシステムを抜去するために使用する．通常OTWシステムを抜去する際には，ワイヤー長を長くする必要があるが，この作業を省略してOTWシステムの抜去を可能にする

Point

POBAはPCI手技の基本である

バルーンカテーテルを使用したPCI〔経皮的バルーン血管形成術(plain old balloon angioplasty：POBA)〕は，PCI手技の基本である．

第2章　実践 −手順・コツ−

3. PCIデバイスの操作方法
2）ステントの留置手技

石原隆行

> 現在のPCIにおいてステント留置は最も重要な手技の1つである．本稿ではステント留置手技の実際について症例を交えながら解説したい．

1 ステント留置前の準備〜デリバリー

まず，病変に対してステントが十分な拡張ができる病変の状況をつくり上げる必要がある．通常のバルーンを用いて前拡張を行うのが一般的な方法があるが，それだけでは不十分な症例がある．また，現在のステントの通過性は劇的に優れたものになっているが，それでもステントを病変に持ち込めない場合がある．詳細な対処法は第3章-5に記載する．

2 ステントのサイズの選択

ステントのサイズの選択法は大きく2つに分かれる．

■ 血管造影

海外では最も一般的な留置法である．造影剤で描出される血管内腔を参照とするため，比較的小径のステントを選択する傾向にある．ステントの長さに関しては，前拡張で使用したバルーンを参考に決定することもできる．

■ 血管内イメージング

本邦で最も頻用されている方法である．**血管内超音波法（IVUS）**と**光干渉断層撮影法（OCT/OFDI）**の2つがある．いずれもauto pullbackすることができるため，近位部と遠位部の参照部位を決定すると，選択するステントの長さは自動的に測定することができる．参照部位は，IVUSではプラークの少ない部位の外弾性板面積（external elastic membrane：EEM）を参照に，遠位部のEEMと同サイズ径を選択する．OCT/OFDIの場合は，深達度がIVUSほど高くないため，比較的プラークの少ない，もしくは線維性のプラークの部位の内腔面積を参照に，遠位部の内腔径＋0.25 mmもしくは内腔径＋0.50 mmのステント径を選択する．また各種デバイスで測定する内腔面積の大きさは，IVUS＞OCT/OFDI＞血管造影の順になることも頭に入れておく必要がある[1]．

3 ステントの留置

　ステントの位置決めを行う際に有効な方法はIVUSマーキング法である．病変近位部の参照部位をIVUSにて描出し，IVUSカテーテルを同部位に置いたまま血管造影を行い，IVUS上のレンズマーカーを参照に同部位にステント留置を行う．レンズマーカー部位の決定に側枝の位置情報を使用することも重要である．

　OCT/OFDIでもアンギオ同期ができるため，OCT/OFDIカテーテルのレンズマーカー部位を参照にステントを留置することもできる．しかし，十分なアンギオ同期画像が撮れないこともあり，さらなる改善が必要と考える．

4 後拡張

　ステントの拡張が不十分な場合には後拡張を行う．ステントの不十分拡張は再狭窄のみならずステント血栓症の危険因子であるため，ステントは十分に拡張させる必要がある．基本的にはノンコンプライアントバルーンを使用して最大拡張圧まで上げて十分な拡張を行う．またステント外に拡張を加えると無駄なinjuryを加えることになるため，ステント内にのみ拡張を行うようにする．当院では島津製作所製のStentViewを使用しており，ステント内にとどまる後拡張を行う際には非常に有用である（図1）．

　また，ステントの不完全圧着も避けなければならない．過去の報告では，XIENCE®ステント（アボット社製）の場合355μm，Cypher®ステント（ジョンソン・エンド・ジョンソン社製）の場合285μmより大きい不完全圧着があると不完全圧着が慢性期にも残存すると報告されている[2]．そのため，300μm程度以上の圧着不全があった場合には，同部位の血管内腔と同サイズのバルーンを用いてステントから出す形で，ステント外に大きなinjuryを加えないように"そっと"ノミナル圧で拡張させる．

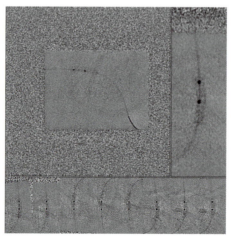

図1 ● Stent Viewの画像

6 ステント留置の実際

■ IVUSを用いたステント留置法 movie 29

❶ 冠動脈造影にて病変部位を撮影（図2A）.
❷ IVUSにて病変部の観察，測定：遠位部・近位部・最小内腔面積部の対照血管径・内腔径と病変長を求める（図2B）.
❸ DESの選択：遠位部の対照血管径に合わせて3.5 mmのDESを選択.
❹ 前拡張：3.25 mmのバルーンで前拡張（図2C）.
❺ IVUSマーキング（図3A）：ステントを留置する場合には，基本的に造影しながら，病変の正しい位置に留置する必要がある．ただし，冠動脈入口部や病変部に正確に留置する場合には，造影像のみからでは不正確な局面がある．ステントの位置決めを正確に行う際に有効な方法は，IVUSマーキング法（図3A）である．病変近位部の参照部位をIVUSにて描出し，IVUSカテーテルを同部位に置いたまま血管造影を行い，IVUS上のレンズマーカー（図3B）を参照に同部位にステント留置を行う．レンズマーカー部位の決定に側枝の位置情報を使用することも重要である．

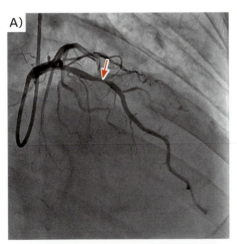

図2 ● IVUSを用いたステント留置法の例（A，B） movie 29

A）病変部位の造影像
B）IVUSによる病変部の観察，測定：遠位部の対照血管径が4.1×3.6 mm，内腔径が3.3×3.2 mm（①），近位部の対照血管径が4.5×4.2 mm，内腔径が3.7×3.0 mm（②），最小内腔面積部の対照血管径が4.4×3.9 mm，内腔径が2.1×1.7 mm，病変長は18 mm

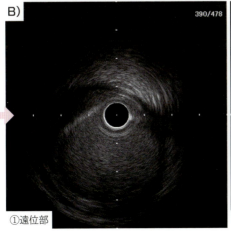
①遠位部

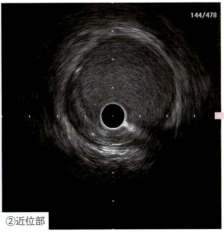
②近位部

❻ ステント留置：3.5×20 mm（図2D）．
❼ 後拡張（IVUSでの血管径に合わせて3.75 mmのバルーンを選択）：ステント内にのみ拡張を加える必要がある場合，StentViewを用いて位置決めを行い（図2E），後拡張を施行（図2F）．
❽ 最終確認血管造影と最終IVUS（図2G）．

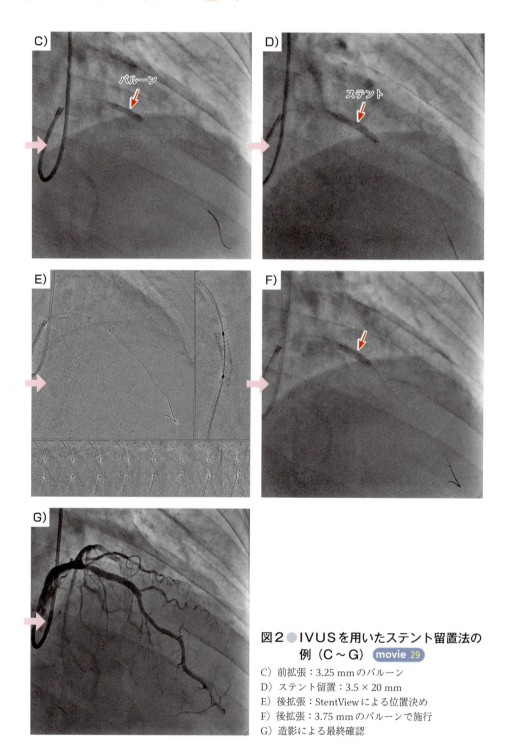

図2 ● IVUSを用いたステント留置法の例（C～G） movie 29

C）前拡張：3.25 mmのバルーン
D）ステント留置：3.5×20 mm
E）後拡張：StentViewによる位置決め
F）後拡張：3.75 mmのバルーンで施行
G）造影による最終確認

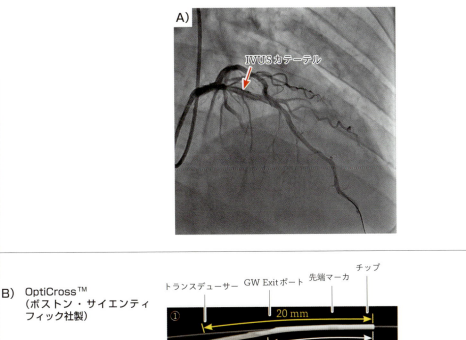
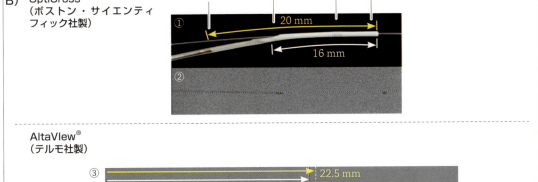
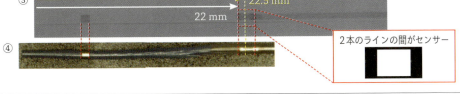

図3 ● IVUSマーキング法
A) IVUSカテーテルを置いたまま血管造影を行うと，ステントを置くべき正確な位置を知ることができる．
B) IVUS構造図，IVUSの透視像，IVUSのレンズマーカー．IVUSの超音波クリスタルは①，④のような位置にあり，透視像では②，③のように映る．したがって，IVUS画像の位置は，その画像を収集時の透視像でのレンズマーカーの位置にあたる

OCT/OFDIを用いたステント留置法 movie 30

❶ 冠動脈造影にて病変部位を撮影（図4A）．
❷ OCTにて病変部の観察，測定（図4B①）：遠位部・近位部の対照内腔径，病変長を求める．
❸ 前拡張：遠位部の対照内腔径より0.25 mmサイズ大きい2.75 mm径のバルーンを選択（図4C）．

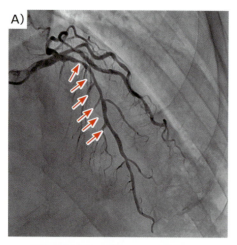

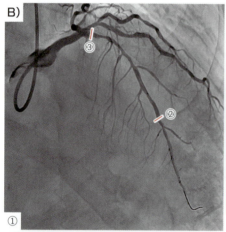
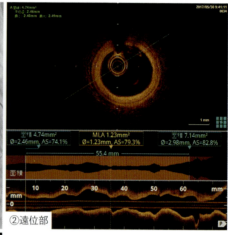

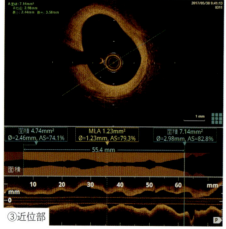

図4 ● OCTを用いたステント留置法の例（A，B） movie 30

A）病変部位の造影像
B）OCTによる病変部の観察，測定：病変遠位部の対照内腔径が2.49×2.40 mm（②），近位部の対照内腔径が3.58×2.44 mm（平均2.98 mm，③），病変長は55.4 mm

❹ OCTでの再評価，DESの選択：対照内腔径を参考に，ステントやDESを選択する（図4D）．

❺ DES留置：OCTのCo-registration機能（ILUMIEN™，St. Jude Medical社製）により正確な位置を確認しながらDES留置（図4E）．

❻ 後拡張：OCTでの内腔径を参考に3.25 mm径のバルーンを選択．ステント内にのみ拡張

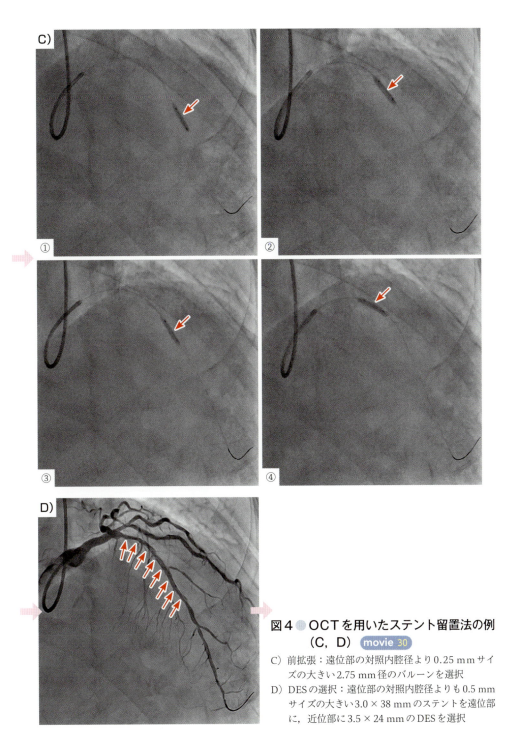

図4 ● OCTを用いたステント留置法の例（C, D）movie 30

C）前拡張：遠位部の対照内腔径より0.25 mmサイズの大きい2.75 mm径のバルーンを選択
D）DESの選択：遠位部の対照内腔径よりも0.5 mmサイズの大きい3.0×38 mmのステントを遠位部に，近位部に3.5×24 mmのDESを選択

を加える必要がある場合，StentViewを用いて位置決めを行い（図4F），後拡張を施行（図4G）．

❼ 最終血管造影と最終OCT（図4H）．

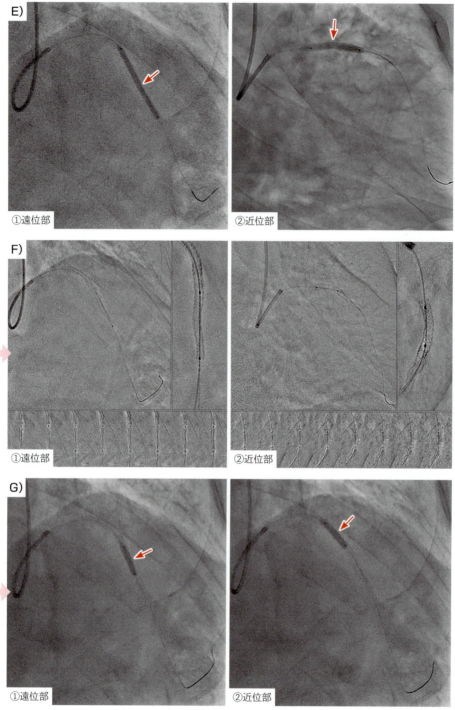

図4 ● OCTを用いたステント留置法の例（E〜G） movie 30
E）DES留置
F）後拡張：StentViewによる位置決め
G）後拡張：3.75 mmのバルーンで施行

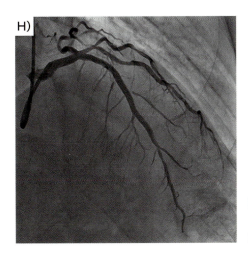

図4 ● OCTを用いたステント留置法の例（H） movie 30

H）造影による最終確認

Tips & Tricks

ステントを正確に留置するコツ

ステント留置時に正確な留置を試みても位置がずれることが多々ある．呼吸性に位置がずれることもあるため，ステント留置の瞬間に患者に息を止めてもらうことで位置のずれを防ぐことができる．また心臓が拍動している以上，mm単位での位置決めは完全には不可能であるとの認識をもっておくことも必要である．

⚠️ **注意**

現在の第二世代DESを使用してもステントの不完全拡張と不完全圧着は超遅発性ステント血栓症の原因となることが報告されている[3,4]．本邦では血管内イメージングが保険診療下に使用できるため，積極的に使用してステントを十分拡張させ，十分な圧着を得る必要がある．

memo

多くのステントでステントマーカーの内側にステントの端があるが，XIENCE® ステントはマーカー上にステントの端がある．ステントごとのステントマーカーの位置を把握しておく必要がある．

Point

- ステント留置時には血管造影や血管内イメージングデバイスを参照にステントのサイズや長さを選択する．
- 本邦では血管内イメージングデバイスが保険診療下に使用できるため積極的に使用するべきと考える．
- IVUSマーキング法やOCTでのCo-registration機能はステントの位置決めに有効である．

<参考文献>

1) Kubo T, et al：OCT compared with IVUS in a coronary lesion assessment: the OPUS-CLASS study. J Am Coll Cardiol Img, 6：1095-1104, 2013
2) Shimamura K, et al：Outcomes of everolimus-eluting stent incomplete stent apposition: a serial optical coherence tomography analysis. Eur Heart J Cardiovasc Imaging, 16：23-28, 2015
3) Taniwaki M, et al：Mechanisms of very late drug-eluting stent thrombosis assessed by optical coherence tomography. Circulation, 133：650-660, 2016
4) Adriaenssens T, et al：Optical coherence tomography findings in patients with coronary stent thrombosis：A report of the PRESTIGE Consortium (Prevention of Late Stent Thrombosis by an Interdisciplinary Global European Effort). Circulation, 136：1007-1021, 2017

第2章 実践 ―手順・コツ

3. PCIデバイスの操作方法
3) ロータブレーターの基本手技

興野寛幸, 上妻 謙

　ロータブレーターとは, 約2,000個の微小な人工ダイヤモンド粒子で覆われた先端部（Burr）が14〜20万回転/分で高速回転することで, 石灰化に代表される硬い動脈硬化病変を切削するデバイスである. 透析患者の高度石灰化病変や, 糖尿病患者のびまん性病変などに対して, 特に効果を発揮する.

1 適応病変

　ロータブレーターの適応として第一に挙げられるのは, **高度石灰化病変**である. 特に維持透析患者においては, 石灰化が高度でときにはバルーンすら通過しえない病変がある. このような病変に対しては, ロータブレーターを用いた治療がきわめて有効である. また, 血管造影上は石灰化が少ないように見えても, IVUSを施行してみると石灰化が高度であったり, あるいはバルーンで十分な拡張が得られないような硬い病変に対しても真価を発揮する.

2 禁忌症例

　治療に際して, slow flowなどの合併症が生ずると, 血行動態の破綻をきたす恐れが高いため, **超低心機能の症例に対しては原則禁忌**である. しかしながら, 全身状態からみて冠動脈バイパス術が不可能で, ロータブレーター以外に治療法のないケースなどでは, 大動脈バルーンポンプ（intra-aortic balloon pump：IABP）サポート下で治療されるケースもある. また, **明らかな血栓像を伴う急性冠症候群に対しても原則禁忌**である.
　しかし, これらは相対的なもので, バルーンが通過しないなどで必要となることがある.

3 アプローチとガイディングカテーテルのサイズ

　アプローチ部位は上肢・大腿動脈のどちらでも可能であるが、実際のアプローチ部位は使用するガイディングカテーテルのサイズに依存し, 使用するガイディングカテーテルのサイズは最終的に使用するRota Burrのサイズに依存するため, 治療に際しては最終Burrサイズを見越したストラテジーを立てておくことが重要である. Burrサイズ1.75 mmまでは6Fr., 2.0 mmまでは7Fr., 2.25 mmまでは8Fr.で施行できる. したがって, 2.15 mmや2.25 mmといった大きなBurrが必要と考えられるケースでは8Fr.ガイディングカテーテルが必要になるため, 自ずとアプローチ部位は大腿動脈に限られる. なお, Yコネクターにコーパイロッ

ト（アボット社製）を使用した場合は2.15 mmまでしか通過できないので注意が必要である．

4 サポートデバイス

　適応あるいはend pointを決めるためにもIVUSやOCTといった血管内画像は有効である．しかし，多くの場合が，治療前にはデバイスが通過しないことが多い．

　このほか，特に右冠動脈や大きい回旋枝，左主幹部に対する治療に際しては，治療中に完全房室ブロックなどの徐脈性不整脈を呈することがあるため，体外式ペーシングは必須である．治療前に留置しておくことが大切である．

　また，slow flowやno-reflowを生じ，血行動態が不安定となった場合にはIABPが有効なデバイスとなるので，いつでも使用できるように準備しておく必要がある．

5 ガイディングカテーテルの選択

　どのようなカテーテルを使用するかは術者の好みによるところが大きいが，基本的にはバックアップが十分で，同軸性のよいものを選ぶ必要がある．同軸性が保たれていない場合は，サポート不足になるのみでなく冠動脈入口部を損傷してしまう危険性があり，特に注意が必要である．

　屈曲の強い冠動脈に対しては，ガイディングカテーテルを用いて冠動脈を吊り上げて，屈曲の程度を変えるといった手法も用いられる（図1）．

6 ワイヤリング

　ロータブレーター用のワイヤー〔RotaWire™（ボストン・サイエンティフィック社製）〕は0.009インチと通常のワイヤーよりも細く，操作性に劣る．高度石灰化病変を，このワイヤーを用いて通過させることは困難なことが多い．したがって，通常用いられるワイヤーを通過させ，マイクロカテーテルを用いてRotaWire™と交換するのも一法で，この方が時間的にも速いことが多い．

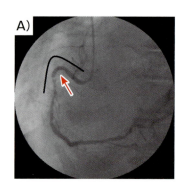 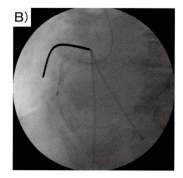 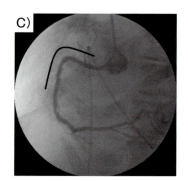

図1 ● 非常に屈曲の強い，いわゆるshepherd's crook様の右冠動脈に対する治療
A）前造影の写真．＃1（→）での屈曲が著明
B）切削施行中の写真．ガイディングカテーテルを同軸に挿入して上方へ引っ張り上げることで，屈曲の程度が緩やかになっている
C）最終造影の写真

> ⚠️注意 RotaWire™を使用する際の注意点
>
> RotaWire™はコーティングされておらず，すべりが悪いため，前もってヘパリン加生理食塩水で十分に濡らしておく必要がある．また，通常のワイヤーよりも細い（通常用いられるものは0.014インチが多いが，RotaWire™は0.009インチである）ため，キンクしやすいので注意が必要である．キンクしてしまうと，Burrの挿入・抜去時に抵抗が強くなり，手技が困難となってしまう．

> memo
> RotaWire™の太さは0.009インチであるが，先端部分のみは0.014インチと太くなっており，Burrがワイヤー先端部から脱落するのを防止している．この部分にBurrが接すると，ガイドワイヤー先端部分の断裂につながるため，注意が必要である．

7 Burrサイズの選択

　薬剤溶出ステント（drug eluting stent：DES）の登場により，debulking deviceとしてのロータブレーターの役割は，大きく変化している．

　以前は，ロータブレーター単独での治療や，ロータブレーター＋POBAによる低圧拡張で仕上げるケースが多く，Burr/標的血管径比（B/A比）0.60〜0.65程度のBurrから開始し，最終的にはB/A比0.70〜0.75程度のBurrにサイズアップして行うという，stepped Burr approachが推奨されていた．

　しかし，現在ではDESの留置を前提とし，その補助的役割として使用されることが圧倒的に多くなった．このため，最近はほとんどの症例が表層性の石灰化を切削するのみのlesion modificationを目的に施行されている．この場合，1.5 mmもしくは1.75 mm程度のBurrサイズでよく，必ずしもB/A比にこだわる必要はないと考えられているが，十分な病変の拡張が得られるまで表層性の石灰化を減らすことは重要である．

8 Burrの挿入

❶ アドバンサーホース，光ファイバーケーブル，ロータカクテル用の点滴ラインが接続されているのを確認する．
　※ Burr挿入に際しては，シャフトが一直線になるようにすると挿入しやすい
❷ Burr先端がYコネクター近くまできたら，付属のクリップトルカーをつけてテストランを行う．テストランで回転数（公式には18万回転/分）を設定したら，dynaglide modeに戻す．
❸ 挿入前には，BurrコントロールノブをⅠ完全に引き戻した位置から2〜3 cm前方に動かしてロックしておく（後述するBurrの前方へのテンションを解除する余裕のため）．
❹ 術者はYコネクターを開けてBurrを挿入していくが，助手はアドバンサーとガイドワイヤーが一直線になるように保持し，また，術者がBurrを挿入するのに合わせてガイドワイヤーを引いて伸ばしておくようにする．
❺ Burrは，最終的には冠動脈内に入り，病変部位の1〜2 cmほど手前の病変がなく血管径の太い部分（プラットフォーム）まで進める．

9 プラットフォーム・回転数

❶ Burrを病変の1～2cm手前まで進めたら、前方へのテンションを解除するため、コントロールノブを引き戻し、実際にBurrが後方に戻ることを透視下で確認する．
　※ この手順を怠るとBurrが前方の病変へ飛び込んで、冠動脈穿孔やBurrスタックの原因となることがあるので注意が必要である

❷ ガイドワイヤー末端にクリップトルカーをつけ、dynaglide modeがoffとなっていることを確認する．術者はアドバンサー本体を左手で持ち、コントロールノブを右手でつまんで左右に動かしてBurrを操作する．

❸ Burrの回転速度は、体外で18～20万回転/分程度（公式には18万回転/分）に設定しておく．切削の際には、無理に押さず、いわゆるpecking motion（ついばみ運動）をくり返す．最近ではゆっくりとした動きで操作することが主流となっていて、大きな回転数の低下をきたさないように、無理に押しつけないような動作を心がける．1回当たりの切削時間は通常10～15秒以内で、回転数が5,000回転/分以上低下しないようにBurrを操作する．
　※ **Burrは、必ずプラットフォームの位置に戻した状態で切削を終了する**．病変部でBurrを止めてしまうと、ウェッジした状態となり、次の切削の際に冠動脈穿孔をきたす可能性が生じるためである．なお、助手は切削中に、ヘパリン加生理食塩水を用いてガイディングカテーテル内を適宜フラッシュする．これは、冠動脈内のdebrisのwash-outと摩擦熱の発生を抑えることを目的としている

❹ 切削が完了したら、造影を行って、slow flow/no-reflowや冠動脈穿孔の発生がないか、チェックする．以上の動作をくり返し、Burrが病変を通過するまで切削を行う．

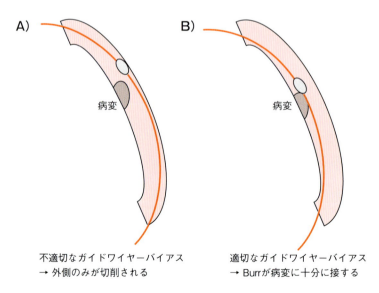

図2 ● ガイドワイヤーバイアス
Aでは、ガイドワイヤーが病変に接しておらず、外側のみが切削されるため、冠動脈穿孔の可能性が高くなる．これに対して、Bのようにガイドワイヤーを引くことで内側の病変に接するために十分な切削が期待できる

🔟 ガイドワイヤーバイアス

　ロタブレーターは，軟らかく弾性のある組織には傷害を与えず，弾性のない組織のみ切削される，differential cuttingという原理が基になっていて，理論的には石灰化を中心とした硬い病変のみが切削されることになっている．しかしながら，ガイドワイヤーによる方向制限がある状態では，実際にBurrの当たった部分が切削されることがわかっている．

　ガイドワイヤーは屈曲部では外側部を通過しやすいため，病変が内側部に存在する場合には，Burrが病変に接することができずに，十分な切削ができないケースも出てくる（図2）．このようなケースでは，逆に外側の健常部が切削されるため，冠動脈穿孔をきたす一因ともなりうる．

　一般に，治療に際しては，
① ガイドワイヤーを押し気味，あるいは引き気味にして石灰化部分に接するようにする
② 側枝に入れて方向を変える（図3）
③ RotaWire™ ExtraSupportを用いてBurrが接する方向を変える
　など，ガイドワイヤーバイアスを十分に意識した手技が必要である．

　また，図1のようにガイディングカテーテルの操作によっても，バイアスを変えることが可能である．治療に際しては，このガイドワイヤーバイアスをうまく利用すると有効な切削を図ることが可能となる．

　図4は高度屈曲のある回旋枝の石灰化結節による狭窄（⇨）を有する病変へのロタブレーター手技である．当初はRotaWire™ floppyを用いて切削を試みたが，Burrが屈曲の外側方向へしか向かず，病変通過ができなかった．このため，RotaWire™ ExtraSupportを側枝（心房回旋枝）に挿入することでバイアスを変え，Burrを通過させることが可能となった．ガイドワイヤーの走行の違いと実際のBurrの挙動の違いを示す．

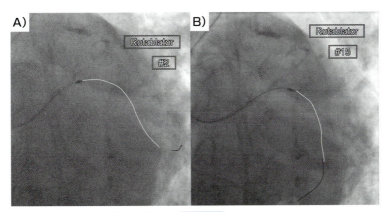

図3 ●ワイヤーの走行の違い movie 31
A）主枝に入ったFloppy．B）側枝に入ったExtraSupport

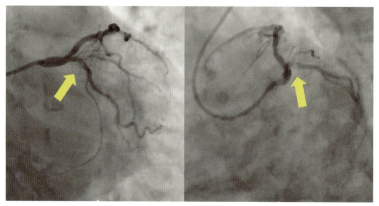

図4 ● 高度屈曲のある回旋枝の石灰化病変による狭窄（➡）へのロータブレーター手技

Tips & Tricks

ガイドワイヤーバイアスとステント挿入

　ガイドワイヤーバイアスの考え方は，ステント挿入時にも応用できる．ロータブレーターの際には，ガイドワイヤーが石灰化（病変）部分に接するようにバイアスをかけるが，ステント持ち込みの際には，石灰化部分に接しないような逆のバイアスをかけることを意識すると，手法が容易になる．

　例えば，屈曲した部位の石灰化病変などの硬い部分にステントを通す際に，抵抗を感じてステントを持ち込めないことがある．これは，多くの場合は，ステントバルーンの先端チップが血管壁の石灰化成分などの硬い部分に当たっているのが原因である．

　このようなときには，ガイドワイヤーを少し押したり引いたりして，先端チップの当たる位置を変えることで挿入が容易になることがある（図5）．また，Grand Slam（朝日インテック社製）などの硬いワイヤーを挿入して血管の曲がり具合を変化させたり，あるいは，そちらのワイヤーに乗せ替えたりして，先端チップの当たる位置を変えることで，同様の効果が得られることもある．

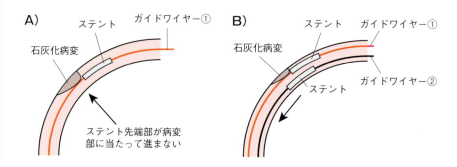

図5 ● 石灰化病変へのステント挿入
ガイドワイヤーを引き気味にして②の位置へずらすことでステントの通過が可能になる．同様に②の位置へ，もう1本別のワイヤーを挿入し，そちらにステントを乗せ替えても同じ効果が期待できる

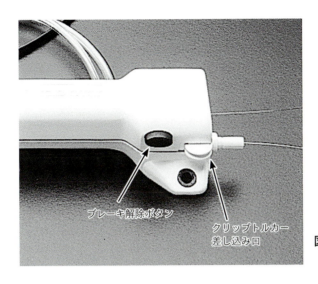

図6 ブレーキ解除ボタンとクリップトルカー差し込み口

11 Burrの抜去・交換

　Burrを交換する際には，dynaglide modeに切り替え，フットペダルを踏み低速回転とし，OTW（over the wire）カテーテルをエクステンションワイヤーで交換するのと同じ要領で引き出すようにする．dynaglide modeで回転中には，助手がブレーキ解除ボタンを押しながらワイヤーを送り込む．なお，ワイヤー末端を挟んだクリップトルカーをアドバンサー後部に固定する（図6）ようにすると，ブレーキが解除された状態が維持されるため，操作がより容易となる．

12 トラブルシューティング

■ slow flow/no-reflow

　最も頻回に生じるのはslow flow/no-reflowである．予防としては，
① 適切なBurrサイズを選択すること
② 1回あたりの切削時間を長くしないこと
③ 回転数の低下を少なくするような切削を行うこと
④ 切削ごとに適宜ヘパリン加生理食塩水でフラッシュすること
などが必要である．万一生じてしまったら，ニコランジルやニトロプルシドナトリウム水和物の冠動脈内注入などで対処するのが一般的である．またこの際，体血圧の維持が重要であるので，場合によっては昇圧薬を用いることもある．slow flow/no-reflowが遷延する場合には，IABPによるサポートが有用である．

■ 解離

　解離が生じてしまった場合には，それ以上の切削は行わず，POBAで解離を抑え込むか，ステントを用いてbail-outの方針に切り替えるのがベターである．解離が生じたということは，その部分の石灰化が切削され，バルーンによる拡張が可能であると考えられるため，現

在ではPOBAで十分に拡張してからステントを留置するケースが多い．

■ 冠動脈穿孔

　稀ではあるが重篤な合併症としては，冠動脈穿孔がある．**最も重要なのは，穿孔を起こさないようにすること**であるが，万一生じてしまった場合には，
① プロタミン硫酸塩を用いたヘパリン製剤の中和
② 手元にあるバルーンによるすみやかな低圧・長時間拡張（0.5～2 atm程度）
③ perfusion balloonによる圧迫止血
④ グラフトマスター（カバードステント）の留置
によって対処するが，ロータブレーターを要するような病変ではカバードステントのデリバリーは困難であることが多いと考えられる．このような処置でも止血できない場合には，外科的な血管修復を行う．なお，いうまでもないが，心タンポナーデを呈してショック状態であるときには，躊躇せずに心囊ドレナージを行う．

■ Burrのスタック

　このほか，Burrのスタックも重大なトラブルとなりうる．Burrの回転を石灰化病変の中で止めてしまうとスタックしてしまう可能性があるため，**切削の際には，絶対にBurrの回転を途中で中止しない**ことが必要である．回転時間が長くなったとしても，必ずプラットフォームまで引き戻すように，日頃から心がける必要がある．万一スタックされてしまったら，
① コントロールノブをいっぱいまで引いて固定し，Burrをシースごと引いてみる
② ガイディングカテーテル・Burr・シースを一体にして引いてみる
③ 通常のガイドワイヤーがBurrの横から入るようであれば，その部分にPOBA（1.0～1.5 mmの小さいもの）を行って解除を図る．あるいは，Corsair（朝日インテック社製）などのマイクロカテーテルを横から持ち込んで，引っかかりを解除する
④ ロータブレーター本体のシャフトを切断し，子カテをBurrがスタックした部分まで挿入した状態で引き抜く
といった対処法がある．

　しかし，それでも抜去できなければ外科的処置を行うしかない．

Point

ロータブレーターの基本手技について述べた．通常のPOBAやステントに比べて，手技が若干煩雑となり，また，合併症のリスクも高くなるが，石灰化病変に対しては必須のデバイスであり，その原理・手技に精通する必要がある．

第2章 実践 —手順・コツ

3. PCIデバイスの操作方法
4) 血栓吸引カテーテルの基本手技

伊苅裕二

STEMI（ST-segment elevation myocardial infarction：ST上昇型心筋梗塞）に対しまず行うべき血栓吸引療法は血栓吸引（thrombectomy）カテーテルにて施行する．さまざまなタイプが販売されているが，特徴を理解し上手に使いこなす．閉塞部のやや近位で念入りに吸引するのがコツである．

■血栓吸引カテーテルを用いたACSの治療の実際

急性冠症候群（acute coronary syndrome：ACS）に対する血栓吸引療法は可能な症例に対しては行うべき方法である．実際の吸引カテーテルで血栓を多量に吸引することは決して容易ではなく，テクニックが必要である．

❶ アプローチ部位よりシースを挿入．

現在は6Fr.で可能であるため，橈骨動脈アプローチでも大腿動脈アプローチでも可能である．ただし，大きな吸引カテーテルの方が吸引ルーメンが大きく，吸引効率は良好である．吸引効率という点では6Fr.用よりも7Fr.用の方がベターである．

> **memo**
> ガイディングカテーテルそのもので吸引もできるが，5Fr.のガイディングカテーテルでも7Fr.用の吸引カテーテルかそれ以上の内腔があるため，吸引効率だけを考えるとガイディングカテーテルによる吸引もよい方法である．

❷ ガイディングカテーテルを挿入する．

形状は何でもよいが，バックアップの良好なものがよい．

❸ ガイドワイヤーを病変通過させる．

❹ 血栓吸引カテーテルの準備．

Export® catheter, TVAC®, Thrombusterなど通常対応できる器具をいつでも吸引開始できるように用意する．シリンジによる吸引が一般的だが，TVACでポンプによる吸引も行われる．ポンプは持続的に吸引できるので吸引効率という点ではポンプの方がベターであるが，欠点としてはポンプを購入する必要がある．

❺ 次に血栓吸引カテーテルで直接病変を吸引する．

吸引の際には，手前から念入りに吸引する（図1）．

・目的は吸引カテーテルを通過させることではなく，血栓を吸引することである．病変手前にて十分に吸引することが重要である．初心者はカテーテルを通過させることに急ぐあまり，血栓を吸引するのではなく押し込んでいるのをよく見かける．

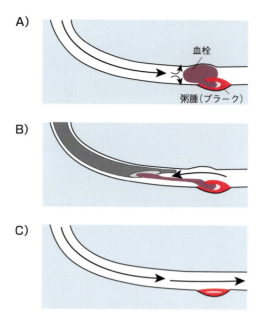

図1 ● 血栓吸引療法の概略
A）プラークが破裂して血栓により閉塞した冠動脈
B）血栓吸引カテーテルにて，血栓を吸引する（参考動画： movie 32 ）
C）良好な再開通が得られる

・吸引カテーテルが突然吸えなくなった場合は，大きな血栓によりカテーテルが詰まってしまった場合である．直ちに吸引カテーテルを抜き体外でフラッシュするべきである．迷っていても体内で血栓を落下させるだけである．突然吸えなくなったときは，「大物が釣れた」と考え直ちに体外にて血栓を回収するのがよい．

Tips&Tricks

通過させることが目的ではない

吸引は，通過させるのではなく吸引するのが重要だと指導医に言われても，STEMIの治療中のアドレナリン全開の若手医師は，とにかく血栓吸引カテーテルを末梢にグイグイと押し込んでしまう傾向がある．結果血栓を末梢へ押し込んでいるだけである．病変の手前で念入りにしばらく吸引し続け，血栓吸引カテーテルを病変に通すことなくTIMI（第1章5-4 memo参照）flow grade 3を達成するのが吸引名人である．病変の手前の吸引のみでTIMI flow grade 3が得られないときに初めて病変通過を試みるべきである．

❻ 造影する：多くはこのときにバルーンによる拡張なしでTIMI flow grade 3が得られている．
❼ ステント：すでにTIMI flow grade 3が得られていれば，direct stent法にて前拡張なしでステントを植込むのも可能である．血栓吸引のもう1つの利点はバルーン拡張なしで末梢が見えるので，適切なステントサイズを使用できることである．VAMPIRE研究（第1

章-5-4参照）では解離は吸引群で有意に少なかった．すなわち，末梢が見えるので過大なサイズを選択するリスクが少なく，より安全なPCIが施行できると考えられる．

Tips&Tricks

後拡張後のslow flow/no reflow

最初の再灌流時にはフローがよかったのに，後拡張後にslow flow/no reflowとなる場合がある．これは，プラーク内容物を後拡張にて絞り出してしまった場合が考えられる．したがって，この時点で行うべきことは血栓吸引をまず追加することである．それでも改善がなければ，ニコランジルやニトロプルシドなど最小動脈を拡張する効果のある薬剤を冠注する．

できれば，吸引のみでTIMI flow grade 3が得られた時点でIVUSを行い，low attenuation plaqueの量を評価しておく．low attenuation plaqueは，末梢塞栓のハイリスク所見であり（図2），これが多い場合にはフィルターやパークサージなどの末梢保護器具を併用したうえで後拡張を行うことにより，この合併症は避けることができるかもしれない．

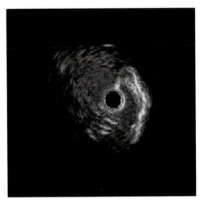

図2 ● low attenuation plaque：末梢塞栓のハイリスク像

2時から4時は石灰化がある．それ以外の部位は石灰化がないのに遠方のエコーが減衰しており（low attenuation plaque），末梢塞栓のハイリスクと考えられる

Point

吸引カテーテルで血栓の存在する病変直前を念入りに吸引することで，より多くの血栓を回収することが可能である．

第2章　実践 —手順・コツ

3. PCIデバイスの操作方法
5）遠位部保護デバイスの基本手技

中野雅嗣

> 日常の経皮的冠動脈インターベンション（PCI）において遠位部保護デバイスを使用する機会は多くないが，術者にとって円滑にデバイスを操作する知識と技量をもつことは重要である．

■フィルター型デバイスの基本操作法

■FILTRAP® 使用前の確認

冠動脈造影所見からステント留置予定の病変部位と冠動脈末梢との距離を観察し，FILTRAP®（ニプロ社製）が使用可能か判断する（図1）．

FILTRAP®を使用する場合，ステント遠位端から血管末梢までの距離「A」が必要．			
FILTRAP®のサイズ	3.5 mm	5.0 mm	6.5 mm
Aの距離	56 mm	60 mm	67 mm
冠動脈造影所見から上記の距離を念頭にFILTRAP®が使用可能か判断する．			

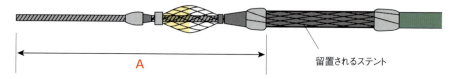

図1 ● FILTRAP® が使用可能かの判断基準

■FILTRAP®の手技の手順

❶ 空気塞栓を予防するため，まずはデリバリーカテーテルにヘパリン生理食塩水（ヘパ生）を注入する．次にヘパ生入りの容器の中にフィルターワイヤーの先端を入れて，その先端から空気の泡が出なくなるまでカテーテルにヘパ生を注入した後，フィルター部位をデリバリーカテーテル内へ収納する（図2, movie 33 ）．

❷ FILTRAP®をYコネクターに挿入する際は，ピールオフカニューラを用いる．YコネクターにFILTRAP®を挿入後，ピールオフカニューラを左右に割いて外す（ movie 33 ）．

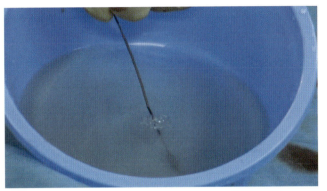

図2●デリバリーカテーテルへ収納する movie 33

> ⚠️注意 フィルターワイヤーに急激な回転は加えない
>
> FILTRAP®はデリバリーカテーテルが太く操作性が悪い．しかしフィルターワイヤーに急激な回転を加えると，ワイヤーがデリバリーシース内でたわむ恐れがあるので注意する（図3）．基本的には左右180度以上回転させない．
>
>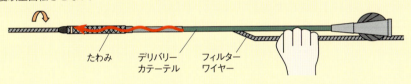
>
> 図3●ワイヤーは急激な回転で撓む

❸ 冠動脈病変遠位部までFILTRAP®を挿入後，フィルターワイヤーを左手で固定し，右手でデリバリーカテーテルを引くと紡錘形のバスケットが開いて遠位部保護システムとなる（図4, movie 34）．

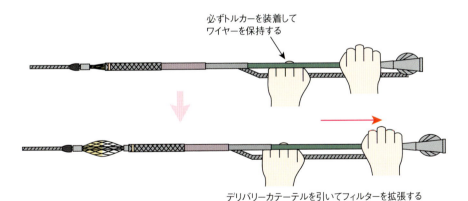

図4●病変遠位部でフィルターを開く movie 34

❹ ステント植込み術（後拡張も含む）が終了したら半回収用カテーテルを挿入する．その際に半回収用カテーテルの先端に緩やかなカーブをつけると，カテーテル先端がステント近位端に引っかかるのを予防しやすい．左手でフィルターワイヤーをしっかりと固定し，右手で半回収用カテーテルをそのカテーテル先端のマーカーとフィルターワイヤーのマーカーとが重なるまで押し進める．図5のようにバスケット後ろ半分の多孔膜フィルターにより

3．PCIデバイスの操作方法　5）遠位部保護デバイスの基本手技　123

覆われていない部位をカテーテル内に引き込む．
バスケットを回収後，半回収用カテーテルとフィルターワイヤーを一緒に抜去する（ movie 35 ）．

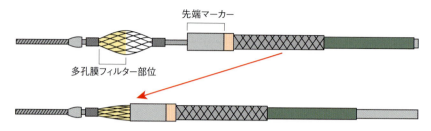

図5●バスケットをカテーテルに引き込む
半回収用カテーテルは，カテーテルの先端マーカーが多孔膜フィルターにより覆われている部位の直前に来るまでカテーテルを進める

> ⚠注意 　フィルターワイヤー使用時のangiographical no-reflowの発生
>
> ステント拡張後やバルーン後拡張後，フィルター部位が目詰まりしてangiographical no-reflowが生じることがある．この場合は2〜3回血栓吸引術を施行した後，フィルターを回収する．循環動態が増悪した場合はできるだけ早くフィルターを回収する．

Tips & Tricks

半回収用カテーテルがステントに引っかかったときの対処

FILTRAP®の回収時，半回収用カテーテルの先端がステント近位端に引っかかることにより定位置まで挿入できないことがある（図6）．その場合，半回収用カテーテルの先端にカーブをつけてカテーテルを軽く回転し，カテ先の方向を変えてステント内に挿入を図る（図7）．デリバリーカテーテルの方が先端のカーブをつけやすい．半回収用カテーテルはカーブをつけすぎてカテーテルが折れるとフィルターワイヤーが収納困難となるため注意して行う．

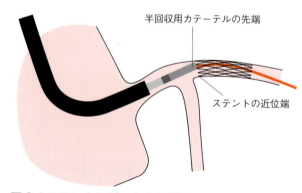

図6●ステントに引っかかる様子

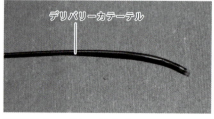 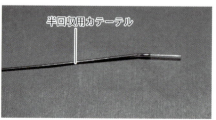

図7●カーブをつけたカテーテル

■ Parachute™の手技の手順

❶ Parachute™（ボストン・サイエンティフィック社製）はステント遠位端から血管の末梢まで41 mmの距離が必要であり，造影所見からこれを確認する．

❷ 最初に通常のガイドワイヤーを挿入し，大口径のマイクロカテーテル〔例：Sniper® 2 HighFlow（テルモ社製），内径0.68 mm，長さ130 cm〕の先端を病変の遠位部まで挿入する．

❸ 次にマイクロカテーテルを残しガイドワイヤーを抜去し，マイクロカテーテルの中にバスケットの先端から Parachute™ を直接挿入する（図8）．

❹ Parachute™ がマイクロカテーテルの先端まで到達したら，右手でフィルターワイヤーを固定し左手でマイクロカテーテルを引くと紡錘形のバスケットが開いて遠位部保護システムとなる．マイクロカテーテルは Parachute™ の末端まで抜いた後，最後は南都法，またはバルーントラッピング法にて抜去する．

❺ ステントは Parachute™ に乗せて挿入する．

❻ ステント植込み術後，マイクロカテーテルを再度挿入し，網状のバスケットの半分をカテーテル内に引き込み，半回収の状態でマイクロカテーテルとともに抜去する（図9）．

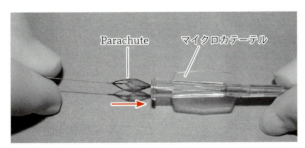

図8 ● Parachute™の挿入

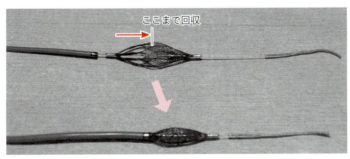

図9 ● Parachute™の回収

Point

遠位部保護デバイスを使用する前に，操作法と使用手順に加え併発する合併症とその離脱方法を熟知しておく必要がある．

第2章 実践 －手順・コツ－

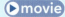

4. TRIの基本手技

坂井秀章

経橈骨動脈インターベンション（transradial intervention：TRI）はすでにPCIの半数以上に施行されているといわれ，すべての術者が習得しなければならない基本手技の1つとなった．

1 橈骨動脈の解剖学的特徴（図1）

橈骨動脈が上腕動脈や大腿動脈と異なる点はいくつかあるが，術者や患者にとって比較的有利に働く要因は，

- 穿刺部付近は浅いところを走行しているので穿刺や圧迫止血がしやすい
- 橈骨神経が比較的離れて走行しているので止血後の神経損傷がほとんどない
- 手のひらへの血液供給が尺骨動脈との**二重支配**であるので，たとえ橈骨動脈が閉塞しても臨床的な症状はない

である．これとは逆に不利に働く要因は，

- 動脈径が2.0～3.5 mmと小さいので穿刺が比較的難しく，使用できるシステムも制限される
- 上腕動脈との分岐部付近で**ループ**を形成することがあるのでガイドワイヤーの操作時に注意が必要である
- 筋性動脈であるためにスパスムが起こることがあり，対策が必要である（3章-7参照）

である．

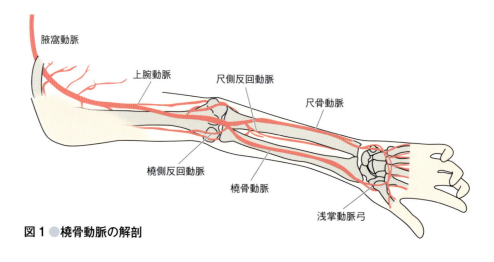

図1 ● 橈骨動脈の解剖

2 橈骨動脈穿刺

■ 麻酔と穿刺針

橈骨動脈の穿刺による刺激を何度も与えたり，患者の疼痛が大きいと橈骨動脈スパスムを誘発する可能性があるので，穿刺はなるべく1回で成功させたい．そのための一助として**穿刺部位に貼付麻酔（ペンレス®）を使用する**ことを推奨する．リドカインの皮下麻酔を大量にしたり，血腫をつくると橈骨動脈の触知が微弱になり穿刺が難しくなるからである．同様の理由で**穿刺針も20〜22Gの細い，先端の切れがよいものを使用**する．

■ 橈骨動脈穿刺法

橈骨動脈穿刺部位は，橈骨動脈がよく触れる場所で，かつ術後の圧迫止血を考えると，**手関節から少し離れた2〜4 cmの間くらいが適当**である．

穿刺は針に血流のバックフローが見えてから5〜10 mm程度針を押し進めて橈骨動脈の後壁まで貫いてしまう両壁穿刺（または貫壁穿刺）がよい．血管の前壁穿刺を試みてワイヤー挿入に失敗するよりも，両壁穿刺をして確実にワイヤーを血管内に挿入したい．

> **memo**
> 同じ人が数回穿刺しても橈骨動脈をとらえられないときには，血腫やスパスムで動脈触知がますます困難になる前に術者を代える方がよい．穿刺が上手か下手かというだけではなく，ただ手を替えるだけでも入ることがある．

Tips & Tricks

橈骨動脈穿刺のコツ

橈骨動脈穿刺では他のアプローチと異なり，橈骨動脈の真上から動脈走行に沿ってねらうより，橈骨動脈外側上部30〜45度から橈骨動脈の"脇腹"をねらう方が成功しやすい．例えば直径2 mmの橈骨動脈を真上からねらえば左右に1 mmはずせば失敗してしまうが，斜め上から"橈骨動脈の脇腹"をねらうと左右のぶれに対するマージンが大きくなり，穿刺成功率が上がる．このテクニックは橈骨動脈が手首付近での走行が浅いことと，付近に併走する神経がないという特徴から施行可能である（図2）．

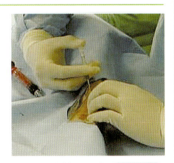

図2 ● 手首の回内 movie 36
このようにはじめから患者の手を45度程度回内させれば真上から刺しても橈骨動脈の脇腹をねらいやすい

■ シース挿入までの手順

❶ 両壁穿刺を行ったら穿刺針の内針を抜き，右手でワイヤーをいつでも入れられる用意をしながら，左手で外筒をゆっくり引く．

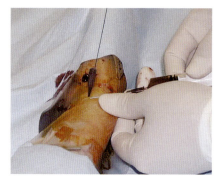

図3●シース挿入直前の皮下麻酔
ワイヤー挿入後に穿刺針外筒を挿入すれば出血はないので，シース挿入前に皮下麻酔を十分に行う

❷ 動脈性の逆血があった時点で左手を固定してワイヤーをゆっくり挿入する．挿入時に抵抗があったら，ワイヤーが血管外か小さな枝に入っている可能性があるので慎重に行う．必要なら透視で確認することを惜しんではならない．
❸ ワイヤーが橈骨動脈から上腕動脈まで確実に入ったかどうかを透視で確認する．
❹ 確認後穿刺針外筒を皮膚から血管まで押し込むとほとんど出血しないので，この時点で皮下麻酔を十分に行う（図3）．
❺ その後穿刺針の外筒を抜き，ワイヤーを通じてシースを挿入するが，皮膚が硬くシースの挿入が困難なときはカット針を使用する．

■ 左橈骨動脈穿刺

左橈骨動脈よりアプローチする場合の穿刺法は2通りある．
1つは術者が患者の左側に立ち穿刺をする方法で，シース挿入後は再び術者が右側に戻る施設もある．もう1つは患者の右側に立ち，患者を乗り越えるような形で左手首を穿刺する方法であるが，穿刺に長時間かかると術者の腰への負担が大きい．

3 橈骨動脈走行異常とガイドワイヤーの選択

■ 橈骨動脈走行異常

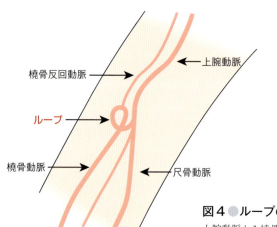

上腕動脈から橈骨動脈が分岐した直後にループを形成している例が数％存在する（図4）．俗にulnar loopと呼ばれているようだが橈骨動脈のループなのでradial artery loopと呼ぶ方が正確だと思う．ワイヤーで橈骨動脈から上腕動脈を選択するときにこのループがあると難渋する（ループへの対応法は次頁「上腕動脈併走血管への迷入」を参照）．

図4●ループの形成
上腕動脈から橈骨動脈に分岐した直後にループを形成していることがある．またそのループより橈骨反回動脈が分岐している場合には十分な注意が必要である

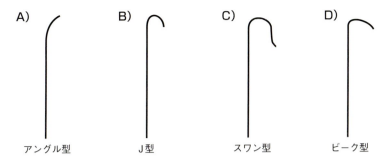

図5 ● ガイドワイヤーの先端形状

ガイドワイヤーの先端形状と選択

●アングル型（図5A）
手元で操作して側枝を選択するのに有利．

●J型（図5B）
ガイディングカテーテルに入れるときに丸めたまま入れられる小さいJカーブであれば橈骨動脈内でも先端が丸まったまま進むことができ，側枝に入る確率が少なくなる．

●スワン型（図5C）
この形状は橈骨動脈の中をワイヤーの先端部分が先行して進む場合には，側枝に入ってもスワンの頭の部分で本幹に戻る性質があり，またスワンの頭の部分が先行して進む場合には側枝に入りにくい．いずれにしろ本幹をとらえやすくTRIには有利である．

●ビーク（くちばし）型（図5D）
ガイディングカテーテルから血管に出るときにカーブの部分が先行する性質があり，側枝に入りにくい．

各ガイドワイヤーの使い分け

一般的にはガイディングカテーテルに入れやすく，さらに側枝に迷入しにくいスワン型かビーク型がよい．しかしループなどで難渋する場合には，アングル型で手元操作による本幹選択が必要である．

上腕動脈併走血管への迷入

上腕動脈から橈骨動脈への分岐角度やループ形成でワイヤー先端がなかなか上腕動脈へ入らない場合に，上腕動脈と併走する小動脈（橈骨反回動脈）に迷入していることがある．この動脈の多くはループの頂上付近から分岐している（図4）．

術者は上腕動脈と思い込んでガイドワイヤーとカテーテルを進めることが多いが，患者は上腕部痛を訴え，カテーテルは操作困難となる．このとき術者は上腕動脈のスパスム発生と勘違いすることが多い．

筆者の経験では上腕動脈にスパスムが起こることはない．カテーテル操作困難の場合は，まずゆっくりと少量の造影剤をカテーテルの先端から流し，カテーテルが入っている小動脈や上腕動脈本幹を確認することである．いずれにしろ上腕動脈本幹をガイドワイヤーで選択しにくい場合には素直にアプローチを変更する方が患者のためになる．

4 鎖骨下，腕頭動脈付近での蛇行，屈曲

　　鎖骨下動脈や腕頭動脈付近で蛇行や屈曲によりカテーテル操作が困難になった場合には以下の対処法がある．
① 硬いガイドワイヤーを使用し，蛇行や屈曲をなるべく延ばしてカテーテルを進める．
② システムサイズを大きくしてより腰の強いカテーテルを使用する．ただしこの場合はシースサイズも変更しなければならない．
③ 患者に説明をし，左橈骨動脈や大腿動脈からのアプローチに変更する．

Point

TRIでは血管を損傷しないように慎重にシース挿入やガイドワイヤーの操作を行わなくてはならない．数％程度だが橈骨動脈スパスムによる穿刺困難，血管の分岐異常や蛇行，屈曲によりガイドカテーテルのバックアップ力が極端に落ちてPCIのクオリティが保てないと判断したときには，TRIに固執せずさっさとアプローチを変更するのが得策である．

第3章
トラブル解決法

第3章　トラブル解決法

1. ガイディングカテーテルエンゲージ困難

上野勝己

> **現**在標準的に使用されているガイディングカテーテルはJudkinsタイプである．Judkinsタイプのような大きく形のついたカテーテルは一般的な症例では容易にエンゲージできるが，逆に形が強すぎて応用が利かない．普段からSonesタイプあるいはマルチパーパスタイプのカテーテルにも習熟しておくことが大切である．

1 大動脈の横位によるカテーテルのエンゲージ困難

　ガイディングカテーテルが冠動脈にエンゲージしなければPCIは大変困難なものになる．原因としては，1つには冠動脈の起始異常が挙げられる．もう1つには，大動脈の走行によって冠動脈の起始は通常の位置にあっても大動脈と冠動脈とのつくる角度が大きく変化して，既製のカテーテルではエンゲージ困難となるケースである．よくあるケースは大動脈横位の場合で，高血圧症の既往の長い患者によくみられる（図1）．大動脈が横位になると左冠動脈ははば真上を向き，右冠動脈は，バルサルバ洞のやや前で真横を向く．

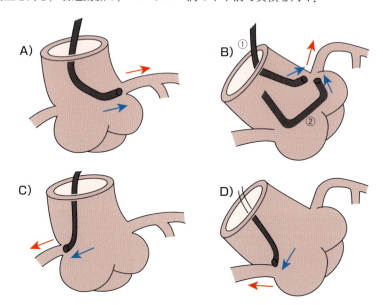

図1 ● 大動脈の走行と冠動脈の起始の違いによるエンゲージの差
A，C）正常の冠動脈に対するJudkinsカテーテルのエンゲージ，これに対してB，Dのように大動脈横位の場合はカテーテル先端と冠動脈の軸線が一致しないためにエンゲージが困難となる．B）Judkins Lを押し込む（①→②）とカテーテル先端が後ろを向いて冠動脈から離れていく．Dでは大動脈の横位のためにJudkins Rではカテ先が引っかかりにくいことがわかる（→：冠動脈の軸線，→：カテーテルの軸線）

■ 左冠動脈

　大動脈横位の場合，左冠動脈ではJudkinsカテーテルと冠動脈の軸線がずれるためエンゲージ困難となる（図1B ①）．カテーテルをさらに押し込んで先端を上に向けようとしても，逆に左主幹部からカテ先が離れてしまう（図1B ②）．

　Judkinsカテーテルのようにオートマチックに冠動脈にエンゲージさせることはできないが，Sonesタイプカテーテル（Multipurpose, Voda, EBU, Qカーブ, Cカーブ）は応用範囲が広い（図2）．筆者は左主幹部に深く入り込まないQカーブを第一選択のガイディングカテーテルにしている．ほぼ99％の症例でエンゲージ可能であるが左主幹部がとりわけ直角に上を向いているケースではQカーブよりさらに曲がり角度の強いCカーブが有効である．それでもエンゲージできなければ，エンゲージできないままにPCIを施行するしかない．8Fr.なら6Fr.に，さらに5Fr.にサイズダウンすることもやってみる価値はある．あるいは診断カテーテルをエンゲージさせて，長いガイドワイヤーを冠動脈に挿入してカテーテルを交換する方法もあるが，せっかくガイディングカテーテルに交換できても冠動脈にはエンゲージできない場合も多々ある．落胆しないでエンゲージできないままでも何とかPCIをやりきるしかない．

> ⚠️ **注意**
> Sonesタイプのカテーテルはバルサルバ洞を使用するため，大動脈弁置換術後の症例では使用してはならない．

■ 右冠動脈

　右冠動脈も大動脈が横位になるとカテーテルのエンゲージが困難となる（図1D）．右冠動脈が大動脈横位のためにバルサルバ洞のやや前方から真横に出るためである．図1Dに示すように大動脈が寝ているためにカテ先がうまく引っかかってくれない．この場合Judkinsカ

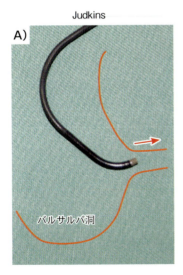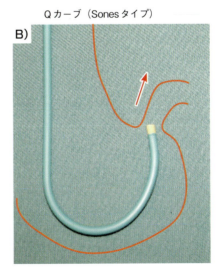

図2● 冠動脈の向きに応じたカテーテルのタイプの選択
Judkinsタイプのカテーテルは，極端に上を向いた左冠動脈に対してエンゲージが困難となる．これに対してバルサルバ洞を利用したSonesタイプのカテーテルは，Bに示すように上向きの冠動脈に適している．カテーテルを少し吊り上げれば図8A, Dに示すようにバルサルバ洞に接触せずにエンゲージ可能ではあるが，原則的には大動脈弁置換術後の症例には使用禁忌である（➡：冠動脈の軸線）

テーテルを右バルサルバ洞に押しつけながら時計回りに回転させるとカテーテル先端と右冠動脈の軸線が一致することが多い．完全にはエンゲージできないことが多いが，軸線が一致していればその後のPCIは容易である（図4参照）．

2 冠動脈起始異常によるカテーテルのエンゲージ困難

■ 右冠動脈

冠動脈の起始異常によるエンゲージ困難は右冠動脈の場合がほとんどである．

a）右バルサルバ洞高位起始異常（図3B）

図3BにあるものはJudkins Rをエンゲージさせなくても簡単にPCIが施行できる．Judkins Rはバルサルバ洞に押しつけると容易に右冠動脈と軸線が一致しやすいことを利用する方法で，Sonesカテーテル法でいうところのαループの変法でセミαループ法とでもいうべきものである．このとき**時計回りに回転させる程度とバルサルバ洞に押しつける力加減**で調節をする．通常はバックアップも問題はない．この方法はガイディングカテーテルがエンゲージしにくい症例だけでなく入口部に病変があってガイディングカテーテルを深く入れたくない場合にも有効である（図4，movie 37～39）．

b）大動脈前方起始異常（図3C，図5A-1，2）

このゾーンの起始異常はあまり多くはないが，ガイディングカテーテルがエンゲージ困難な場合が多い．Judkins Rを何とか引っかけることができても，十分なバックアップが得ら

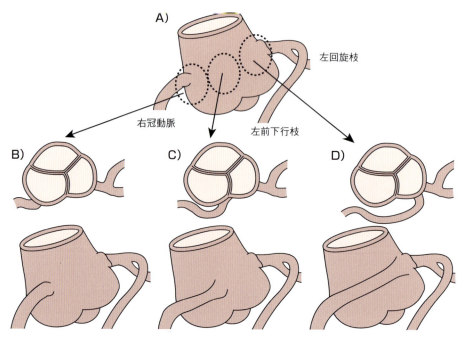

図3 ● 右冠動脈入口部起始異常の分類
A）正常，B）右バルサルバ洞高位起始異常，C）大動脈前方起始異常，D）左バルサルバ洞起始異常
B＞＞D＞Cの順に多いように思われる．BではLAO viewの角度を深くすると通常の方法でJudkins Rを容易にエンゲージできることもある．お試しください

A)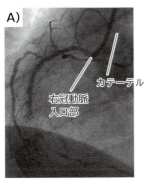

冠動脈が上を向いていてJudkins Rがうまくエンゲージできない．Sonesカテーテルは，うまくエンゲージする movie 37

B)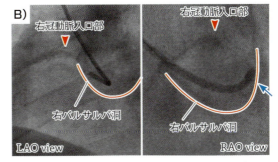

そこで右のバルサルバ洞にカテーテルを押しつけると右図の→の位置にくる

C)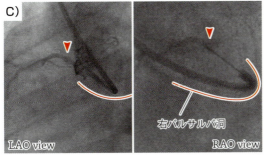

そこから時計回りにカテーテルを回転させながら押しつけていくとカテ先は右冠動脈入口部（▶）に軸線が一致する

D)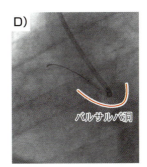

この状態でガイドワイヤーを入口部に挿入して movie 38

E)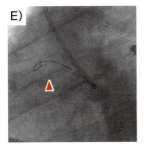

次にマイクロカテーテル（▶）を挿入し

F)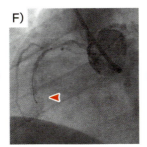

必要に応じてガイドワイヤーの先端カーブ（▶）を変えながら病変を選択していく

G)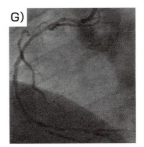

最後はガイドワイヤーを留置したままガイディングカテーテルを引き上げるように引いてやると右冠動脈入口部に容易にエンゲージできて良好な造影をすることができる movie 39

図4● 右バルサルバ洞高位起始異常におけるJudkins Rのエンゲージ

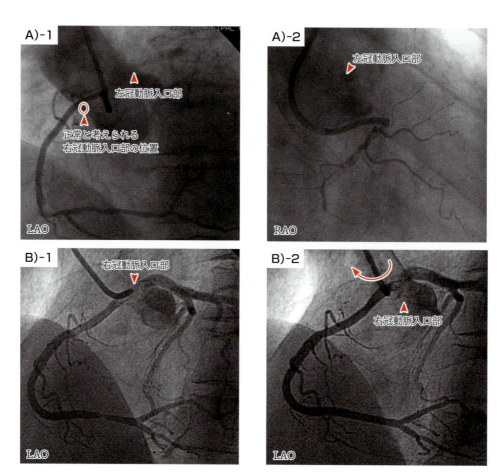

図5 ● 右冠動脈起始異常の2症例に対するエンゲージの実際

右冠動脈起始異常（図3C, D）に対する対処法．A）大動脈前方起始異常ではAmplatzカテーテルが有効なことが多い．A-2のRAO viewを見ながらエンゲージさせるのがコツ．B）左バルサルバ洞起始ではB-1の状態からカテーテルを押し込まないで時計回りに回転させてやるとB-2のように右冠動脈にカテーテル軸線が冠動脈と一致して（→）良好な造影が得られる

れない．Amplatz L（L1ないしはL2）が有効であることが多いが，症例によっては根気と覚悟が必要である．**左冠動脈入口部と本来の右冠動脈の入口部（右バルサルバ洞と大動脈との移行部）を結ぶ線上で前方にある**ことを念頭において左前斜位（LAO）と右前斜位（RAO）とを必要に応じて使い分けながらガイディングカテーテルをエンゲージさせよう．

c）左バルサルバ洞起始異常（図3C, 図5B-1, 2）

この起始異常ではガイディングカテーテルのエンゲージが非常に難しいとされている．いくつかの教科書ではAmplatz Lをベストチョイスと勧めている．しかしほぼすべての症例で，入口部は左冠動脈入口部のすぐ前面に位置していることから，Judkins Lでカテーテル先端が前方にひねってあるもの（以前LAD用として市販されていた）を使用すれば容易にエンゲージできる．知っていれば何ということはない．現在は市販されていないため筆者らはカテーテルを変形させて使用している（図6）．問題点としてはバックアップが弱いことであり，それをカバーするためには**ガイドワイヤーをしっかり末梢まで留置する**ことがコツである．図5B-2ではカテーテルを少し時計回りに回転させている．こうするとカテーテル先端と冠動脈の軸線が一致して造影がよくなる．このとき**カテーテルを押さない**ことがコツである．

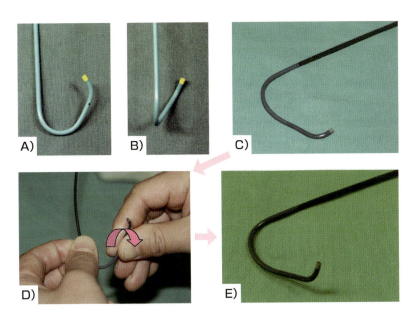

図6● 前方向き（左前下行枝用）のJudkins Lカテーテルのつくり方

前方向き（LAD用）のJudkinsカテーテル（A，B）のつくり方．Cが通常のJudkins Lのオリジナル形．この状態でカテーテルの第2カーブを中心としてカテーテル先端を反時計回りにねじってやる．E）Judkins L anteriorカーブのでき上がり

---

memo　《右冠動脈起始異常のタイプ》

右冠動脈の起始異常については大きく2つに分けられる．高位起始異常と左バルサルバ洞起始異常の2つである．高位起始異常はさらに右バルサルバ洞高位起始異常と大動脈前方起始異常の2つに分けられる．よって右冠動脈の起始異常は図3のB，C，Dゾーンの3群に分類できる．どの入口部異常も**左冠動脈入口部と本来の右冠動脈の入口部（右バルサルバ洞と大動脈との移行部）を結ぶ線上で前方にあることが多い（図3）**．

最近では冠動脈CTであらかじめ冠動脈の起始異常が判定できるようになった（図7）．

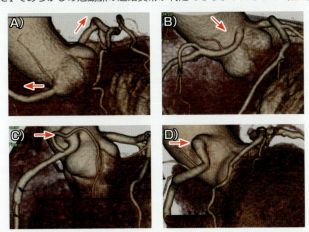

図7● 冠動脈CTによる冠動脈入口部の評価

冠動脈CTは冠動脈入口部の評価に有用である．A）大動脈横位の一例．B）右冠動脈の左バルサルバ洞起始の一例．C）右冠動脈の右バルサルバ洞前方高位起始の一例．この症例は通常の高位起始よりもさらに高い位置から起始しており，Amplatz L1ではなくL2が必要．D）右冠動脈の右バルサルバ洞前方高位起始に大動脈横位が合併している．難易度が相当高い症例である

Tips & Tricks

Qカーブ，Judkins Lのバルサルバ洞を使わない回転操作によるエンゲージ

回転操作でエンゲージさせるSonesタイプのカテーテルでは，左主幹部に飛び込んでいくJudkinsタイプよりも左主幹部への冠動脈損傷の確率は低い（図8）．この回転操作をJudkins Lにも応用することができる．冠動脈入口部よりやや高位にカテーテル先端を進めたら，そこから時計回りに回転させながら進めると左冠動脈にカテーテルが飛び込むのを避けることができる．そこから反時計回りにカテーテルを回転させながら少し引き上げてやるとJudkinsの先端が左主幹部に飛び込まずにエンゲージできる．図8はQカーブの左冠動脈へのエンゲージのやり方を示すが，Judkinsでも基本的に同様である．

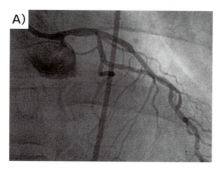
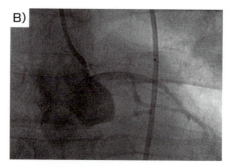
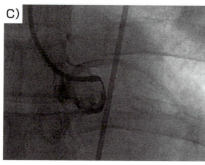
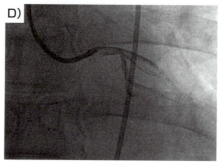

図8 ● Qカーブの左冠動脈へのエンゲージ法
Aに示すように冠動脈に触れる程度にエンゲージさせるのが理想形．入口部にわずかな狭窄があっても安全にエンゲージできる．B）まず左冠動脈入口部より近位部でカテーテルをいったん止める．C）次にカテーテルを時計回りに回転させてわずかに押し込むと，自然にカテーテル先端が左バルサルバ洞に落ち込んでくれる．このとき冠動脈入口部にはカテーテル先端はタッチしない．D）Cの状態からわずかに反時計回りにカテーテルを回転させながら，じわりとカテーテルを引き上げるとカテーテル先端が左冠動脈入口部にそっとエンゲージしてくれる

Point

ガイディングカテーテルのエンゲージ困難症例の攻略には，解剖の理解と各種カテーテルの特性の理解が重要なポイントとなる．偶然うまくいった症例でも，解剖とカテーテルの知識からなぜうまくいったのかを考え，同僚と話し合い，その経験を蓄積していくことが肝要である．それが再現性の高いPCI手技の完成につながる．

第3章 トラブル解決法

2. バルーンカテーテル通過困難

浜中一郎

本稿ではPCI施行中のバルーンカテーテル通過困難に対する対処法および陥りやすい罠について概説する.

バルーンカテーテルが病変を通過しない場合，石灰化病変や慢性完全閉塞（CTO）病変入口部などに代表されるように硬い組織に覆われていたり，もしくは病変の近位部での屈曲などによりデバイス先端のトラッカビリティが失われるためにバルーン先端に推進力が伝わらないといったことが要因となっている．一方，手技的な要因としては，十分なバックアップを得られていない，例えば冠動脈口の解剖学的な位置からバルーンカテーテルを押す際にガイディングカテーテルが冠動脈口から押し返されてバルーンの推進力が得られないといったケースである．いずれの場合においても，こうした状態で同じ操作を続けてもバルーンが通過する可能性は低く，ガイディングカテーテルのバックアップを強化したり，バルーンカテーテルの推進力を強化することが重要となる．またロータブレーターやレーザーなどを使用してバルーン通過に導くことも可能であるが，本稿ではそれ以前の段階としてあくまでバルーンカテーテルを用いての通過困難に対する対処法について概説する．

1 バイブレーションテクニック

バルーンが通過困難な場合，バルーンシャフトを通じてバルーンの先端に推進力を伝えることが重要となるが，その際にまずはじめに試みるのが**挿入時にバイブレーションを加える方法**である．ワイヤーとガイディングカテーテルを左手でキープしつつ，バルーンシャフトの部分をつかんで細かく前後に力を加える．細かく速く動かすことから始めるが，それでも通過しない場合には徐々に前後の周波数および振幅を変えて試みる．

注意点として，操作中透視画像にてガイディングカテーテルの先端位置を常に確認する．ガイディングカテーテルを大きく後退させるような強い押しではバルーン先端に力が伝わらないため，できるだけガイディングカテーテルの位置が動かない範囲でバイブレーションを加えることが重要となる．

2 バルーンの変更

バルーン通過困難のケースでは病変の屈曲が関連していることもあるが，多くの場合，病変部における石灰化もしくはハードプラークが関与している．**病変が比較的ストレートで石灰化に阻まれてバルーンが進まないときは，先端チップが硬く，よりパワーが先端に伝わる**

バルーンが有効となる．一方で，**病変が屈曲蛇行**しており，バルーン先端が屈曲部に当たって通過困難が生じている場合には，**バルーンの先端チップが短くて軟らかいバルーンを選択**することで通過が得られることがある．

3 ガイディングカテーテルのバックアップ強化

上記の2つの方法を行っても通過しない場合，**ガイディングカテーテルのバックアップ力を高める**ことを考慮する．ガイディングカテーテルのバックアップを強化するための方法として，①ガイディングカテーテルをパワーポジションにもっていく，②ガイディングカテーテルをディープエンゲージする，③ガイディングカテーテルの形状を見直す，といった手法が考えられる．それでもバックアップが不足する場合には，④アンカーバルーンテクニックや，⑤ガイドエクステンションカテーテル（子カテ）の導入を考慮する．これらの手法について，順に解説していく．

■ パワーポジション

左右冠動脈に対する強いサポートを得る方法として，カテーテルをいわゆる**パワーポジション**にもっていくことが挙げられる．これは**ガイディングカテーテルを大動脈弁の弁尖内でループ軌道を描かせる**もので，例えば右冠動脈の場合，右冠尖にJudkins R（JR）カテーテルの第2カーブを強く押し当て，そこを支点として反時計方向に回転をかけると冠尖内でカーブが形成され強いサポートが得られる（図1）．また左冠動脈であれば，Judkins L（JL）カテーテルの第2カーブを上行大動脈に押し当て，滑らすように時計方向に回転をかけながらカテーテルを進める（図2）．

こうしたカテーテル操作は必ず透視下で位置を確認しながら，ガイディングカテーテルが左室内に落ちないように注意しながら操作を行う．パワーポジションをとった場合，弁尖にカテーテルを強く押しつけることで大動脈逆流をきたすことがあるため，**必ず動脈圧波形を確認しつつ手技を進めなければならない**．特に，低左心機能症例や僧帽弁閉鎖不全合併症例では肺水腫を引き起こす原因となることがあり，**呼吸回数，呼吸状態やSpO$_2$を常に把握して行う**．

一方で，最近のガイディングカテーテルは血液温による軟化を防ぐためにシャフト自体が強化されているものが主流になっている．そうした製品では冠尖内で形状を変更することが困難であり，日ごろから自分の使っているカテーテルの性状を把握することが重要である．

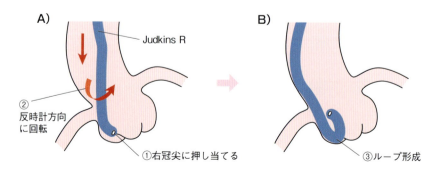

図1 ● 右冠動脈におけるパワーポジション

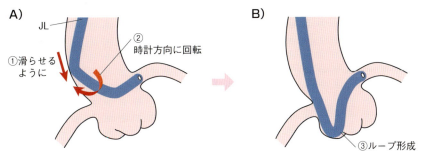

図2 ● 左冠動脈におけるパワーポジション

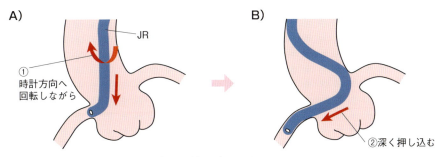

図3 ● 右冠動脈へのディープエンゲージメント

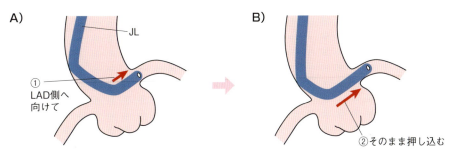

図4 ● 左前下行枝へのディープエンゲージメント

ガイディングカテーテルのディープエンゲージメント

ガイディングカテーテルを**ディープエンゲージ**することでバックアップを強化できる．例えば右冠動脈の場合，JRカテーテルに時計方向回転をかけながら深く押し込む（図3）．左冠動脈前下行枝（LAD）であればJLカテーテルをLAD側へ向けて（RAO cranial viewで確認しながら）そのまま押し進める（図4）．回旋枝方向へ深く挿入したいときには（LAO caudal viewで確認しながら）反時計方向へ回転させつつカテーテルを進める．

当然のことながら，ディープエンゲージすることにより冠動脈近位部に解離を起こすリスクがあり，慎重に手技を進めることが重要である．

■ ガイディングカテーテルの形状変更

　ライターや加温器を用いて，**ガイディングカテーテルの形状を解剖学的に大きなバックアップが得られる形状へ加工**することも対処法として考えられる．カテーテル先端と冠動脈起始部の同軸性が得られるよう，また対側の大動脈壁面や大動脈弁尖を用いてカテーテルが固定されるような形状に加工すればよい．

　解剖学的に大きなバックアップを得られるカーブをもったカテーテル自体に変更することも対処となる（JudkinsカーブからAmplatzカーブやエクストラバックアップカーブなど）．

　いずれにせよ，望ましいカテーテル位置を三次元的にしっかりとイメージし，そのイメージを具現化するためのカーブ形状を判断する必要がある．透視やカテーテル先端の動きをしっかりと理解することが大切になってくる．

4 アンカーバルーンテクニック（第3章-11も参照のこと）

　アンカーバルーンテクニックとは，側枝でバルーンを拡張しアンカリング（錨をおろす）を行い，バルーンを進める際のガイディングカテーテルへの反作用を打ち消すことで推進力を得るという方法である．

　通常は，治療する病変の中枢側にある側枝をアンカー用の側枝として選択する．バルーン拡張を行うことにより血管壁に解離などの損傷を引き起こす可能性を伴うことから，引き続き治療を行う予定の他枝の病変部位や，すでに治療を終えている他枝のステント留置部位にて拡張を行う．この際，アンカーバルーンに過剰な圧を加えて過剰なサイズで拡張することは控える．手技としては，左手の第3～5指でガイディングカテーテルのハブを把持し，第1指と第2指でアンカーにしたバルーンと2本のワイヤーを固定する．そのうえで右手を用いて本幹のバルーンをバイブレーションテクニックを用いて進める．

　なお，本幹に側枝をまたいで短いステントを留置しジェイルしたストラット越しの側枝に対しバルーン通過を試みる際，アンカーとする本幹のバルーンが通過させたい側枝にかかっている場合がある．このようなケースでは側枝にかけるバルーンを直前まで持ち込み待機させておき，ステント内で拡張したバルーンをデフレーションすると同時に側枝のバルーンを進めることで通過させることができる．ただし，それでもバルーンが通過しない場合には側枝へ向けてのワイヤーが適正なストラットを通過していない可能性を考え，IVUS，OCTを用いて側枝のワイヤー位置を確認する．

5 親子カテシステムの導入（第3章-17も参照のこと）

　親子カテシステムとは，先端ストレート形状の細径カテーテル（以下，子カテ）を通常のガイディングカテーテルに内挿し，子カテを冠動脈内に深く挿入した状態でデバイスをデリバリーする方法である．子カテの挿入によりバックアップを補い，デリバリー困難の原因となっている冠動脈近位部での接触抵抗を低減し，デバイスとデリバリー困難部位の接触角度が変わり抵抗を低減する，といった複数の利点を併せもつ方法である．

　以前はハートレールST-01（テルモ社製）やKIWAMI，CoKatte（アボット社製），Dio（グッドマン社製）など**オーバーザワイヤー（OTW）タイプ**の子カテが主流であった．その

ため，ワイヤー延長などデバイスの取り扱いが煩雑になるとともに，カテ先からの血圧波形が出せないことや親カテと子カテの間隙に血栓形成するリスクを有していた．2014年からGuideLiner®（日本ライフライン社製）やGUIDEZILLA™（ボストン・サイエンティフィック社製）などrapid exchange（Rx）タイプの子カテが各社から市販され，手技の容易さと安全性から使用される機会が増えている．

■ 手技

手技としては，OTWタイプ，Rxタイプとも子カテを親カテに内装し，冠動脈内に深く挿入する．比較的血管径が大きく，蛇行も少ない場合には子カテを単独で押し込めば進む．しかし，病変の近位部に石灰化や強い蛇行があって子カテを単独で進めることが困難な場合，適切なサイズのバルーンを先行させアンカーバルーンとして使用しながら子カテを進めることが可能である．Dioにはバルーンの先端チップの技術を応用した専用のインナーカテが付属しており，インナーカテを先行させてDio本体を進めることができる．

子カテが病変部を越えて到達すればバルーンの通過は保証されるが，そもそもバルーン通過困難な病変において子カテが病変を通過する可能性は低い．必ずしも子カテが病変部を越える必要はなく，子カテの挿入によりバックアップが補われ，冠動脈近位部での接触抵抗も低減され，デバイスとデリバリー困難部位の接触角度が変わり抵抗を低減する，といった種々の要素からデリバリー達成に至ることが期待できる．

■ OTWタイプとRxタイプの比較

OTWタイプとRxタイプの子カテを比較した場合，**操作の容易さはRxタイプが優れる**．しかし，**子カテそのものの挿入が困難な症例においては**，プッシャビリティや子カテにトルクをかけることができるという観点から**OTWタイプの方が通過性に優れる**と筆者らは考えている．そうした病変においては，OTWタイプの子カテ先端が病変や近位部にウェッジすることにより冠血流が遮断されてしまい虚血を誘発することがあるが，そうした場合筆者らは18Gの注射針で子カテにサイドホールを自作して使用している．

■ 留意すべきトラブル・合併症

加えて，親子カテシステムを導入するに際して留意すべきトラブル・合併症として，**子カテを冠動脈内に進める際の冠動脈解離**がある．近位部の蛇行が強い場合や動脈硬化が強い場合，子カテ単独でガイドワイヤーのサポートのみで冠動脈内へ挿入するよりも，バルーン先行で進めるべきである．また，子カテの先端がウェッジした状態で造影することで冠動脈解離を起こすこともあるため，術者は常に子カテ先端に気を配らなくてはならない．OCTを施行する場合には特に注意を要する．

なお，Rxタイプの子カテの場合，バルーンなどのデバイスが子カテ近位のカラー部に引っかかることがある．**カラー部の通過時に抵抗を感じた際には，必ず透視で確認するべき**である．通過困難な場合には，ガイドワイヤーと子カテがからまっている可能性が高く，いったん子カテをガイディングカテーテルの手前まで引き戻し，バルーンを内装した後，バルーンと子カテを一体にして進めるとよい．

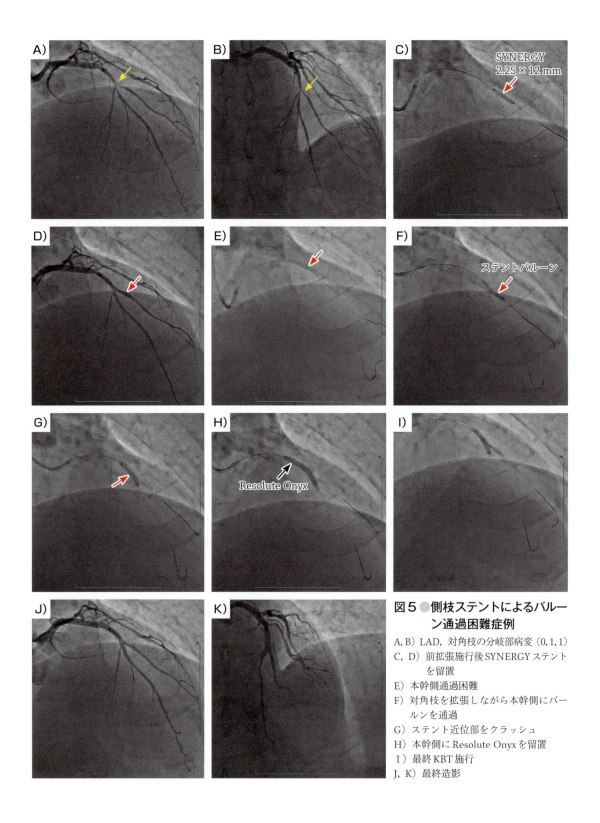

図5 ● 側枝ステントによるバルーン通過困難症例

A, B) LAD，対角枝の分岐部病変（0, 1, 1）
C, D) 前拡張施行後SYNERGYステントを留置
E) 本幹側通過困難
F) 対角枝を拡張しながら本幹側にバルーンを通過
G) ステント近位部をクラッシュ
H) 本幹側にResolute Onyxを留置
I) 最終KBT施行
J, K) 最終造影

6 バルーン先端の当たりを変えることでバルーン通過困難を回避した1例

症例は50歳男性．STEMI（責任病変は回旋枝Seg.13）にて来院．

急性期回旋枝病変に対しPCI施行後，慢性期にLAD，対角枝の分岐部病変（0,1,1）に対し，mini-crush stentingを企図した（図5A, B）．まず本幹，側枝にそれぞれ3.0 mmおよび2.0 mmバルーンにて前拡張施行後，対角枝の入口部をフルカバーするように本幹側に突出する形でSYNERGY™ステント（ボストン・サイエンティフィック社製，2.25 mm×12 mm）を留置した（図5C, D）．通常は，側枝でのステント留置に先立ち，本幹側にクラッシュ用のバルーンを準備しておくが，本症例では6Fr.TRIを施行中のことから対角枝のステント留置に際しGuideLiner 6Fr.を使用しており，バルーンとステントとの同時挿入が困難であったため単独で留置した．

その後，本幹側に3.0 mmバルーンの通過を試みたが先端部分に抵抗があり，通過困難となった（図5E）．そこで再度対角枝にステントバルーンを通過させ拡張を行いながら，本幹側にバルーンの通過を試みたところ抵抗なくバルーンは通過した（図5F）．

その後，本幹の3.0 mmバルーンを拡張し対角枝から本幹に突出したステントの近位部をクラッシュし（図5G），本幹側にResolute Onyx™（メドトロニック社製，3.0 mm×22 mm）を留置し（図5H），最終KBTを施行した（図5I）．

最終造影を図5J, Kに示す．

本症例では，本幹側に一部突出したステント近位端にバルーン先端が当たり通過障害が生じた（図6A）が，ステント内で再度バルーンを拡張することで血管の屈曲が伸展されると同時に，ステントのエッジがバルーン端によりなめらかになり本幹側へのバルーン通過が容易となった（図6B）．このようにバルーンの通過障害の原因は個々の症例で推測し対応を考慮していくことが重要である．

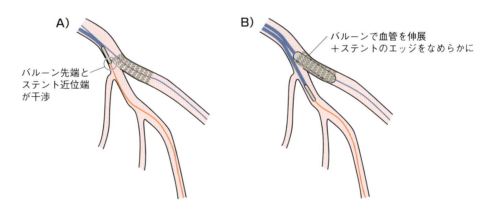

図6 ●側枝ステントによるバルーン通過困難症例

Point

バルーン不通過時，まず通過困難の原因を推測することが重要である．現在バルーンのパフォーマンスはどの製品を用いても良好で大きな差はなく，闇雲にバルーンを変更するのではなく，むしろバックアップ力をいかに強化するかを考慮すべきである．ここに記した方法を組み合わせることにより強力なバックアップが得られるが，手技中の虚血の遷延による心機能の低下や冠動脈損傷のリスクがあることを十分に認識し，手技中の胸部症状出現の有無や血行動態の変化に留意しつつ慎重に操作を行うことが重要である．

第3章 トラブル解決法

3. 分岐部ガイドワイヤー通過困難

上野勝己

ガイドワイヤーの性能が飛躍的によくなってきた昨今，ガイドワイヤーが通過できない分岐部に出会うことはずいぶん少なくなってきた．逆にガイドワイヤーの性能に頼りすぎていると，普段と異なる状況に対する対応能力が磨かれない．普段から基本に忠実に手技を進めていくことが大切である．

本稿ではPCI中に出会う基本的な分岐部に対する手技の基本を述べる．基本を積み重ねていくことで将来いかなる病変にも負けない状況処理能力を身につけていただきたい．

1 分岐部選択の考え方の基本

通常のPCIに用いられるガイドワイヤーの傾向として，コーティングの強いすべりのよいガイドワイヤーが選ばれるようである．コーティングのよく効いたすべりのよいガイドワイヤーは，ただ押せば冠動脈に入っていってくれるオートマチック効果があり，術者のストレスを軽減させてくれる．

しかし複雑な分岐部の選択ということになると，このオートマチック効果が逆にアダになることがある．分岐部にガイドワイヤーを入れようとしてもすべって本管の方に落ち込んでしまうことをガイドワイヤープロラプス（prolapse of guide wire，図1A）というが，オートマチックガイドワイヤーはこのプロラプス現象が起きやすいため，複雑な分岐部では不向きな場合もある．

分岐部をガイドワイヤーで選択するためのポイントは，いかにこのガイドワイヤープロラプスを起こさずにガイドワイヤーの先端を分岐部末梢に送り込んでいくかを考えることである．

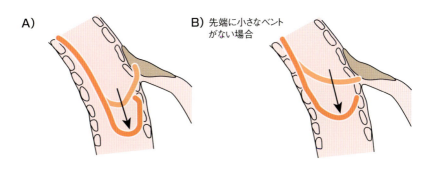

図1 ● ガイドワイヤープロラプス

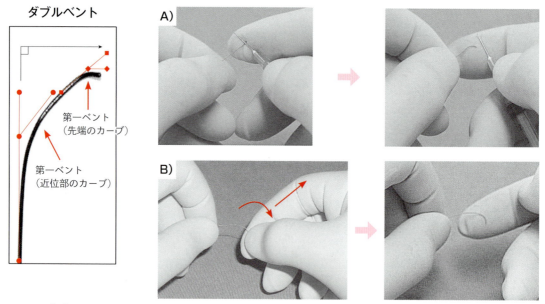

図2 ● ダブルベントカーブのつくり方
Aに注射針法を，Bに用手法を示す．注射針法は，特に26Gの注射針を用いると小さなカーブをつくることができるためダブルベントカーブの先端のカーブをつくるのに適している．用手法ではドロンとした大きなカーブをつくりやすいのでダブルベントカーブの近位部のカーブをつくるのに適している．コツとしては，十分に手をぬらして曲げることと，近位部のカーブは鋭くせず緩やかなカーブにすることの2点である

2 分岐部選択のための基本手技

　先端に小さなベントがない大きなカーブだけだと，図1Bのように分岐部に高度な狭窄があったり，ステントがあったりすると先端が容易にすべってガイドワイヤープロラプスが起きやすい．したがって，ガイドワイヤーのシェイピングにあたって，先端1～2 mmのところに60度前後のベントをつけてやる必要がある．よってガイドワイヤーのダブルベントシェイピングが分岐部選択には必須となる（図2）．2つのカーブを合わせてちょうど真横にガイドワイヤー先端が向くようにダブルベントをつくるとたいていの症例に間に合う．

　しかしダブルベントカーブでも，ただ押すだけではやはりガイドワイヤープロラプスが起こる．そこでガイドワイヤー操作の回転と押しに加えて，引く操作が必要となる．ダブルベントカーブによる側枝選択のための基本操作は，まず遠位部先端の第1ベントを側枝入口部に引っかけるところから始まる（図3A）．第2ベントの大きさを本管径より1～2 mm大きくつくることがコツである．次に，そのまま押して進めようとすると図3Dのようにプロラプスが起きる．しかし，それを嫌がってねじ込もうとすると図3E，Fのように内膜下にガイドワイヤーがもぐり込んでしまう．先端が引っかかったら**わずかにガイドワイヤーを引きながら**回転させ先端チップが側枝の進行方向に向くようにする（図3B）．先端がフリーになったら左右に少しずつ交互に回転させながらガイドワイヤーを押し込んでいく（図3C）．ガイドワイヤー先端が絶えずフリーになっているように抵抗の最も少ない方向に少しずつ押し引きをくり返すことが重要で，このとき第2ベントができるだけたわまずに一直線になるように操作することも大切である．

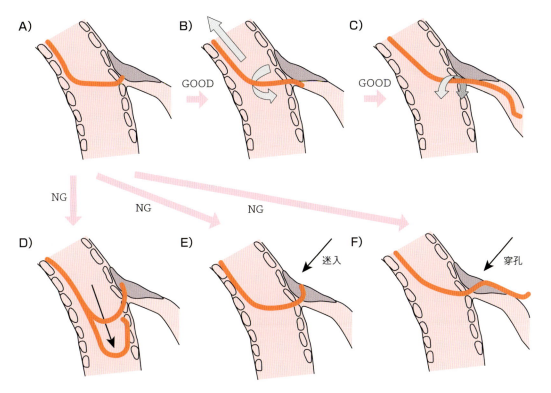

図3● ダブルベントカーブによるステント側枝のゲット
A) まず遠位部先端の小さなカーブを側枝入口部に引っかける．B) **わずかにガイドワイヤーを引きながら**回転させ先端チップが側枝の進行方向に向くようにする．C) 先端がフリーになったら左右に少しずつ交互に回転させながらガイドワイヤーを押し込んでいく．D) ガイドワイヤープロラプス．E) 内膜下へ迷入．F) ガイドワイヤーによる穿孔

3 分岐部選択のためのガイドワイヤーの選択

　前述したように操作のポイントは，先端の第1ベントを分岐部に引っかけることと，第1ベントの側枝進行方向への方向転換，そして上記の操作中に第2ベントがプロラプスしないようにできるだけ直線を保つことの3点である．うまくいかないときには以下の3つの原因が考えられる．
① 分岐部狭窄が高度でガイドワイヤーの太さよりも細い場合：この場合は先端がより細いガイドワイヤーを選択すると引っかけが容易となる．0.014インチではなく0.010インチあるいは0.0078インチなどのガイドワイヤーを選ぶ．またコーティングの強いガイドワイヤーを使用しているなら先端を引っかけやすくするためにコーティングの弱いコイルワイヤーに変更する．
② 分岐部の角度が急峻な場合：この場合は第2ベントのカーブをより強く大きくする（図7参照）．
③ 何とか第1ベントは分岐部に引っかかるが，すぐにプロラプスしてしまう場合：この場合は第2ベントの位置でガイドワイヤーが軟らかく，カーブを保てないことが原因のことが多い．この場合はガイドワイヤーをより硬いものに変更することで第2ベントのカーブを保ちやすくなる（eg cross-IT 100なら200あるいは300へ変更）．ただし先端加重も増加するので，無理に先端をねじ込もうとすると図3E，Fのように内膜下にガイドワイヤーがもぐり込んでしまう．第1ベントの方向転換に際して，ガイドワイヤー先端の抵抗が一瞬消えて動きがわずかにフリーになることを感じることが大切である．

4 さまざまな分岐部に対する対策

　多方向の冠動脈造影できちんと分岐部を分離することが最も大切である．分離のポイントは分岐部を確実に分離することと，ガイドワイヤーを進めていく枝をできるだけ真横から長く見える view（tangential にならないよう）を選択することである．真横からその長さどおりにイメージングしてやれば手元でのガイドワイヤーの進みと画面内でのガイドワイヤーの進み具合が一致するため安全にガイドワイヤーを進めることができる．

左主幹部から左前下行枝の選択

　冠動脈で最も大切なのは左主幹部（LMT），次に左前下行枝（LAD）近位部である．したがってそこをガイドワイヤーが通過するときには細心の注意が必要である．一般にガイディングカテーテルは（Judkinsタイプでもマルチパーパスタイプでも）LMTの天井側からLAD方向に向くためLADの選択は比較的容易である．イメージの方向はAPのcranio-caudal viewで行う．LADが画面上，左回旋枝（LCX）が画面下に分離され，LMTからLADをほぼ真横から十分に長く見ることができる．

　しかしあまりにガイディングカテーテルの先端がLMTの天井よりだと，かえってLADの選択が難しい症例もある．その場合はガイディングカテーテルを引きながら軸線をLADに向けてやると容易にガイドワイヤーはLADに入る．その逆にJudkinsタイプを使用していて先端がLCXに向いているとLADをゲットしにくいことがある．この場合は慎重にカテーテルを少し押し込んでLAD方向に向けてやる．それでうまくいかなければJudkinsタイプならサイズダウン（4→3.5）かマルチパーパスタイプに変更する．

Tips & Tricks

左前下行枝が分離できなかったら

　稀にAP-cranio-caudal view方向ではLADと高位側壁枝が重なりLADを分離できず選択できないことがある（図4）．この場合は，RAO-cranialにすると容易にLADが分離される．かなり深い大きなカーブが必要であるが容易にLADをゲットできる．知っているか知らないかだけのことで手技時間と確実性に大きな違いが出る一例である．

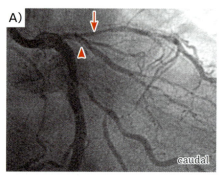 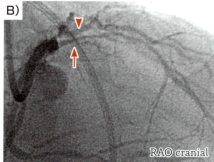

図4 ● 左前下行枝の選択で有用な撮像方向

caudal view（A）ではLAD（→）とHL（▶）が重なっている．ところがRAO cranial（B）にすると両者がすっきりと分離される．またLMTからLADが直線の上に位置するためLADの選択が格段に容易になる

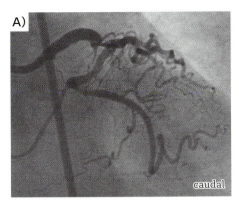
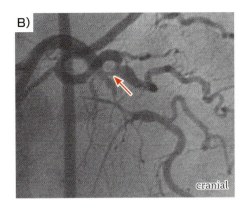

図5 ● 左回旋枝の選択で有用な撮像方向

AP-caudal view（A）ではLADの起始部もLCXの起始部も全く分離されない．この症例はspider viewでも分離できない．ところがAP-cranial view（B）にすると両者がきれいに分離される（→）

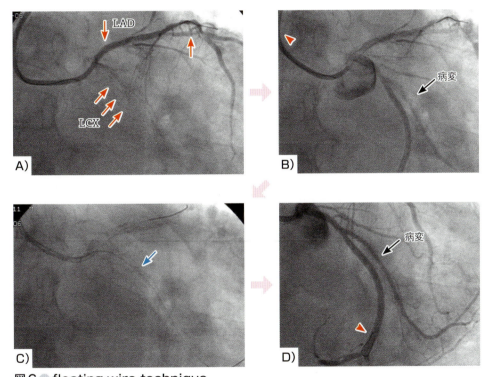

図6 ● floating wire technique

A) ガイディングカテーテルがLADに選択的にエンゲージしてしまいLCXを選択できない．そこでガイドワイヤーをLADに挿入し（→）
B) LADのガイドワイヤーを押しながらガイディングカテーテルを引く（▶）先端をLCXに向ける
C) 次に2番目のガイドワイヤー（→）を進めてLCXの病変部を通過させる
D) 術後の造影はガイドワイヤーをLCXの他の部位に留置したまま（▶）行うと，ガイディングカテーテルがLCXの方を向き，良好な造影が得られる

■ 左主幹部から左回旋枝の選択

イメージの方向は，APのcranio-caudal viewで行う．ときにspider viewが有効なこともある．特殊なケースで意外と有効なのがRAO-cranial viewまたはRAOまたはAPのcaudo-cranial viewである（図5）．

前項で述べたように通常ガイディングカテーテルの軸線はLMTの天井を向いている．そのためちょうどLCX方向とは逆方向になりガイドワイヤーの選択が難しい場合がある．この場合はガイディングカテーテルを少しずつ引いていってLCX方向に向けてやると，容易にLCXが選択できる．

しかしそれが難しい場合は，

① ガイディングカテーテルを交換する．マルチパーパスタイプならばJudkinsタイプへ変更する．Judkinsタイプであれば**サイズアップ**をする（e.g. JL3.5→4）．
② Floating wire techniqueを使用する（図6）．

これはガイドワイヤーをまずLADに挿入しておく．このワイヤーを支えにしてガイディングカテーテルを引きながらLCX入口部に向け，もう1本のガイドワイヤーでLCXを選択する方法である．短い左主幹部（short LMT）や，前項で述べたようにガイディングカテーテルを引くとすぐに跳ねてはずれてしまうような症例で有効である．

> ⚠️ **注意**
> LADがtangentialに縮まって見えてしまう点でspider viewはお勧めしない．手元の進み具合に比べて画面内の進み具合が小さいために，錯覚してガイドワイヤーを押しすぎてしまうためLAD近位部をガイドワイヤーで傷つける恐れがあるためである．やむをえずこのviewを使う場合はLADをゲットしたら，違うviewに変更してからガイドワイヤーをさらに進めていくべきである．

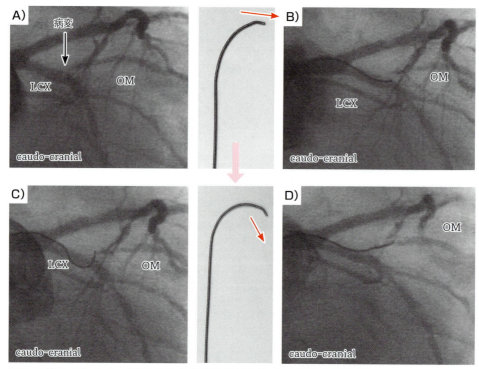

図7● 第2ベントカーブの大きさを変えることによる側枝の選択例
A）高位側壁枝の選択．B）通常のダブルベントカーブではこのようにガイドワイヤーの先端がHLの入口部を向いてくれない．C）下に示すように大きな第2カーブをつけてやると容易にHLの入口部をゲットできる．D）ガイドワイヤーを少し引きながら回転させるとHL遠位に進めることができる．中央の写真は実際にこの症例に対して使用したガイドワイヤーの角度である

■LADから対角枝やLCXから鈍縁枝などの分岐の選択

　LADから対角枝（DX）では，APのcaudo-cranial viewかそれにLAOを10〜15度かけたviewがよい．

　LCXから鈍縁枝（OM）では分岐部はAPのcranio-caudal viewかspider viewがよい（図7）．

　第2ベントの大きさを変えても，ガイドワイヤーがプロラプスしてしまう場合には，本幹側に0.25 mmサイズアップした径のコンプライアントバルーンを留置して低圧で拡張する方法がある（図8，movie 40, 41）．どうしてもの場合は試みてもよいが，圧は必ず1atmを守ること．それ以上では本幹の解離の可能性がある．

　その他のポイントとしては，LADもLCXもともに末梢の分岐ほど，cranialあるいはcaudalを浅くすると（正面frontal viewに近づけると）分離がよくなることも覚えておかれるとよい．

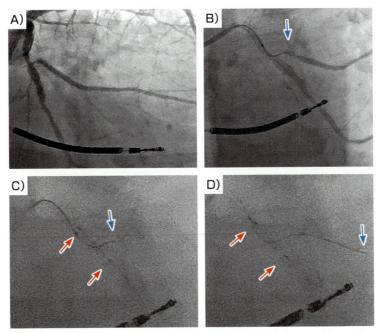

図8●分岐部病変に対するバルーン補助によるガイドワイヤープロラプスの抑制法

A）術前造影（movie 40）
B）ガイドワイヤー（→）が病変には入るが奥まで挿入しようとするとプロラプスを起こしてはずれてしまう
C，D）本幹側に2.5 mmのコンプライアントバルーンを挿入し1気圧で低圧拡張すると（→），プロラプスが抑制され，ガイドワイヤーは容易に奥まで挿入できる．この場合ガイドワイヤーはすべりのよいプラスチックジャケットのものが使いやすい（movie 41）

Tips & Tricks

分岐部選択のトレーニング方法

これまで述べた操作は普段から身につけていく必要がある．筆者はHi-torque traverse 014（アボット社製）というあまりコーティングの強くないコイルワイヤーを第一選択のガイドワイヤーとして使用している．このガイドワイヤーはオートマチック効果が少ないので，技術で入れるしかない．このガイドワイヤーにダブルベントをつけて屈曲病変も含めすべての病変に使用していく．習熟すればCTOを除くほとんどの病変を選択できる．押し引きを含めたガイドワイヤー操作を学ぶには最適のガイドワイヤーである．入りにくいだけに抜けにくい．このことがアンカリング効果となってその後のバルーンカテーテルやステントの出し入れが容易になるというおまけの利点もある．最初は単独で入れるのは難しいかもしれないのでマイクロカテーテルを併用して始め，慣れるにつれて単独で入れる練習をするとよい．分岐部だけでなくCTOに対するガイドワイヤー操作の基本を身につけることができる優秀なツールである．是非お試しあれ．

memo　マイクロカテーテルとノンコーティングガイドワイヤー

冠動脈の蛇行が強い場合には，ガイドワイヤー単独では冠動脈末梢までガイドワイヤーを持ち込めないことがある．その場合でもマイクロカテーテルを用いると，コーティングのないガイドワイヤーを末梢まで持ち込める．まずガイドワイヤーを進むところまで進め，次にマイクロカテーテルを進める．このときガイドワイヤーを引きながらマイクロカテーテルを進めるのがコツである．マイクロカテーテルが進むと，それ自体がバックアップとなってガイドワイヤーをさらに奥に進めることができる．この操作を交互に行って少しずつ冠動脈の奥までガイドワイヤーを進めていくのである．この操作は，まさにCTOに対するガイドワイヤー操作である．さらなるステップアップのための技術を身につけることができる．

忘れてはならないのは，コーティングの弱いコイルワイヤーを冠動脈に持ち込むことは何も術者のトレーニングのためだけではないという点である．入りにくいということは抜けにくいのである．コーティングの弱いワイヤーはいったん，冠動脈内に持ち込むと，抜けにくいためにそれ自体がアンカーとなってバックアップが増し，その後のPCIの操作がやさしくなる．冠動脈の蛇行が強ければ強いほどアンカー効果は強くなる．お試しあれ．

Point

ポイントはダブルベントカーブをいかに上手につくるかであるが，それには普段から基本を積み重ねておくことが重要である．

第3章 トラブル解決法

4. ステントストラット通過困難

仲野泰啓, 許 永勝

> バルーンやステントなどのデバイスが，ステントでジェイル（閉塞）された側枝に通過しにくいことがある．本稿では側枝へのガイドワイヤーが適切なステントストラットより挿入されていることを前提とし，その対処法を述べる．

通過困難をきたす原因として，
- ガイディングカテーテルのバックアップ不足
- バルーン・ステントなどデバイス自体の通過性の問題
- ガイドワイヤーとステントストラットの干渉
- 本幹と側枝の屈曲・石灰化の存在

などが考えられる．

1 ガイディングカテーテルのバックアップ不足

　ガイディングカテーテルの選択の詳細については他稿（第1章-3）に譲るが，**ガイディングカテーテルを冠動脈入口部とできるだけ同軸にし，大動脈の対側壁を利用することを意識し少しディープエンゲージする**だけで，通過が容易になることが多い（図1, movie 42）．ガイディングカテーテルをやむをえず分岐部直前までディープエンゲージするときには，冠動脈の損傷に特に注意すべきである．

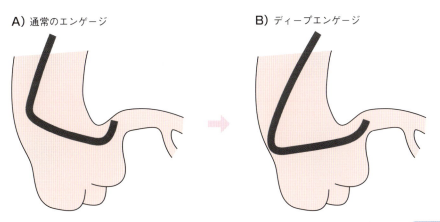

図1 ●ディープエンゲージによるガイディングカテーテルのバックアップの強化 movie 42

4．ステントストラット通過困難　155

Tips & Tricks

ガイディングカテーテルのバックアップの強化法

ガイディングカテーテルのバックアップの強化には以下の方法が考えられる．
- ガイディングカテーテルの口径を上げる．
- アンカーバルーンテクニック（ movie 43 ）を用いる（詳細は第3章-11参照）．
- エクステンションカテーテル（OTW型：Dio，Heartrail ST01，Cokatteなど，monorail型：GuideLiner，Guidezillaなど）を用いる（詳細は第3章-17参照）．
- サポートワイヤー（Grandslam，Wiggleワイヤーなど）を用いる．

2 バルーン・ステントなどデバイス自体の通過性の問題

バルーンがステントストラット越しに通過しにくい場合，まずバルーンのリラップを行う．それでも通過しない場合は，サイズダウン，low profile，すべりやすさなど通過性のよいバルーンを選択する．なお，ステントをステントストラット越しに挿入する場合は，適切なバルーンでステントストラットの拡張を行い，ステントの脱落や変形を防ぐために，必要に応じエクステンションカテーテルを用いて行う．

Tips & Tricks

バルーンを効果的にリラップする方法

ほとんどのバルーンにはバルーン保護シースとスタイレットが付属している．この保護シースにいったん使用したバルーンを収納するのは困難なことが多い．18G穿刺針の外筒を保護シースの代わりに用いると，スタイレットを通して容易にバルーンを収納することができる．この状態でバルーンをインデフレーターにつないで6～10気圧でイン・デフレーションを行い，外筒を抜去する（図2）．そのほか，特にノンコンプライアントバルーンにはリラップ専用のリラップツールを付属しているものもある．

① 18G穿刺針の外筒に

② スタイレットを通し（→），反対側からリラップするバルーンを
　 18G穿刺針の外筒の中に収納する（→）

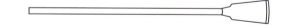

③ 外筒の中に収納した状態でバルーンをインデフレーターに接続し
　 6～10気圧でインフレーションした後デフレーションする．その
　 後外筒とスタイレットを抜去すると，リラップされている

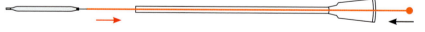

図2 ● 18G外筒を用いたバルーンのリラップ法

3 ガイドワイヤーとステントストラットの干渉

ガイドワイヤーとステントストラットの干渉によりデバイスが通過しないことがある．その対処法の基本コンセプトは，ワイヤーバイアスを変えることであるが，以下の方法を順に試みるとよい．

● **POT (proximal optimization technique)**

POTの詳細については割愛するが，分岐部までのステントを十分に拡張することにより（マルアポジションをなくす），ガイドワイヤーとステントストラットの干渉が改善することがある．

● **ソフトワイヤーテクニック**

これは側枝方向のワイヤーの軟らかい部分（不透過部分）を分岐部まで引いてデバイスを持ち込む方法である（図3）．ワイヤーの硬い部分に比べて，ワイヤーバイアス，進入角や接触部位が変わり，干渉を減らすことができるからである．

● **ベントワイヤーテクニック** (movie 44)

これは側枝のワイヤーに曲がり（60〜90度）を手でつけるか，Wiggleワイヤーのようなベントワイヤーを用いて，ワイヤーバイアスを変えデバイスを持ち込む方法である．この場合，まずマイクロカテーテルを側枝に進入させ，ベントワイヤーに入れ替える必要がある（図4）．

> **memo**
> 本幹のワイヤーと側枝のワイヤーが絡まってデバイスが通過しないことがあるので，双方のワイヤーにダメージを与える前に，本幹のワイヤーをいったん抜去し絡みを解除するとよい．

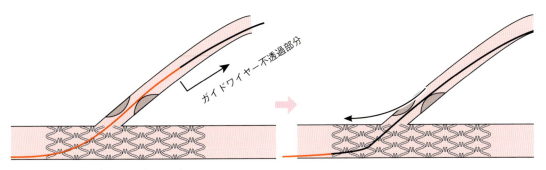

図3 ソフトワイヤーテクニック
ガイドワイヤー不透過部分をステントストラット通過部まで手前に引くことによってガイドワイヤーバイアスを変えて，ステントストラットとの干渉を軽減する

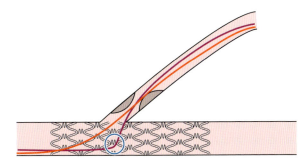

図4 ベントワイヤーテクニック (movie 44)
側枝方向のガイドワイヤーを図のように軽く折り目（○）をつけてから，ステントストラットを通過させる．こうすることによってガイドワイヤーバイアスを変えることができ，ステントストラットとの干渉が軽減する

4 本幹と側枝の屈曲・石灰化の存在

本幹と側枝の屈曲・石灰化により，側枝へのデバイス通過が困難な場合がある．このような症例では，ステント留置前に本幹と側枝の同時拡張，スコアリングバルーンやロータブレーターなどによるlesion modificationを十分に行うことが重要である．ステント留置後においてもデバイス不通過の場合は，IVUS，OCTなどのイメージングデバイスを用いてステント拡張不良部位の有無，側枝ワイヤーのステントストラットとの関係など再評価を行い，対処法を考える（第3章-5参照）．

5 さいごに

現在本邦で使用可能な第2世代以降の薬剤溶出ステント（drug eluting stent：DES）はすべてopen cellデザインを採用しており，デバイスの通過自体はより容易になった．図5に代表的なステントにおけるストラットの形状を示す．ステントストラットとワイヤー進入部位によっては，ステントのマルアポジションを起こすことがあるため，分岐部，特にLMT近傍ではIVUS，OCTなどイメージングモダリティーを用い十分に観察する必要がある．

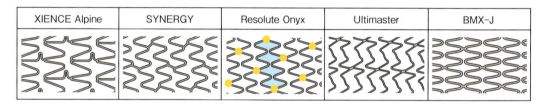

図5 ●代表的なステントにおけるストラット

Point

通過困難をきたす原因と対処法を述べたが，実際は複数の要因が重なって通過困難をきたしていることが多く，状況を正確に理解して対処する必要がある．

第3章 トラブル解決法

5. ステント留置困難

石原隆行

第二世代・第三世代薬剤溶出ステント（drug eluting stent：DES）の時代になり，以前と比べステントのデリバリー性能は劇的に改善した．それでも依然としてステント留置が困難となる症例があり，本稿ではその際の留置法について解説する．

ステント留置困難症例になる要因は以下の場合が考えられる．
- 高度狭窄，前拡張不良
- ガイディングカテーテルのバックアップ，エンゲージ，同軸性不良
- 病変性状（石灰化，屈曲）
- 既存のステント

それぞれに対する対策を以下に記す．

1 高度狭窄，前拡張不良への対策

しっかりとバルーンのインデンテーションがとれるまで拡張を行う．

ステントのデリバリー自体ができても全周性の石灰化がある状態で，ステント留置を行うとステントが十分に拡張しないことが高頻度に発生する．ステントの不完全拡張はステント血栓症のリスクもあり避けるべき事象である．ステント留置前にはステントが十分に拡張できるように前処置をしっかりと行う必要がある．その方法を下記に示す．

■ 大径のロータブレーターの使用

2.25 mm径のBarrを使用する場合には，8Fr.システムを使用する必要がある．内腔がある程度保たれているが，全周性の石灰化がある場合に使用する．

■ Scoring balloon

Lacrosse® NSE（グッドマン社製）は3本のエレメントが，scoreflex™（オーバスネイチメディカル社製）は1本のインテグラルワイヤーがバルーンに装着されている．後述するCutting balloon™（ボストン・サイエンティフィック社製）よりも通過性に優れる．

■ Cutting balloon™

バルーン表面に，バルーンの長軸方向に平行にブレード（刃）が3枚または4枚取り付けられている（Flextome™，ボストン・サイエンティフィック社製）．Cutting balloon™が石灰化にcrackを入れるのに有効であった症例を下記に示す．

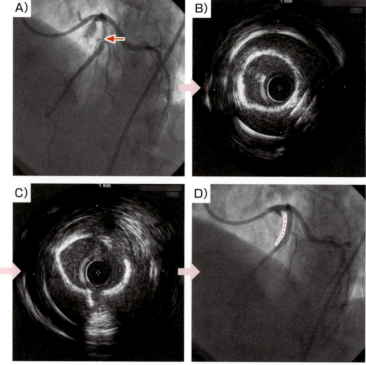

図1 ● 石灰化病変へのCutting balloon™の使用例 movie 45
A）高度石灰化を伴う病変（→）
B）2.25 mmのロータブレーターによるバルーン拡張後のIVUS
C）Flextome™ 3.0 × 10 mmによりcrackを入れることに成功
D）ステント留置（-----）

■ 左前下行枝の高度石灰化を伴う病変（図1, movie 45 ）

❶ 左前下行枝中間部に高度石灰化を伴う病変を認めた（図1A）.
❷ ロータブレーターを2.25 mmまでサイズアップし，バルーン拡張を行った後，血管内超音波（IVUS）で評価を行ったが，全周性の石灰化にcrackを入れることができなかった（図1B）.
❸ Flextome™ 3.0×10 mmで拡張を行ったところ，全周性の石灰化にcrackを入れることができた（図1C）.
❹ ステント留置を行い，良好な開大を得ることができた（図1D）.

2 ガイディングカテーテルへの対策

■ バックアップ

- 形状としてAmplatz型などバックアップ型のものを使用する
- 上行大動脈の大きさに合わせて適切なサイズを選択する
- より太い大口径のガイディングカテーテルを使用する．橈骨動脈アプローチでもスレンダーシース（Glidesheath Slender®，テルモ社製）を使用することにより7Fr.のガイディ

ングカテーテルが使用できる

■ ディープエンゲージ

　ガイディングカテーテルを冠動脈内に深くエンゲージを行う．ガイディングカテーテルの先端圧に注意をすることが重要であり，カテーテルがウェッジしている状態で造影を行うと冠動脈解離が起こることがあり避けなければならない．

■ 同軸性

　多方向からガイディングカテーテルの位置を確認し，方向性を意識する必要がある．特に右冠動脈の治療を行う際に，ガイディングカテーテルを十分時計回り方向に回転できていない場合には同軸性が得られていないことがある．また，同軸性が得られていない状態で強く造影を行うと冠動脈解離を起こすことがあるので，注意が必要である．

■ ガイドエクステンションカテーテルの使用

　上記の要因を考慮しても，通常のガイディングカテーテルではステントのデリバリーが困難な場合，子カテの使用を検討する．

　現在は，以前使用されていたover the wire型の子カテはほとんど使用されることがなく，ガイドエクステンションカテーテルと呼ばれるモノレール型の子カテが頻用されている．頻用されているGuideLiner®（日本ライフライン社製），Guidezilla™（ボストン・サイエンティフィック社製），GUIDEPLUS®（ニプロ社製）の模式図と仕様を図2に示す．

　以下に実際の手技を示す．

a）左前下行枝中間部の蛇行と石灰化を伴う病変 movie 46

❶ ステントを左前下行枝中間部の病変に対してデリバリーを試みたが困難（図3A）．
❷ Guidezilla™ IIを進められるところまで進めた（図3B）．
❸ ステントをデリバリーすることができた（図3C）．

b）右冠動脈の高度石灰化を伴う病変 movie 47

❶ ステントを右冠動脈中間部にデリバリーを試みたが困難（図4A）．
❷ 遠位部でバルーンにてアンカーをとり，GuideLiner®をデリバリー（図4B）．
　症例によってはバルーンのデフレーションと同時にガイドエクステンションカテーテルを進めることによりそのデリバリーに成功することがある．
❸ ステントのデリバリーに成功した（図4C）．

③ 病変の性状に合わせた対策

■ 石灰化病変への対策

　病変の石灰化によりステントの通過が困難な際には以下の方法を行う．

a）Tornus™

　小径のバルーンが通過しない場合にTornus™（朝日インテック社製）を使用する．右手でワイヤーにつけたトルカーを保持して，左手で半時計方向に同デバイスを回転させる．

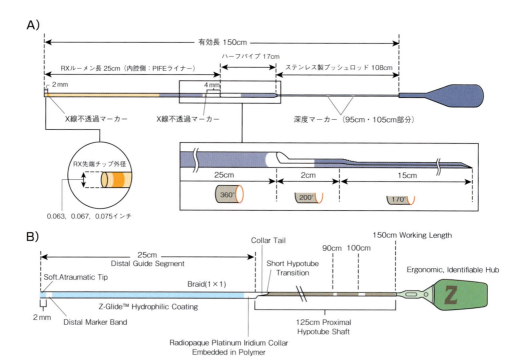
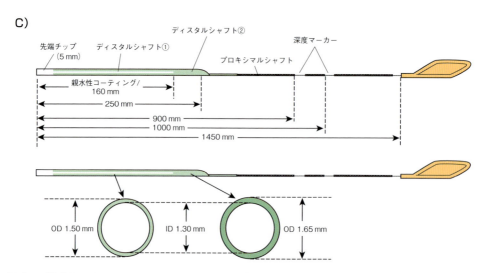

図2● ガイドエクステンションカテーテルの模式図と仕様
A）GuideLiner®（日本ライフライン社製），B）Guidezilla™（ボストン・サイエンティフィック社製），C）GUIDEPLUS®（ニプロ社製）

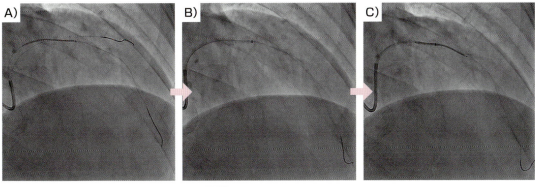

図3 ● Guidezilla™ II の使用例 movie 46
A) ステントのデリバリー困難
B) Guidezilla™ II を使用
C) ステントのデリバリーに成功

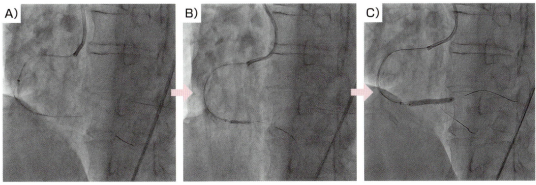

図4 ● GuideLiner® の使用例 movie 47
A) ステントのデリバリー困難
B) GuideLiner® をデリバリー
C) ステントのデリバリーに成功

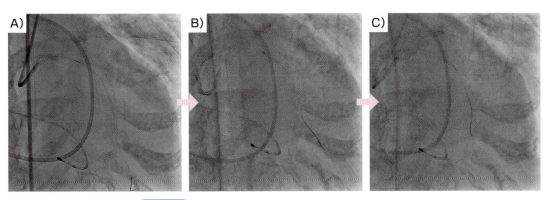

図5 ● ELCA の実施例 movie 48
A) マイクロカテーテル・バルーン通過困難
B) ELCA（X-80）によるデバルキング
C) マイクロカテーテル通過成功

5. ステント留置困難

Tornus™ Proの回転数は最大40回転以下とする．通常の0.014インチのワイヤーのままで使用できる．子カテとの併用も可能である．

b) ロータブレーター

ロータブレーター専用のワイヤーに交換する必要があるため，マイクロカテーテルまたは貫通用カテーテルが病変を通過する必要がある．マイクロカテーテルが通過困難である場合には，マイクロカテーテルまたは貫通用カテーテルを病変に押しつけた状態で，通過している0.014インチのワイヤーを抜去して，RotaWire™（ボストン・サイエンティフィック社製）を単独で通過させることも考慮する．

c) ELCA

Tornus™が通過せずマイクロカテーテルまたは貫通用カテーテルが通過しない際に，RotaWire™単独での通過が困難と予想される場合に，エキシマレーザー血管形成用レーザカテーテル（X-80，ディーブイエックス社製）を使用したエキシマレーザー冠動脈形成術（excimer laser coronary angioplasty：ELCA）を行う．症例を下記に示す．

●左前下行枝の高度石灰化を伴う病変　movie 48

❶ ワイヤー通過後，マイクロカテーテルも小径のバルーンも通過困難であった（図5A）．
❷ ELCA（X-80）を使用してデバルキングを行った（図5B）．
❸ マイクロカテーテルの通過に成功した（図5C）．

■ 屈曲部への対策

a) サポートワイヤー

Grand Slam（朝日インテック社製）などサポート力の強いガイドワイヤーに交換する．

b) Buddy wire

使用しているガイドワイヤーのほかにもう1本新たにワイヤーを通過させることによって，デリバリーするステントの病変への「あたり」を変えることができ，ステントの通過に成功することがある．もう1本のワイヤーを通過させるときはダブルルーメンカテーテルの，SASUKE（朝日インテック社製）やCrusade（カネカメディックス社製）を使用するとワイヤー通過が容易なことが多い．

4 既存ステントによる通過困難への対策

近位部にステントを留置した後で遠位部病変にステントを追加で留置するような場合，近位部の既存ステントのエッジやステントストラットにデリバリーするステントの先端が当たり，通過に難渋することがある．上記ガイドエクステンションカテーテルやBuddy wire法を使用すると有効なことが多い．

> ⚠️ **注意** ステントが脱落してしまったら

　バックアップを強化しすぎるとステント脱落の危険がある．ステントをガイディングカテーテル内に戻す際にガイディングカテーテルの先端に引っかかることがある．そのことに気づかずステントを引き戻し続けるとステントが脱落してしまう．ステントをガイディングカテーテル内に戻す際に抵抗がある場合には，引き戻し続けるのではなく，ガイディングカテーテルを一度ステントから引き離し，ステントがガイディングカテーテルの先端に引っかからない状態にして引き戻すことが重要である．

　脱落してしまったステントの回収方法で最も重要なことは，ガイドワイヤーを決してステント内腔から抜去しないことである．ステント内腔にガイドワイヤーが通っていれば，それに沿わせてグースネックスネアを進めステントを捕捉することができる．小径のバルーンを進める方法や，別にもう1本ガイドワイヤーを用いて複数のガイドワイヤーでステントを絡めて回収する方法もある．ガイドワイヤーがステント内から抜けてしまった場合には，複数のガイドワイヤーを使用してストラットの一部にワイヤーを通し，さらにワイヤーを絡みつけて抜去することを試みる．スネアも有用な抜去デバイスであるが，ワイヤーは1本よりも複数本ステントに絡んでいる方が，スネアも持ち込みやすい．あらゆる手段を講じてもなお回収に難渋する場合は，側枝入口部などがない部位にステントを誘導し留置してしまうのも1つの方法である．ステントが脱落した症例を以下に示す．

● **左前下行枝近位部から中間部に高度石灰化を伴う病変**（図6，movie 49）
❶ 左前下行枝近位部から中間部に高度狭窄を認めた（図6A）．
❷ 左前下行枝と左回旋枝にワイヤークロスを行いステントのデリバリーを試みたが病変に到達しなかった．
❸ ステントをガイディングカテーテル内に戻す際に抵抗があったが，そのまま引き戻したところステントが冠動脈内に脱落してしまった（図6B）．
❹ 小径のバルーンを進めたところステント内に持ち込むことができた（図6C）．
❺ 大径のバルーンで追加拡張を行った（図6D）．
❻ 大動脈に突出する形であるが，ステントを脱落部位に留置した（図6E）．

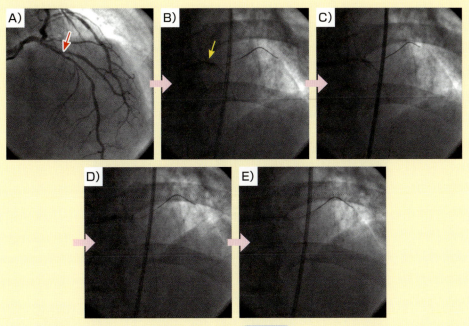

図6 ● 脱落したステントを留置し直した例 movie 49

5. ステント留置困難

Tips&Tricks

適切なガイディングカテーテルを選択する

　前述のようにガイドエクステンションカテーテルが使用できるようになり，手軽さから，その使用の閾値が下がっていると考えられる．しかし，ステントをデリバリーするときの基本はガイディングカテーテルのバックアップ力や同軸性を考えることであるのを忘れてはならない．当院で経験した症例を下記に提示する．

●**右冠動脈中間部の高度石灰化を伴う高度狭窄病変** movie 50

❶ SAL 1.0にて右冠動脈にエンゲージを行った（図7A）．
❷ ワイヤークロス後，小径のバルーンやTornus™のデリバリーが困難であった．GuideLiner®を早々に使用したが，依然としてバルーンやTornus™の通過は困難であった（図7B）．
❸ ガイディングカテーテルのバックアップ力が明らかに不十分であったため，AL 1.0に交換した（図7C）．
❹ GuideLiner®のサポート下にTornus™の通過に成功した（図7D）
❺ バルーン拡張後ステント留置を行い良好な開大を得ることができた（図7E）

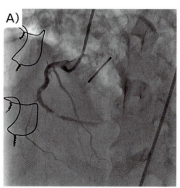

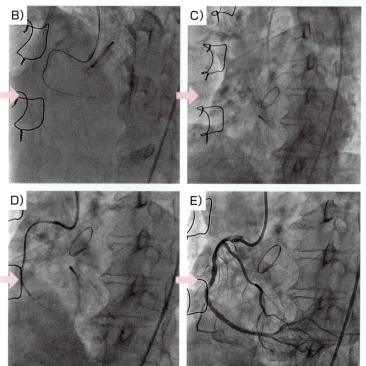

図7 適切なガイディングカテーテルに交換して通過成功した例 movie 50

Point

- ステント自体のデリバリー性能は格段に改良されているが，依然として本稿で解説した，4つの留置困難となる要因を考えながら，ステントを適切に留置することが必要である．
- 特に，ステント留置前の病変の前処置をしっかりと行うことが必要である．
- ガイドエクステンションカテーテルに頼りすぎず，適切なガイディングカテーテルを選択することを忘れてはいけない．

第3章　トラブル解決法

6. 冠動脈穿孔と冠動脈破裂

野嶋祐兵，南都伸介

冠動脈穿孔はPCI中に起こりうる合併症（minor complication）の1つで，その発症頻度は0.2〜3.0%[1]といわれており，カテーテル検査室で遭遇する確率は高い．また，その対処のタイミングを見誤ると致死的になる場合もあるので，bail outの方法，および，止血デバイスの特性を習熟しておくことはインターベンショナリストにとっては必須事項である．

実は冠動脈穿孔（coronary perforation）と冠動脈破裂（coronary rupture）は似て非なるものである．両者の詳細な定義（相違点）を記した成書は存在せず，実臨床においては混在して用語を使用しているケースが多いと認識している．血管内超音波（IVUS）から得られた情報から判断すると，両者とも外弾性板（external elastic membrane：EEM）までダメージの機転は及んでいるのだが，解剖学的な3層（内膜，中膜，外膜）構造が保たれている（小さな穴があいているようなイメージ）のが冠動脈穿孔で，構造が保たれていない（文字どおり裂けてしまい3層構造の連続性が追えない）のが冠動脈破裂と筆者は考えている．

1 PCIにおける冠動脈穿孔と冠動脈破裂

PCIにおける**冠動脈穿孔**〔および破裂（特別な記載がない限り，以下まとめて穿孔とする）〕の合併は新規デバイスの登場とともに増加の一途をたどっている[2]．その理由としては，
- 穿通力の高いCTO用ガイドワイヤーやポリマーコーティングワイヤーの使用頻度が増加〔薬剤溶出ステント（DES）の登場によりchallenging PCIが増加〕
- 通過性のよいバルーンの登場
- 通過性のよいステントの登場（BMS時代の"bigger is better theory"を踏襲してのPCI）
- デバルキングデバイス〔ロータブレーターや方向性冠動脈粥腫切除術（directional coronary atherectomy：DCA）〕の使用

などが挙げられる．

■ Ellis分類と転帰

次に冠動脈穿孔のEllis分類と（表1）[3]，タイプ別における転帰も示す（表2）[3]．
Ellisら[3]が示しているように，Type II，特にType IIIはきわめて重篤な転帰をたどることが多いので冠動脈穿孔をEllis分類のタイプ別に熟知しておくことはきわめて重要である．
また，Type IIIやcavity spilling（造影にて心室や冠静脈洞が濃染されること）の像を呈するものに狭義の冠動脈破裂と定義されるものが多く含まれていると考える．

表1 ● 冠動脈穿孔の分類（Ellis分類）

Type Ⅰ	穿破口は血管外に及ぶが血液の漏出は認めない (extraluminal crater without extravasation)
Type Ⅱ	造影剤のジェット噴出はないものの心膜，心筋が濃染される (pericardial or myocardial blush without contrast jet extravasation)
Type Ⅲ	1mmを超える穿孔径，血管外漏出を認める (extravasation through frank (>1 mm) perforation)
Cavity spilling	穿孔が心室・冠静脈洞に及ぶもの (perforation into an anatomic cavity chamber, coronary sinus, etc)

参考文献3より引用

表2 ● 冠動脈穿孔患者の院内転帰

穿孔の分類	患者数	死亡(%)	緊急CABG(%)	QMI(%)	タンポナーデ(%)	NQMI(%)
Ⅰ	13	0	15	0	8	0
Ⅱ	31	0	10	0	13	13
Ⅲ	16	19	63	15	63	36
Ⅲ CS	2	0	0	0	0	0

Emerg CABG：emergency coronary artery bypass grafting
QMI：Q-wave myocardial infarction（Q波梗塞）
NQMI：non-Q-wave myocardial infarction（非Q波梗塞）
CS：cavity spilling
参考文献3より引用

2 冠動脈穿孔と冠動脈破裂の治療法

治療方法として以下の5種類の方法が挙げられる．
①バルーンカテーテル（含むパーフュージョンカテーテル）による長時間拡張止血（まずは試みる手法）
②カバードステント[4]〔GRAFTMASTER（アボット社製）〕留置（バルーンによる止血困難な場合やType Ⅲの場合に必要となることが多い）
③コイル留置（末梢病変に限定される）
④自己脂肪組織や生体組織接着剤（ボルヒール®）などによる塞栓（末梢病変に限定される）
⑤上記内科的止血術が困難な場合には外科手術が必要となる（タコシール®などによる止血術，場合によっては冠動脈結紮とバイパス術）

■ 対処の手順

❶ 硫酸プロタミンによるヘパリン中和を実施する：活性化凝固時間（ACT）を200秒前後にコントロールする．

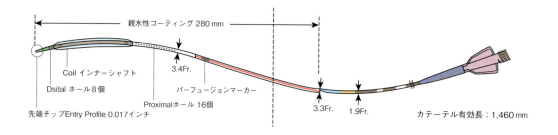
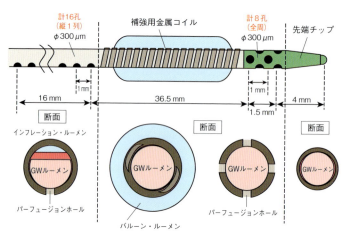

図1 ● パーフュージョンカテーテル（Ryusei）
カネカメディックス社提供

> **Tips & Tricks**
>
> **ヘパリン中和後は血栓予防を忘れずに**
>
> ヘパリン中和後はカテーテルシステム内に血栓ができないように3～5分ごとに三方活栓から生理食塩水でフラッシュしておく必要がある．

❷ 穿孔部の手前からバルーンを低圧（2～4気圧）で長時間（まずは10分を目安）拡張する：術者によって拡張時間（インフレーションタイム）はさまざまである．後述するが，バルーンインフレーションをすることで誘発される虚血にどれだけ患者が耐えることができるかによってその後の手技は変わってくるものと思われる．

❸ 虚血が生じた際はパーフュージョンバルーンを使用する：止血に使用するバルーンが汎用のバルーンや，ステントマウントバルーンの場合には冠動脈閉血となり虚血症状を誘発することになる．特に近位部穿孔の場合は，長時間のバルーン止血で血行動態が悪化するため続行が困難になることをしばしば経験する．そこで使用されるのがパーフュージョンバルーン〔Ryusei（カネカメディックス社製）〕である（図1）．

なお，パーフュージョンバルーンを使用する際，冠動脈ワイヤーが近位側のパーフュージョ

ンホールの手前になるように引き込んでおくことが重要である（血液はワイヤールーメンを利用して遠位部に灌流されるため）．

Tips&Tricks

パーフュージョンバルーンへの交換方法

冠動脈内をバルーンで止血した状態で，すみやかに大腿動脈を穿刺し7Fr.以上のガイディングシステムで対象冠動脈をエンゲージしワイヤーを進め，病変を通過するタイミングで冠動脈内のバルーンを一時デフレーションしてワイヤーを遠位部まで進める．再度，冠動脈内バルーンをインフレーションして，新しく病変を通過させたワイヤーにパーフュージョンカテーテルをマウントさせ，止血に使用していたバルーンと冠動脈内で交換する．パーフュージョンカテーテルはその構造上，長時間のインフレーションでも冠動脈遠位部に血液を灌流させることが可能であるので，その後の手技を落ち着いて施行できる利点がある．

筆者が7Fr.以上のガイディングシステムを選択する理由としては，カバードステントを使用する場合にそのデリバリーを少しでも容易にするためである．

❹上記の手技を行った後，止血困難な場合には筆者は下記のいずれかを選択する．
- カバードステント（GRAFTMASTER，図2）を留置する
- 末梢病変の場合はコイル塞栓を考慮する（図3，4）
- 外科的に止血を行い遠位部にバイパス術を施行してもらう

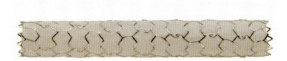

図2●カバードステント（GRAFTMASTER）
アボット社提供

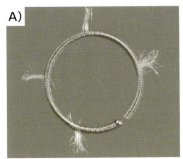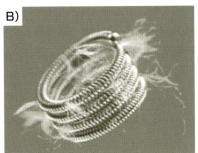

図3●コイル
Hilal（ヒラール）血管塞栓用マイクロコイル
A）シングルカール型，B）マルチカール型
Cook社提供

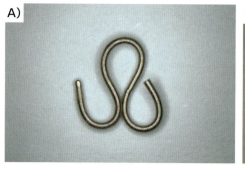
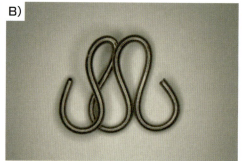

図4 ●コイル
C-STOPPER COIL 0.014 血管塞栓用マイクロコイル
A) 0.014 インチ, 15 mm, B) 0.014 インチ, 30 mm
PIOLAX社提供

> **Tips&Tricks**
>
> ### コイルとマイクロカテーテルの選択
>
> 　筆者の場合，コイルはCook社製のHilal（ヒラール）10 mmシングルカール型，もしくは20 mmマルチカール型（図3）を使用するケースが多い．コイルにファイバーがついているのが見てとれる．これらのコイルをデリバリーするマイクロカテーテルとして使用するのはテルモ社製のFinecrossもしくはカネカメディックス社製のStandard Mizukiである．コイルメーカーは，コイルデリバリーのマイクロカテーテルは内径が0.018インチ以上を推奨している．

■ 冠動脈穿孔（症例1）と冠動脈破裂（症例2）の治療手順

　以下に症例を挙げて冠動脈穿孔と冠動脈破裂の治療手順を示す（図5）．

a）症例1：Ellis分類 Type Ⅱ（oozing type）

　Ellis分類Type Ⅱ（oozing type）の冠動脈穿孔に対して，コイルを使用した止血手技手順を動画で示す（movie 51）．
①右冠動脈4PLの分枝から心膜下に血液がリークしているのが観察される．
②マイクロカテーテルで4PLを選択してマイクロカテーテルからチップインジェクションを行った．
③さらに分枝をスーパーセレクションして，陰圧をかけて冠動脈を虚脱させて止血を試みるも止血はできなかった．
④コイル（Cook社製 Hilal 10 mmのカール型を使用）による止血を行った．コイルとコイルプッシャーの不透過部・透過部の位置関係を銘記する．
⑤最終造影にて止血を確認．
⑥コイル塞栓のデモンストレーション．

b）症例2：Ellis分類 Type Ⅲ（blow out type）

①LAD近位部に偏心性プラークのタイプB2病変を認める．
②φ3.5×30 mmのDESを留置するための位置を決めた．

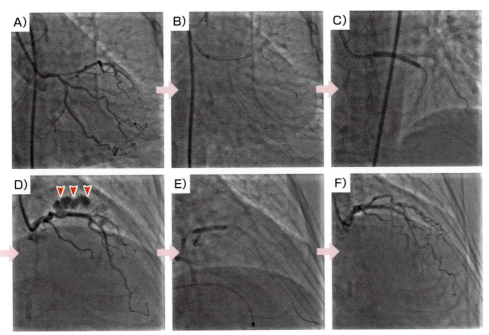

図5 ● 症例2：Ellis分類TypeⅢ（blow out type）の治療手順
A）LAD近位部に通過困難な病変を認める
B）φ3.5×30mmのDESを留置
C）LAD遠位部のステントにオーバーラップしてLMCAからLADにステントを留置した
D）LAD近位部にblow out typeの冠動脈穿孔を認めた（▶）
E）ステントバルーン，パーフュージョンバルーン（Ryusei）に続いてGRAFTMASTER φ3.0×16mmをLAD近位部に留置
F）止血良好なことを確認して手技を終了
草津ハートセンター渡邉哲史先生のご厚意による

③LMCA入口部からLAD近位部にかけてステントを留置した．

④LAD近位部にEllis分類TypeⅢの冠動脈破裂を認めた．

⑤ステントバルーン，パーフュージョンバルーン（Ryusei）に続いてGRAFTMASTER φ3.0×16mmをLAD近位部に留置した．

⑥止血良好なことを確認して手技を終了とした．

> ⚠️ **注意　穿孔を起こしてしまったら**
> - 穿孔後の手技中にはガイドワイヤーを絶対に抜かない．
> - アンダーサイズのバルーンは使用しない．
> - 止血手技を続行しながら心エコー装置を用意する．
> - 必要に応じて心嚢穿刺やIABP（PCPS）を考慮する．

> ⚠️ **注意　Hilalが使用できない場合**
> Hilal Coilは朝日インテック社製CorsairやCaravelではデリバリーが困難であることを知っておきたい．どうしてもCorsairやCaravelでコイルをデリバリーしたい場合はC-STOPPER COIL0.014（PIOLAX社製，図4）が使用できる．コイルプッシャーは0.014インチの冠動脈ガイドワイヤーで代用できる．そもそもファイバー付きコイルの隙間をフィリングするために開発されたコイルなので，本製品単独で止血を期待するのは困難な場合にも遭遇するかと思われる．筆者の見解としてはbail outの手技には確実性を期待したいのでファイバー付きのコイルをまずはお勧めしたい．

Tips & Tricks

コイルなしでの止血を試みる

マイクロカテーテルを穿孔部位の手前までもっていき，陰圧をかけて血管を虚脱させることによって末梢小血管の穿孔なら止血できる場合もあるのでコイルを留置する前に試みるのも一案である．

⚠注意 自己組織での止血に注意

体内にコイルのような異物が残るのをよしとしない考え方から，コイル塞栓の代替案として自己脂肪組織や自己凝血塊で止血する術者もいるが，本手技で筆者らは遅発性のタンポナーデを経験したこともあり，それ以降，コイルしか使用しなくなった．

memo IVUSによる冠動脈破裂の予見

実は，冠動脈破裂や穿孔はIVUSにより多くのケースで予測可能であるとされている．その多くが偏心性で浅在性の石灰化，あるいは偏心性の線維性プラーク病変で発生する（図6）．

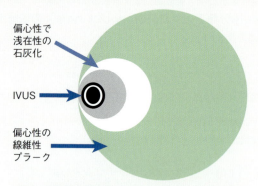

図6 ● 冠動脈破裂高リスク症例のIVUS像

表3 ● 各種マイクロカテーテルの外径と内径

製品名 （販売元）	外径			内径		有効長
	エントリー	先端部	手元部	エントリー	手元部	
ASAHI Caravel （朝日インテック）	0.48mm (1.4Fr.)	0.62mm (1.9Fr.)	0.85mm (2.6Fr.)	0.40mm (0.016インチ)	0.55mm (0.022インチ)	135cm 150cm
ASAHI Corsair （朝日インテック）	0.42mm (1.3Fr.)	0.87mm (2.6Fr.)	0.93mm (2.8Fr.)	0.38mm (0.015インチ)	0.45mm (0.018インチ)	135cm 150cm
Finecross MG （テルモ）	0.60mm (1.8Fr.)	0.60mm (1.8Fr.)	0.87mm (2.6Fr.)	0.45mm (0.018インチ)	0.55mm (0.021インチ)	130cm 150cm
Finecross GT （テルモ）	0.57mm (1.7Fr.)	0.60mm (1.8Fr.)	0.87mm (2.6Fr.)	0.45mm (0.018インチ)	0.55mm (0.021インチ)	130cm 150cm
Mizuki(Standard) （カネカメディックス）	0.60mm (1.8Fr.)	0.60mm (1.8Fr.)	0.84mm (2.5Fr.)	0.45mm (0.018インチ)	0.55mm (0.022インチ)	135cm 150cm
Mizuki(FX type) （カネカメディックス）	0.58mm (1.7Fr.)	0.58mm (1.7Fr.)	0.84mm (2.5Fr.)	0.42mm (0.017インチ)	0.55mm (0.022インチ)	135cm 150cm

<文献>

1) 「The Interventional Cardiac Catheterization Handbook 3rd edition」(Kern MJ ed) Complications of percutaneous coronary interventions. pp.123-124, Elsevier Saunders, 2013
2) Fukutomi T, et al：Early and late clinical outcomes following coronary perforation in patients undergoing percutaneous coronary intervention. Circ J, 66：349-356, 2002
3) Ellis SG, et al：Increased coronary perforation in the new device era. Incidence, classification, management, and outcome. Circulation, 90：2725-2730, 1994
4) Briguori C, et al：Emergency polytetrafluoroethylene-covered stent implantation to treat coronary ruptures. Circulation, 102：3028-3031, 2000

Point

術者としては，PCIという手技は冠動脈穿孔とは常に隣り合わせであるという気持ちを持つことがきわめて重要であり，その対処方法には十分に精通しておくことが肝要である．もし穿孔を起こしてしまった場合も，決してあせらず，パニックにならず，ガイドワイヤーを抜かず，応援の医師を呼ぶことが大切である．

第3章 トラブル解決法

7. 橈骨動脈スパスム

坂井秀章

経橈骨動脈インターベンション（transradial intervention：TRI）には多くの利点があるが，他のアプローチでは経験しない攣縮（スパスム）という特異な合併症がある．

1 どんなときにスパスムというのか？

狭義では筋性動脈である橈骨動脈に攣縮が発生することであるが，文献的にも統一された定義はなく，カテーテル操作困難やシース抜去時に必要以上の抵抗を感じたときに広義の「スパスム発生」といっているのが現状である．

これには細い橈骨動脈に太いシースを入れて物理的に血管を過拡張させた結果，抜去時の抵抗が強くなった例なども含まれている．

2 橈骨動脈スパスムの発生率

スパスム発生率は684例の自験では男性2.8％，女性5.5％であった（図1）．ただしどこの施設でもTRIに十分慣れた後は患者選択やリラックス法，穿刺技術などの上達により発生率は1～2％未満に落ち着くようである．

発生にかかわる因子もいろいろ検討されたが，"シース外径と橈骨動脈径の比"が最も関連

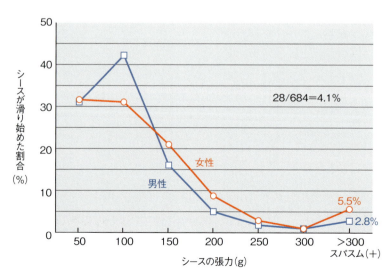

図1 ●スパスム発生率（6Fr.使用例）

684人の6Fr.使用TRI患者に対し，手技終了後シースにばね秤をつけて引いてみた．多くの症例は200g以内の張力でシースが滑り始めたが，300gでもシースが動かないときには患者の疼痛も大きく，スパスム発生と定義した

している因子であった．すなわち，**橈骨動脈径が同じ症例であれば小径のシースを使用する方が，また同じサイズのシースを使用するのであれば橈骨動脈径が大きい方が，スパスム発生率は低い**．

Tips&Tricks

TRIにはロングシースか，ショートシースか？

ロングシースとは日本人の橈骨動脈をほぼカバーできる16〜20cmの長さで，ショートシースとは大腿動脈アプローチと同じ11cmかそれ以下のものである．

ショートシース派はスパスム発生時にシースを抜く距離が短いのでよいというが，シース外でカテーテルの操作困難が発生する可能性がある．その場合は手技を成功させることができずにアプローチサイトを変更しなければならない．

これに対してロングシースならカテーテル操作困難は生じず，少なくとも手技は貫徹できるので有利である．

3 橈骨動脈スパスム対策

■ シース挿入以前の要因によるスパスムの対策

橈骨動脈径が小さい患者には広義のスパスムが起きやすいので，穿刺に難渋するか，穿刺が成功してもシース挿入が困難になる．このときにはすぐに別のアプローチに変更するべきである．できれば**術前エコー検査などで橈骨動脈径を測定し，直径2mm未満を適応外とすればスパスム発生率は下がる**．

会話，音楽などでリラックスできるカテーテル室環境を提供することや，抗不安薬投与なども効果がある．またスタッフの過緊張も患者のスパスムを引き起こす原因となる可能性がある．

穿刺時には局所麻酔を十分に行うことが大切だが，皮下注入を多量にすると橈骨動脈触知が微弱になるので，貼付麻酔薬（ペンレス®）を使用し皮膚膨隆を伴わない局所麻酔を推奨したい．

穿刺針も20〜22Gの細くて先端の切れがよいものを使用し，なるべく1回で穿刺を成功させるか，そうでなければ数回失敗したらすぐに他医に代わってもらう勇気も大切である（2章-4参照）．

■ シース挿入後に起こるスパスムの対策

シース抜去時に大きな抵抗を感じた場合には無理に引き抜くと橈骨動脈損傷や動脈性内出血による巨大血腫を形成し，外科的修復が必要になることもある．また内膜損傷はその後の橈骨動脈閉塞や狭小化を引き起こす可能性がある．この場合，患部を温めたり患者リラックスのための薬剤全身投与を行うこともよい．血管拡張薬の全身投与は橈骨動脈に血流がないため直接には作用せず効果には疑問がある．

スパスム対策用のシースを使用するのもよい方法で，シースにコーティングをして橈骨動脈内膜との摩擦を減らしたコーティングシースや，シースに多数のスリットを開けてスパス

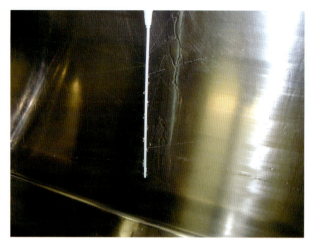

図2 ● シース壁外への薬剤の噴出 movie 52

スリットシースは簡単な操作で薬剤を多数のスリットからシース外に噴出することで橈骨動脈内膜に血管拡張薬（ニトログリセリン）を作用させることができる

ム発生時にニトログリセリンなどの血管拡張剤をそのスリットを通してシース外に噴出させ，薬剤を直接橈骨動脈内膜に作用させてスパスムを解除するスリットシースがある（図2）．

Point

橈骨動脈スパスムは術者やカテーテル室が成熟すると発生率は下がるが，発生したときには強引に引き抜いてはならない．TRI施行時にはスパスム対策を念頭においた道具の選択やカテーテル室の雰囲気づくりが重要である．

第3章 トラブル解決法

8. 穿刺・止血トラブル

1）動脈穿刺のコツと穿刺に失敗したときの対策

長岡秀樹

PCIの穿刺部位は橈骨動脈（TRI）65％，大腿動脈（TFI）30％と推測されている．どちらを選択するかは，患者の病態・病変の性状などで術者が適切に判断する必要がある．PCIはさまざまなプレッシャーの中，動脈穿刺で始まる．多くのストレスの中で穿刺・止血のトラブルを起こさないためには，解剖などの基本的かつ確実な知識を十分理解しておくことが必要である．

1 橈骨動脈穿刺

橈骨動脈は，明らかに大腿動脈より細いため，穿刺にはある程度経験を要する．図1のように橈骨動脈は神経から離れているため，神経損傷が少なく安全に穿刺ができる．また，後壁穿刺をしても内出血の問題は起こらない．

■ 穿刺部位

橈骨茎状突起より遠位では分枝があるため，**突起の中枢側0.5〜1 cmあたりが穿刺ポイント**である（図1）．

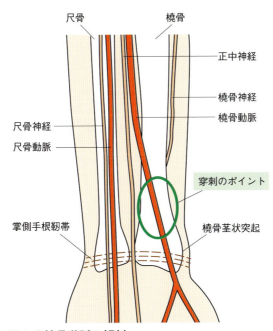

図1 ● 橈骨動脈の解剖

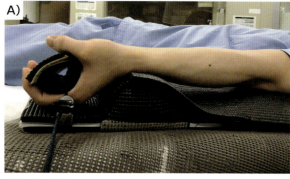 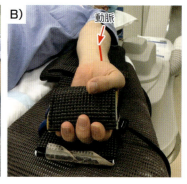

図2● ポジション
A）手首が伸展するポジションをとる
B）手掌を天井に向け真上から見て動脈走行を探る
（高瀬クリニックオリジナルアームレスト）

a）穿刺成功のコツ

- **手首を十分に伸展させる**ことで，橈骨動脈が伸展し表面まで出てきて触れやすくなる（図2A）
- 手掌を天井に向け水平にし，**橈骨動脈の走行を真上から確認する**．真上から見ることが重要（図2B）
- **十分に局所麻酔を行う**とスパスムを予防できる
- 1回の穿刺で逆血がなかったら，針先と動脈の位置のずれを指尖で確認し角度を修正する（movie 53）

> **memo**
> 指の腹よりも，指尖と爪の間で動脈を触れる方が鋭敏である（図3）．

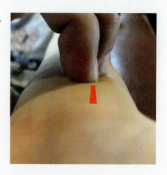

図3● 指尖と爪の間で動脈を触れる

b）難渋した場合

- 穿刺針を刺したまま，2本目の穿刺針で角度を修正し穿刺する
- 術者を交代，別の者が穿刺を行う

c）スパスムが起こったら

橈骨動脈の緊張を解くために以下のことを行う（第3章-7「橈骨動脈のスパスム」参照）．
- ニトログリセリンを使用する
- 橈骨動脈近位側をホットタオルで温める
- しばらく（10分程度）穿刺をやめる

> **memo** radioulnarループと無名動脈の存在（図4）
>
> 数％に存在するため，ガイドワイヤーやシース挿入時に注意する必要がある．挿入時に少しでも抵抗を感じたり，患者が痛がったら，造影を行い確認すること．
> ガイドワイヤーを優しく入れると，ループが伸びることがある．外から用手で圧迫し伸ばせることもある．しかし，決して無理はしない．

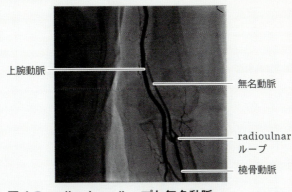

図4 ● radioulnarループと無名動脈

2 大腿動脈穿刺

complex PCIでは，大腿動脈が選択される．大腿動脈の穿刺・止血にかかわる合併症（血腫，仮性動脈瘤，後腹膜出血，動・静脈瘻など）は，橈骨動脈より明らかに多い．不本意な合併症を避けるためには，確実な穿刺が肝である．

a）穿刺部位（図5）

- 鼠径靭帯と深・浅大腿動脈分岐部の間，**総大腿動脈部**
- 必ず，**上前腸骨棘と恥骨結合を触り鼠径靭帯を確認する．その2横指下が刺入部**である
- 鼠径靭帯より上だと，後腹膜血腫をきたす恐れがある
- 鼠径靭帯より下だと，多くの動脈分枝があるためこれらを損傷し内出血を起こす．また，大腿静脈が裏側に潜り込むため動静脈瘻をつくることもある

b）穿刺成功のコツ

- 拍動がよく触れる刺入点をイメージし，そこをめがけ動脈走行と平行に45度の角度で針を進める（図6A）．逆血があったら針をギリギリまで倒す（角度は＜30度，図6B）．逆血させながらさらに2～3mm進める．十分な逆血があれば，あとはガイドワイヤーを入れるだけである
- 可能な限り，動脈後壁は貫かない
- 1回の穿刺で逆血がなかったら，針先と動脈の位置のずれを指尖で確認し角度を修正する

c）逆血が弱い場合

- 動脈の縁を通っているか，小さな分枝を通っていることが考えられる．造影をして刺入点を確認してもよい
- 一度はガイドワイヤーを優しく入れてみてもよいが，決して強く押してはいけない
- あまりこだわらず再度穿刺した方が上手くいく

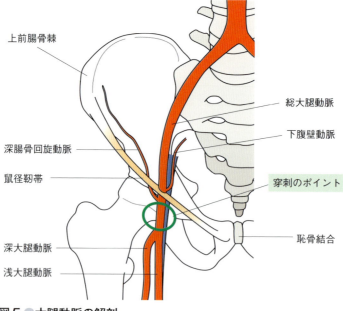

図5 ●大腿動脈の解剖

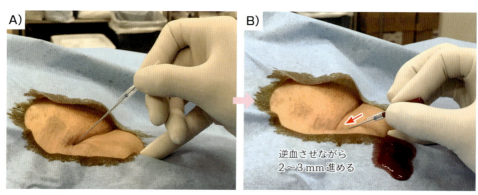

図6 ●穿刺のコツ
A) 刺入角度は45度
B) 逆血があったらギリギリまで倒す（角度は＜30度）

d）ガイドワイヤーが側枝に進んでしまう場合

- 深大腿動脈にガイドワイヤーが入ってしまうことによく遭遇する（図7A）
- 外筒を動脈前壁ギリギリまでゆっくりゆっくりと引きながら先端角度がついたガイドワイヤーを操作し本幹を選択する（図7B）．
- 用手で刺入部辺りを外から押して大腿の外側あるいは内側に引っ張る．外筒も動かすと角度が変わりガイドワイヤーが本幹をとらえることがある（図7C）
- もう一度穿刺する場合は，0.5横指高くする

e）透視を見ながらガイドワイヤーを進める

- ワイヤーが入ったからといって安心しない

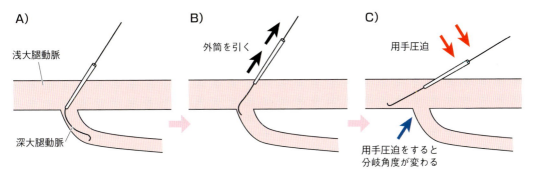

図7 ● 深大腿動脈に進んでしまうときの対処
A) 多くはすでに深大腿動脈に入り込んでいる
B) 外筒をギリギリまでゆっくりと引き（→），角度をつけたガイドワイヤーで狙う
C) 用手で外から圧迫し外側あるいは内側に引っ張る．外筒も動かすと角度が変わり本幹をとらえることができる

> ⚠️ **注意**
> 穿刺部近くから深腸骨回旋動脈や下腹壁動脈が分枝している（図5）．高いところでは腎動脈があり，ガイドワイヤー迷入・穿孔により重大な合併症をきたすことがあるので要注意．

Tips & Tricks

動脈穿刺が上手くいかないときは？

さまざまなプレッシャーの中での動脈穿刺だが，動脈走行を十分に把握するまで納得いくまで触知に時間をかけてもよい．穿刺が上手くいかないときは，あまりこだわらず，穿刺部位を変えたり，術者を交代した方がよい．プライドを捨てること．穿刺は野球のバッティングと同じ，好不調の波がある．

Point

安全で確実な穿刺を行うには，解剖などの知識と起こりうる合併症を熟知することが重要である．至適なポジションをとり，動脈触知に時間を十分かけると，動脈の走行が見えてくる．逆血があったからといって安心しない．ガイドワイヤーを進める際は，極力優しく．

第3章　トラブル解決法

8. 穿刺・止血トラブル
2) 止血デバイスの使用上のコツと止血に失敗したときの対策

長岡秀樹

　治療道具の改良により，止血しやすさや術後の安静時間の短縮などから橈骨動脈アプローチ（TRI）が徐々に増加してきている．しかし，PCIはすべてTRIで行えるわけではなく，大腿動脈アプローチ（TFI）の止血デバイスを熟知することが重要である．冠動脈の治療は上手くいっても、止血で合併症を起こしたら元の木阿弥である．

1 TRIの止血デバイス

　いくつかのデバイスが使用されているが，圧を調節しながら止血をするタイプが主に使われている（図1）．使用方法はきわめて簡単で数時間ごとに空気を抜き減圧する（図2）．術後1～2時間で安静解除が可能である．術後の合併症は出血と血管の閉塞が起こりうるが早期に発見して処置を行えば問題はない．

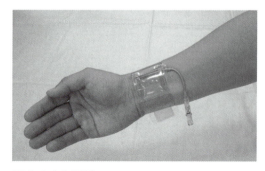

図1 ● 空気圧迫

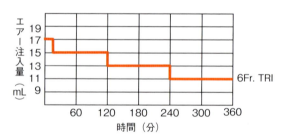

図2 ● TRバンド減圧プロトコール

2 TFIの止血デバイス

　TFIの止血で用手圧迫は時間を要し，出血・仮性動脈瘤などの合併症も多い．一方，止血デバイスの登場によりこれらの問題が改善された．止血デバイスは，コラーゲンを使用したAngio-Seal STS PLUS®（テルモ社製），スーチャーで止血を行うパークローズPROGLIDE（アボット社製）などがある．使用頻度はAngio-Seal STS PLUS®が75％，パークローズPROGLIDEが25％である．これらの止血デバイスを熟知し，トラブルを避けたい．

■ 止血デバイス使用の際の確認事項

止血デバイス使用に際して確認造影を必ず行い，下記の3項目を満たしているか確認する（図3）.
① 穿刺部が総大腿動脈であること（穿刺角度30〜45度）
② 血管径がAngio-Seal STS PLUS® で4 mm以上，パークローズPROGLIDE® で5 mm以上であること
③ 穿刺部周辺に石灰化病変・狭窄がないことが望ましい

> ⚠️注意
> 浅大腿動脈を貫通して深大腿動脈を穿刺した場合，止血デバイスを使用すると浅大腿動脈が閉塞する可能性が高い．右鼠径穿刺の場合，右前斜位に振り，深・浅大腿動脈をしっかり分離し造影を行い，穿刺部位を確認する．特に注意すべきポイントである．

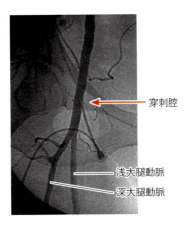

図3● 確認造影の方法

最適な術前造影方向および角度
　右大腿動脈穿刺の場合 → RAO 45度
　左大腿動脈穿刺の場合 → LAO 45度

〈ポイント〉
深大腿動脈は浅大腿動脈の下に重なっているため，分岐部を確認しやすい角度での造影が必要である

■ Angio-Seal STS PLUS® の使用手順（movie 54）

Angio-Seal STS PLUS® は図4に示した操作手順どおりに行えば技術的には非常に簡単といえる．ポイントはアンカーを挿入するときにインナーシースが血管内のどの位置にあるのかを把握することである．またシースが移動しないように細心の注意が必要である．まず頭で覚え，実践してみれば数例の経験で手技は覚えられる．

合併症の予防と対策は表に示したが，適応を遵守し手順に従って行えば合併症はほとんどみられない．

また，Angio-Seal STS PLUS® 使用の際には，使用前に大腿動脈穿刺部を造影し，適応症例であることを確認する．
① 総大腿動脈
② 血管径4 mm以上
③ 分岐部ではない
④ 穿刺部周辺に病変がない　など

以下，Angio-Seal STS PLUS® の操作手順を解説する．

a）シースのポジショニング

❶ ロケーターをインサートシースに挿入する．その際，正しい方向になるようロケーターの矢印とシースハブの矢印を合わせ（図4A），「カチッ」と音がするまで差し込む（ロケーターとシースハブは一方向のみでロックができる）．「カチッ」と音がしたら，ロケーターおよびシースのマーカーポートが重なっていることを確認する．

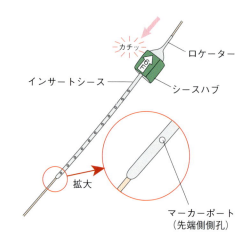

図4A ロケーターとインサートシースの接続

❷ 付属のガイドワイヤーを既存の処置用シースに挿入し，ガイドワイヤーを残して処置用シースを抜去する（図4B）．抜去が済んだら，ガイドワイヤーに沿ってアセンブリ（ロケーターとシースを組み合わせたもの）を挿入する．

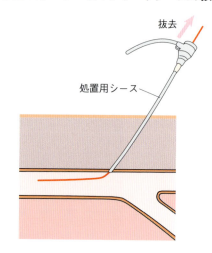

図4B 処置用シースの抜去

❸ マーカールーメン（手元側側孔）から逆血するまでアセンブリを挿入する（図4C）．逆血が確認できたら，アセンブリをゆっくり引き戻し，逆血が停止することを確認後，再び逆血が再開されるまでアセンブリを進める（このときのシース先端部の位置が，手技を行ううえでの適切なポジション）．

⚠️注意
アセンブリを動脈内に2 cm以上挿入した状態で手技を継続すると，アンカーが血管内で引っかかったり，アンカーの止血性能が妨げられたりする可能性がある．

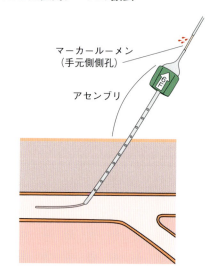

図4C 逆血の確認

❹ インサートシースの位置をしっかりと保持し，ロケーターをシースハブの位置で上向きに曲げて，ロケーターとガイドワイヤーをインサートシースから抜去する．

b) アンカーの留置

❺ Angio-Seal STS PLUS® 本体の先端を持ち，インサートシースの止血弁にゆっくりと挿入する〔シースハブのインジケーターとロッキングキャップのインジケーター（図4D：小窓内の矢印）が向き合うことを確認しながら，Angio-Seal STS PLUS® 本体をインサートシースに挿入し，「カチッ」とはまるまで進める〕．

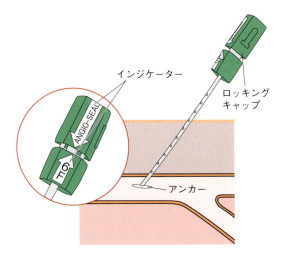

図4D ● Angio-Seal STS PLUS® 本体の挿入

❻ シースハブをしっかりつかみ，インサートシースが動かないように保持した状態でロッキングキャップを握り，抵抗（アンカーがインサートシースの先端部に引っかかる抵抗）を感じるまで慎重に引き戻す．このとき，ロッキングスリーブ内のカラーバンドが見えていることを確認する（図4E）．

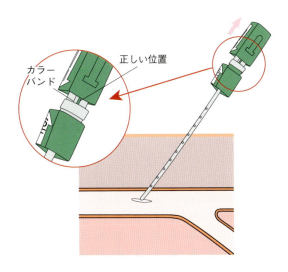

図4E ● Angio-Seal STS PLUS® 本体の位置調整①

❼ シースハブをしっかりつかんだまま，さらにロッキングキャップを引き戻し，最終位置でロックさせる（キャップとスリーブがロックされる際に，抵抗を感じるとともに「カチッ」という音が聞こえる）．このとき，ロッキングスリーブのカラーバンドは完全に見える状態になる（図4F）．

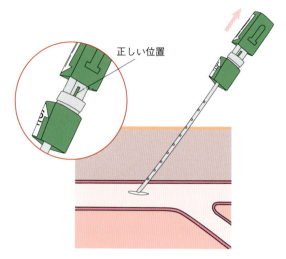

図4F ● Angio-Seal STS PLUS® 本体の位置調整②

c) 止血

❽ 穿刺角度（30〜45度）に沿ってデバイスアセンブリ（Angio-Seal STS PLUS®本体とシースを組み合わせたもの）をゆっくりと引き上げ，アンカーを穿刺部血管壁に密着させる．
さらにデバイスを引き上げるとシースが体表面に出て，デバイス内からタンパーチューブが出てくる（図4G）．

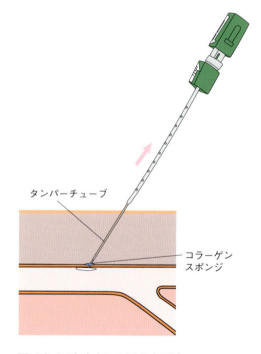

図4G ● デバイスの引き上げ①

❾ さらに引き上げると，スーチャー上にタンピングマーカー，クリアーストップが現れる（図4H）．その後，さらにスーチャーが引けなくなるまでシースを引き戻す．

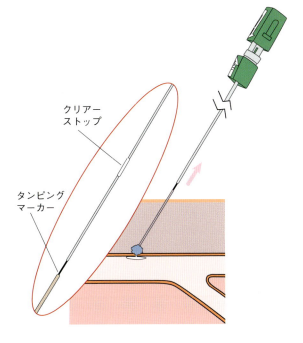

図4H●デバイスの引き上げ②

❿ スーチャーのテンションを保持した状態のまま，タンパーチューブでコラーゲンスポンジをゆっくり1回押し進め，スーチャーのテンションを保持しながら完全に止血されるよう5～10秒タンパーチューブで押し固めた状態を保持する（コラーゲンスポンジが適切な位置まで進むと，スーチャー上に黒いタンピングマーカーを確認することができる）．

⓫ クリアーストップの下でスーチャーを切り，ひねりを加えながらタンパーチューブを抜去する．

⓬ スーチャーに軽くテンションをかけ，皮下のできるだけ深い位置で切る（図4I）．この際，スーチャーを切る位置がタンピングマーカーより下側であることを確認する．

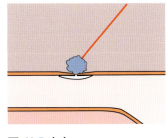

図4I●止血

> **memo**
> アンカーやコラーゲンは90日くらいですべて吸収されるが，それまでの間に同側大腿動脈の穿刺が必要な場合は前回の穿刺部より少なくとも1cm中枢側で行うようにする．

表● Angio-Seal STS PLUS® 使用時の合併症－その予防と対策－

	考えられる原因	予防方法	対処方法
出血 （止血不全）	① 後壁穿刺・複数穿刺 ② 穿刺部周辺に病変があり，アンカーが密着していない ③ コラーゲンの破損 ④ コラーゲンとアンカーの密着が不完全	①，② 事前造影で穿刺部を確認する ③，④ スーチャーにテンションをかけた状態で，タンパーチューブを1回押し進めてコラーゲンを固める	用手圧迫で止血する
再出血	① 過度な腹圧がかかる ② コラーゲンとアンカーの密着が不完全 ③ コラーゲンの破損	① 3日間は腹圧がかからないように注意する ②，③ スーチャーにテンションをかけた状態で，タンパーチューブを1回押し進めてコラーゲンを固める	用手圧迫で止血する
閉塞	① 穿刺部が分岐部 ② 血管径が4 mm以下 ③ コラーゲンが血管内に入った ④ アンカーの破損により破片が血管内に迷走	①，② 事前造影で穿刺部を確認する ③ スーチャーにテンションをかけた状態でコラーゲンを押し進める ④ テンショナーを過度に引きすぎない	下肢の状態（足背動脈の触れ／左右差・冷感・痛みなど）の確認 閉塞が疑われる場合はエコーで確認，症状に応じた処置を行う
感染	① 清潔操作が不十分 ② 感染のリスクが高い患者 ③ 長時間の治療 ④ 複合的な要因	①，③ 清潔操作の徹底 ・手技前に手袋の交換 ・穿刺部の再消毒 ② 抗生物質の投与 ④ 術後管理・退院指導の徹底	抗生物質の投与を行う 穿刺部の消毒を行う 場合によっては外科的処置を行う

■ パークローズPROGLIDE®の使用手順 (movie 55)

　パークローズPROGLIDE®（アボット社製）は，止血の際に必要な結び目が本体に収納されているため，術者が結ぶ必要がない（図5）．このため，「止血時間の軽減」，「成功率の向上」，「出血量の減少」といった利点がある．

　以下，パークローズPROGLIDE®の操作手順を解説する．

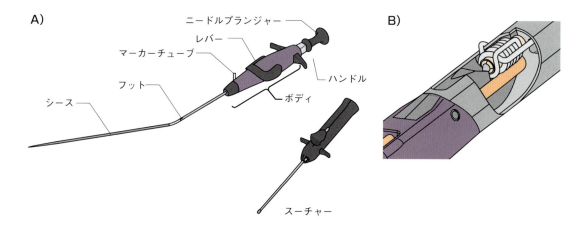

図5● パークローズPROGLIDE®の本体と内部構造
A）パークローズPROGLIDE®本体の各部位の名称
B）本体の内部構造：止血に必要な結び目が収納されている

a) パークローズPROGLIDE® のポジショニング

❶ ガイドワイヤーを通してパークローズPROGLIDE®の本体を血管内に挿入する．ワイヤーを抜き，フットが血管内に入るまで挿入し，マーカーチューブから血液が流出するのを確認する（図6A）．

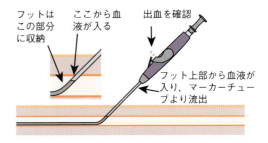

図6A ● 血管内への留置の確認

マーカーチューブからの出血

❷ レバーを起こすと，フットが開き，本体を引き上げるとフットが血管壁に固定される（図6B）．

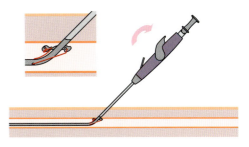

図6B ● フットの展開

b) 糸の接続

❸ ニードルプランジャーを押し込むと，ニードルチップが血管壁を貫通してフット内のカフに固定される（図6C）．

〈ポイント〉
ニードルプランジャーはカチッと音がするまで完全に押し込む．血管が硬いとかなりの力が必要なことがある．

※ 193ページ「ニードルチップにカフが合体できない（糸が取れない）場合」も参照

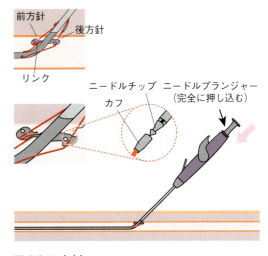

図6C ● 穿刺

❹ ニードルプランジャーを引き抜き，1本の糸がつながって出てくるのを確認して，切断する（図6D）．

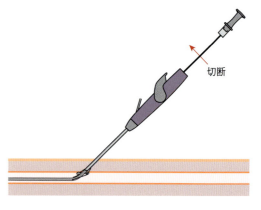

図6D●抜糸

❺ レバーを下ろして，フットを収納する（図6E）．

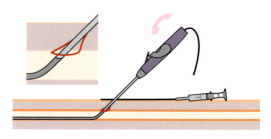

図6E●フットの収納

c）結び目の処置

❻ フットが体表面に出るまで本体を引き抜き，2本の糸と結び目が出てきたら，それを引き出す（図6F）．

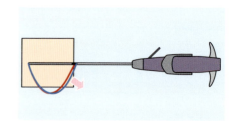

図6F●糸および結び目を引き出す

❼ 青色の糸（図6G）にスーチャーを引っかけて結び目を押し込む．はじめは白い糸（図6G：赤い線で示す）には触れず青色の糸のみを引っ張りスーチャーを押し込む（図6G）．

〈ポイント〉
結び目を押し込むわけだが，青い糸をしっかり引っ張りレールをつくってスーチャーをすべらせて押し込むイメージ．青い糸をしっかり引っ張ることがポイント．

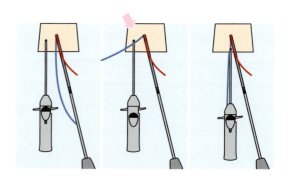

図6G●結び目の押し込み

❽ 最後に白い糸も（図6H赤い線で示す）引っ張ると結び目が固く締まる（図6H）．

〈ポイント〉
結び目を押し込むとときに強い痛みを訴える患者が多いので前もって説明しておく必要がある．局所麻酔を追加してもよい．

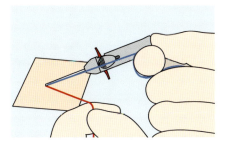

図6H●結び目の押し込み

❾ 青と白の糸2本ともスーチャーに引っかけてスーチャー先端を皮下に押し込み，赤いレバーを引いて糸を皮下で切断する（図6I〜K）．

〈ポイント〉
糸の切断後，赤いレバーは引いたままスーチャーを抜く．皮下でレバーを戻すと周囲組織をかんでしまうことがある．止血後は車イスでの移動が可能であり，術直後より再穿刺可能である．

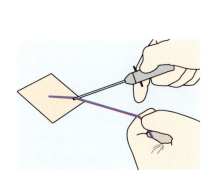

図6I●糸の切断

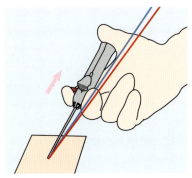

図6J●糸の切断
赤いレバーを引く

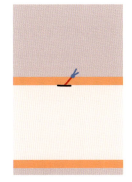

図6K●完了

> **memo** ニードルチップにカフが合体できない（糸が取れない）場合
>
> 一番多いトラブルのほとんどが前方針の糸が取れないという形である．これは前方針が後方針より長く角度が浅いためであり，これにより血管周囲や血管壁が硬いとニードルチップの角度が前方にずれるために起こると考えられる．そこで本体を少し立てて（あまり立てるとフットが血管壁を損傷する可能性がある）力を入れ穿刺を行う．糸が取れない場合には，新しいデバイスで再トライするとうまくいくことがあるが，シース挿入時に強い抵抗がある場合，本法は不成功に終わることが多く，用手圧迫が必要となる．

Point

止血デバイスの使用によりTFI後の安静時間は短くなり早期離床，早期退院が可能となった．止血デバイスの操作は容易になってきているが，その合併症を防ぐには正確な穿刺がなされることと造影検査で穿刺部に問題ないか確認する必要がある．止血デバイスを熟知することで合併症を減らすことができる．

第3章 トラブル解決法

9. ロータブレーターのトラブル

清水しほ，三角和雄

ロータブレーターの三大合併症といえば，一般的には，slow flow（またはno reflow），冠動脈穿孔（perforation），スタック（stuck Burr）の三者であろう．いずれもが重大な合併症であり，その傾向と対策を知れば手技を特に恐がる必要はない．しかし，learning curveを高めながら症例をこなし，常に「もし起きればこの手順でベイルアウトする」という方針を確かめながら手技を行う必要がある．

1 ロータブレーターにおける三大合併症対策

■ ガイディングカテーテルの選択

現在当院でのロータブレーターは，最大2.0mm以上のBurr sizeを必要とする場合以外は，ほぼ全例TRIで施行している．その際には，6〜7Fr. Glidesheath Slender®（テルモ社製）を用い，6Fr.のシースで7Fr.のガイディングカテーテル（GC）を使用する．その理由は以下のとおりである．

a) 安全なプラットフォーム（切削）の実施

対象血管径がきわめて大きいような特殊な例を除き，ロータブレーターの症例の多くは1.75mm径までのBurr sizeを用いることで，十分なdebulking効果が得られる．その際7Fr. GCを使用することで，プラットフォーム（切削）中の十分なGC内のフラッシュが可能となる．

6Fr. GCも体外で実験すると1.75mm Burrも一応通過する．しかし，「Burrが単に通過する」ということと，「安全に手技ができる」ということは同義ではない．まず安全にプラットフォームつまり病変掘削を行う際は，余裕をもってプラットフォーム時に生理食塩水でマニホールドからwash-outしておく必要がある．これを行わないと，すぐにslow flowを生じることになる．そのためには，GCはやや大きめの方が有利である．6Fr. GCでは，ロータブレーターを施術する際のwash-out効果は1.5mmのBurrのサイズまでは十分だが，特に1.75mm Burrを使用する際には十分ではない．したがって，6Fr. GCによる1.75mm Burrによるロータブレーターは現実には安全ではない．

b) ベイルアウトの選択肢の担保

もし冠動脈穿孔が生じてカバードステントであるGRAFTMASTER（アボット社製）を使用する際には，GRAFTMASTERの通過性の悪さを最初から認識しておく必要がある．そのような場合，モノレール型の子カテであるGuideLiner（日本ライフライン社製）やGUIDE PLUS®（ニプロ社製）がGRAFTMASTERをデリバリーするのにきわめて有用である．ただ

し，6Fr. までしか製造されていないGUIDEPLUS®では小さめのサイズ（3.0 mm以下）のGRAFTMASTERしか使えないが，7Fr. のGuideLinerを使えばすべてのサイズのGRAFTMASTERが使用できる．

このようにデバイスのサイズを気にせずベイルアウトの選択肢の多くを担保するには，7Fr. GCの方が有利である．7Fr. GCがTRIで使用できれば，以前のような大腿動脈アプローチで一側の大腿動脈をバスキュラーアクセスとして使ってしまうことを避けられる．緊急で大動脈バルーンポンプ（IABP）や経皮的心肺補助（PCPS）を挿入する場面が0とはいえず，大腿動脈はできれば可能な限り温存しておきたい．

c）子カテによる抜去

もしstuck Burrが生じた場合，種々のベイルアウト法があるが，そのなかでも最も確実なのが子カテによる抜去である．その場合，6Fr. GUIDEPLUS®では切断したシャフト断端に通していくことが困難であるが，7Fr GuideLinerには通すことができる．

a）～c）いずれの合併症対策という視点からも，7Fr. GCを用いておくと，すべてのシチュエーションで対応可能である．

■ 血圧と心拍数の維持

ロータブレーター手技を安全に行うにあたって，血行動態の管理は特に注意すべきポイントであると考える．以下に，当院で行っている処置法を示す．

a）術前の処置

- 血圧は最低でも収縮期圧100 mmHg（可能なら120 mmHg）以上に保つ．特に右冠動脈なら140～150 mmHgを理想としている．
- 収縮期圧が100 mmHg以下であれば輸液スピードを上げる．また，輸液ラインは上肢の末梢ラインと大腿静脈のセントラルラインの2つを確保しておく．
- 心拍数が60/分以下のときは，アトロピン硫酸塩を0.5～1.0 mg静注しておく．
- LAD中間部（mid LAD）のfocalな病変でない限り，一時ペーシングを行う．
- 心機能低下が明らかな場合（EF40％未満），病変を問わず事前にIABPを挿入しておく．
- EF低下例では，血圧が低下してしまうと，立ち上がりが困難になる場合が少なくない．

b）プラットフォーム直前の処置

- プラットフォーム直前では，左冠動脈で120 mmHg以上，右冠動脈，左優位型の回旋枝，左冠動脈主幹部の病変で150 mmHg以上に保つことが重要である．
- 手技開始前に血圧を上げておきたい場合は，鼠径部の静脈シースのサイドポートにつないだ中心静脈ライン経由で，フェニレフリン塩酸塩（ネオシネジン）を100～200 μg静注する（ネオシネジンは非カテコラミンであり，半減期も短く，過度の血圧上昇や不整脈，悪心，嘔吐などの副作用が少ない）．
- ネオシネジンでも血圧が保てない場合，大腿静脈にシースを2本挿入し，1本はペースメーカー，輸液，ACTチェックの採血用に確保し，もう1本からノルアドレナリンの点滴静注を行う．
- 特に低血圧が危惧されている場合，ノルアドレナリンを術者自身が血圧をみながら調節できるように5Fr. 程度の中心静脈ラインを確保しておく（絶対に採血や点滴に用いないこと）．

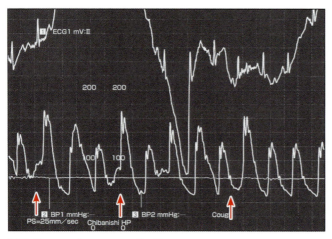

図1 ● cough resuscitation
→の時点で患者に大きく咳をさせると，次の心拍で血圧が著明に上昇する

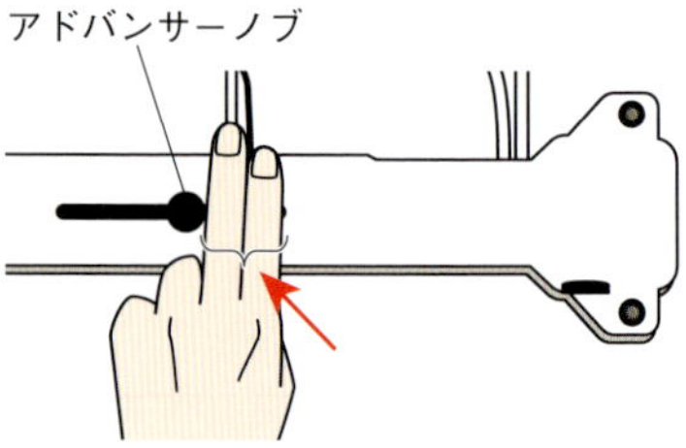

図2 ● アドバンサーノブの固定
→：2横指分のスペースを空けておく．後でBurrの前方テンションをとるため，アドバンサーノブを1横指右方へ引き，最適プラットフォーム位置にBurrをもってきたときには，残り1横指分のスペースとなる

c）プラットフォーム後の処置

- 切削後に一過性の血圧低下が生じた場合，患者に大きく咳をさせると，直後に血圧が上がり（cough resuscitation），冠血流圧も上昇し，冠動脈内に残存していた微小動脈硬化巣もwash-outされるものと思われる（図1）．
- 血圧低下が遷延する場合は，ネオシネジン，ノルアドレナリンで昇圧を図り，輸液スピードも上げる．通常はこれらの処置により血圧は上昇するはずである．
- また，徐脈傾向であればアトロピン硫酸塩を0.5～1.0 mg静注する．

■ Burrのジャンピングの防止

Burrの動きをコントロールすることは，合併症を防止するにあたって非常に重要であると考える．中でもテンションの除去によるジャンピングの制御は，Burrを操作する際，つねに心がけておくポイントである．

a）ジャンピング防止の手順

❶ Burrをガイディングカテーテルを介して冠動脈内に進める前に，アドバンサーノブを後方から指2本分あけて固定する（図2）．

❷ Burrを冠動脈内へ進めていく最中に，Drive Shaftのスプリング作用とシースの特性により前方テンションが生じる．

❸ Burrの前方テンションを取り除くため，あらかじめ指2本分あけておいたノブを1本分だけ後方に引く．

❹ Burrの前方テンションを除去したら，今度はシースの前方テンションを取り除くため，Yコネクターを緩め，シースを持って，数mmずつ，2，3回に分けて合計1 cm引く．

❺ その上で，アブレーションを開始した際，万が一Burrが前方に飛び込んでしまった場合，すかさず残しておいた余りの1本分を引き戻し，スタックなどの合併症を防ぐ．

> ⚠ 注意
> テンションを取らずに，いきなりBurrを回転させると，Burrが前方へ飛び込み，特に大きなBurrを使用しているときや，屈曲があるときには，スタックや解離，あるいは穿孔の原因となるので注意を要する（図3）．

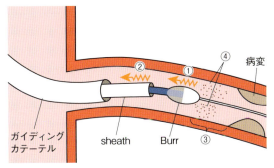

図3● ジャンピング防止の手順

① アドバンサーノブを1横指分だけ引き，Burrの前方テンションをとる
② 次いで，Burrの外筒のsheathを数mmずつ計1cm程度引き，sheathの前方テンションをとる．このとき透視で診るとBurrが約1個分引かれ，結果的にBurrと標的病変との距離が2～3cm程度になるようにする（③）
④ 造影して，Burrの周囲に造影剤が存在する，つまりBurrが冠動脈壁にめり込んでいないことを，RAD，LAD二方向で確認する

b）適切なプラットフォームの位置決定

　前述のBurrのジャンピング防止と同様，血管走行に応じたプラットフォームの位置決め（Burrの駆動開始位置）も，病変を効果的かつ安全に切削するにあたって非常に重要なポイントといえる．通常，Burrとシースの前方テンションを取った状態でBurrの位置が標的病変の2～3cm手前にあり，RAD，LAD二方向で造影剤がBurrの周囲に満たされ，Burrが冠動脈壁にめり込んでいない位置が最適と考えてよい（図3）．非常に長い病変では，Burrの滑走距離が十分かどうか，プラットフォーム前にチェックしておく必要がある．Rotalinkの場合，以前のModel 19-Aに比べて滑走距離がやや短く，76 mm（138 mm長のステント2個分）となっている．もし標的病変から20 mm手前にあった場合，実際に切削できる病変長は最大76−20＝56 mmとなり，60 mmの病変では1回のプラットフォームでは切削できない．このような状況を，Burrをactivateする前に把握しておく必要がある．

2 ロタブレーター手技に伴うslow flowの機序と症候

　ダイアモンドのドリルで高度石灰化病変を削るロタブレーターは，通常のバルーンやステントでは治療しにくい複雑石灰化狭窄をも治療できる画期的なデバイスである．ロタブレーター手技で，経皮的バルーン血管形成術（POBA）と比べて発生が多いといわれる合併症の1つが**slow flow**である．しかし対策を十分に立てれば，その発症をほぼゼロにすることが可能である．

　削った硬化巣が細かい粒子となって大量に末梢の血管内に停滞したり，さらに遠位部の血管床に**末梢微小塞栓**（distal microembolism）を生じるような場合，また下流域の**冠動脈の攣縮**（スパスム）が誘発されるような場合には，slow flow現象を生じることになる．さらに病変周囲の血管壁に摩擦熱による**熱損傷**（heat trauma）を生じると，微小血栓が形成されやすく，それが末梢微小塞栓の原因にもなる．

PCI中にslow flowを生じると，多くの場合は胸痛を生じ，虚血性の心電図変化（多くはST上昇）や血圧の低下を伴う．しかしロータブレーターでは，slow flowがないのに，胸痛や一過性の虚血性ST上昇を生じたり，逆にslow flowになっても胸痛や虚血性の心電図変化を生じないことがある．いずれにせよ，遷延するslow flowは冠循環，血行動態に不利であることに変わりはない．

ロータブレーターにおけるslow flowの原因と対策

合併症の対策を考えるには，その合併症の原因を知り，それに応じた対策を講じる必要がある．ロータブレーターにおけるslow flowの原因としては，大きく手技上の原因と患者側の原因がある．

a）手技上の原因と対策

手技前にslow flowを起こさないようにするには，逆にslow flowを起こす原因を知り，その逆をすればよいということになる．共著者の三角は1993年以来ロータブレーターの手技件数は25年で6,000例を優に超えているが，その経験上，ロータブレーターでslow flowを起こす原因は主に以下の3点であろう．

- 長いプラットフォーム（platform）時間
- ゆっくりと押していく手技
- 低速回転

学会などではさまざまな議論があるが，ことロータブレーターの手技に関しては多くの経験が説得力をもつ．

30秒以上，低速回転で，ゆっくりと押していく手技を行ったら，slow flowを生じ，低血圧，ST上昇を起こす可能性は非常に高い（経験上必発）と考えてよい．

逆に1回あたり10秒以下の切削時間，素早い動きによるpecking motion（キツツキ運動），高速回転（20万回転以上）の手技を行えば，slow flowはおろか，低血圧やST上昇もまず生じない．この手技により，当院では最近少なくとも数年間，ロータブレーター自体によるslow flowを経験したことがない．

b）患者側の原因と対策

最も注意すべきは**低血圧**であり，これには，脱水，低心拍出状態，降圧薬の過多などが原因となる．各々に対して，輸液，IABP，薬剤の調整や昇圧薬などにより対処する必要がある．**どうしても収縮期血圧100 mm/Hgを維持できなければ，ノルアドレナリン専用の中心静脈ラインを確保し，EFが40％未満であれば，IABPの挿入を躊躇すべきではない．**

slow flowの予防―どうしたら防げるか―

予防策として最も重要なのは，**体血圧の維持**である．「1に血圧，2に血圧，3，4がなくて，5に血圧」と覚えておけばよい．体血圧が上昇すれば冠動脈灌流圧も上昇し，仮に微小硬化巣や微小血栓が冠血流内に停滞し，末梢微小塞栓を生じていたとしてもwash-outされやすくなる．また**咳**をすれば，それによって一過性に血圧が上昇し，同様の効果をもたらす（**cough resuscitation**，図1）．ロータブレーターの際に維持する血圧の目安としては，LAD，LCXの通常病変では収縮期圧120 mmHg以上，LMT，RCA，dominant LCXの病変に対しては収縮期圧150 mmHg以上となる．また，サイドホールつきのガイディングカテーテルを用いて，新鮮血をマニホールドにゆっくり吸引し，その後素早く押し込むactive pumpingも有効である．

表1 ● ロタブレーターにおける slow flow 対策

予防	「最良の合併対策は，最初から合併症を起こさないことである」と心得る
①事前に体血圧を維持：輸液，フェニレフリン（ネオシネジン），ノルアドレナリン，IABPの使用	
②患者に咳をさせる（cough resuscitation），マニホールドから行う新鮮血のactive pumping	
③冠動脈内にニトログリセリン，ベラパミル塩酸塩，ニコランジル（シグマート®）を投与	
対応	「もし起こったら，原因の検索と，個々の原因に対する治療を行う」
①スパスム	体血圧の維持〔輸液，cough resuscitation，フェニレフリン（ネオシネジン），ノルアドレナリン，IABP〕と同時に冠動脈内にニトログリセリン，ベラパミル（RCA, dominant LCXには禁忌），ニコランジル（シグマート®）を注入，パーフュージョンバルーンカテーテルの使用
②浮遊デブリス	Thrombuster（カネカメディックス社製），TVAC®（ニプロ社製）など吸引カテーテルによる吸引
③冠動脈内血栓症	ACTのチェック，ヘパリンの追加投与
④血管解離（dissection），血管内膜下血腫	IVUSで確認，ステント留置により修復，もしくはパーフュージョンバルーンカテーテルによる圧迫

■ slow flowへの対応—起こったらどうするか—

予防の原則は，slow flowが生じたときの対策についても当てはまる．一番有効な対処策の原則は，**血圧を上昇させること**である．当院では，使用時間が短く，非カテコラミン性で不整脈を誘発し難いフェニレフリン（ネオシネジン）〔またはエチレフリン塩酸塩（エホチール®）〕を好んで用いている．もし効果が不十分であれば，別に専用静脈ラインをとり，ノルアドレナリンを少量点滴し，血圧をみながら術者が投与量を微調整する方法が便利である．

これらの予防策，対処策を十分に講じることにより，当院ではロタブレーターの手技に伴うslow flowはほとんど経験していない．

■ ロタブレーターにおける，slow flow対策のまとめ

一般的にいえることであるが，合併症を起こさずに患者の安全を第一に考えて治療行為を行うためには，起こるべき合併症の原因を検索し，その予防を最大限に行って，最初から合併症を起こさないのが最良の合併症対策である．**表1**にロタブレーターによるslow flowの予防策，起こった際の処置法を原因別に示す．

Tips & Tricks

合併症対策の"6P"を覚えておこう

拙書『Rotablatorのすべて—その戦略，テクニック，トラブルシューティングおよび症例集』（ライフサイエンス出版，2002）にも書いておいたが，ロタブレーターに限らず，すべてのPCI，すべての治療行為の合併症対策の原則として，"6P"を覚えておくとよい．これは軍隊での特殊部隊の草分けであるイギリス陸軍特殊空挺隊（SAS）の標語でもある．この6Pとは，"Properly Prepared Plan Prevents Poor Performance"，すなわち「適切に準備された計画は，ひどい結果を予防する」と解釈できる．この言葉を座右の銘として，当施設ではロタブレーターのみならずすべてのPCIに関して，患者の安全を第一に考え，周到な準備を常に心がけて合併症を極力避けるように対処している．合併症対策は「起こったら考える」のではなく，「起こる前から準備する」のが重要なポイントである．

3 ロータブレーターの際のスタックBurrに対する予防, 対応策

■ スタック (stuck Burr) とは

　ロータブレーター手技における重篤な合併症の1つとして, **Burrのスタック**が挙げられる. 当院でも過去10年間で数例を経験しており, その頻度はロータブレーターを使用した症例数に対して0.5％以下である. また, 図4に示すようにBurrのスタックには**病変突き抜け型**と**病変はまり込み型**の2種類のタイプがあると考えられるが, 特に病変突き抜け型においては, 前述のジャンピング防止手順によって多くが回避可能であると思われる.

■ スタックの発生要因と予防策

a) 発生要因

- 病変部に対してBurrを押し当てた場合
- 屈曲した病変, または病変部手前に屈曲がある場合 (図5). 押し込む力が屈曲部で蓄積されBurrが病変に滑り込みやすい
- 標的病変部手前に軽度〜中等度の狭窄を伴う場合
- RotaWire™ (ボストン・サイエンティフィック社製) にunfavorable GW bias (好ましくないガイドワイヤーの血管内偏位＝ガイドワイヤーの一部が血管壁に強く当たったり, 食い込んだりする現象) が生じている場合かつ病変部の石灰化がきわめて高度で狭窄も著しい場合

　※逆にRotaWire™が病変にしっかりと当たり, 反対側に接していないときがfavorable GW bias (好ましいガイドワイヤーの血管内偏位) となり, これが理想的である

- 病変部の石灰化, 狭窄度がきわめて高度な場合 (特に透析患者で多い)

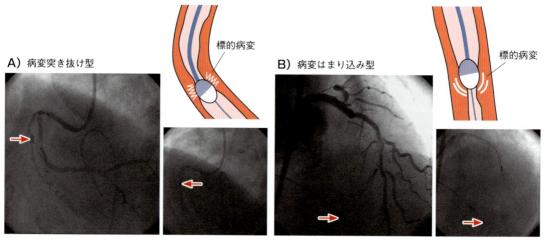

図4 ● Burrのスタック
A) 病変突き抜け型. Burrを強く押しすぎたため, 狭窄を十分に切除する前にジャンプして病変を突き抜けた場合
B) 病変はまり込み型. Burrを強く押しすぎたために, 病変にがっちりはまり込んで抜けなくなった場合

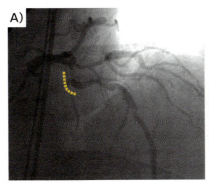
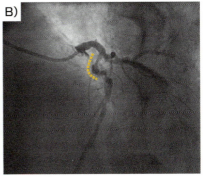

図5 ● 石灰化を伴う高度屈曲性狭窄に対する戦略例
LADが近位部から中間部にかけて狭窄し，RAO（A），LAO（B）2方向いずれにおいても石灰化とともに高度の屈曲が認められる．ROTAWIRE Extra Supportではunfavorable GW biasがかかりやすくROTAWIRE Floppyを用いるが，場合によってはそれを曲げて使用する．小サイズ（1.25 mm）のBurrから始めてロータブレーターを行うのもポイントである

b）予防策，注意点

- いわゆるpeckingが基本．焦らず丁寧にBurrを操作し，必要以上に押し込まない．通そうとせず，Burrが病変に当たったらすぐ引く
- 回転数の低下や1回のアブレーション時間を最小限にとどめる
- プラットフォーム中はBurrを常に動かし，決して病変内で止めないこと
- プラットフォームは必ず最後の動作が"引く"で終わり，Burrを開始位置に戻すこと
- 病変部の石灰化，狭窄度がきわめて高度な場合，切削力の高いROTAWIRE Extra Supportを用い，最小サイズの1.25 mm Burrから始めるのがベストである．一般にROTAWIRE Extra Supportの方がROTAWIRE Floppyより切削力が数倍高くスタックBurrも生じにくい．ただし，病変やその末梢の屈曲が強い場合，unfavorable GW biasがかかりやすいため，このROTAWIRE Extra Supportは使いにくくなる
- 病変部手前に狭窄を伴う場合は，たとえ軽度の狭窄であっても，前処置としてプラットフォームを行い，標的病変切削後，Burrの抜去時に支障をきたさない内腔を事前に確保する
- 最後にpolish（磨き）をかける際にもスタックは起こりうるので注意を要する

■ スタックの対処方法の5steps

Step 1　Burrを強く引く

❶ Burr前進用のアドバンサノブをいっぱいまで引いて，アドバンサに固定する．
❷ 次にYコネクターを緩め，Burrをシースごと手でゆっくり引いてみる．

Step 2　システムごと引く—Step 1で効果がない場合—

❶ ガイディングカテーテルを時計方向または反時計方向に回し，
❷ Yコネクターを締めて，
❸ システムごと（ガイディングカテーテル，Burr，シースを）一体にして引いてみる．

Step 3　Dynaglideモードを用いる—もしStep 2でもBurrが抜けなければ—

❶ 助手が左手でアドバンサのブレーキ解除ボタン（図6❶）を押してRotaWire™（図6❷）を進めながら，一方で術者がBurrをシース（図6❸）ごと引いて近位側にテンションをか

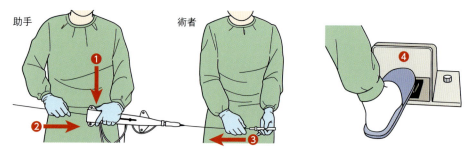

図6 ● Dynaglide モードによるスタック Burr の解除法

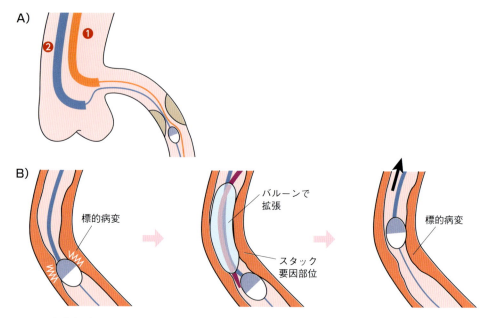

図7 ● 病変部をバルーンで拡張し,スタックした Burr を抜去する方法
A) 別(2本目)のガイディングカテーテルを冠動脈入口部にエンゲージする
B) 病変部に GW を通し,小径バルーンにより,スタック部位を拡張させ Burr を抜去する

けてから,Dynaglide モードで Burr を回転させる(図6❹).

- 近位側にテンションをかけずに Dynaglide モードで回転させると,Burr がさらに前方に飛び込んだり,結果的にスタックされた位置で長時間 activate されることになるので注意する.

Step 4　バルーンでスタック部位を拡張する―Step 3でも上手くいかない場合―

❶ 別のガイディングカテーテル(図7A❶)を他の末梢アプローチ部位から挿入する
❷ 元のガイディングシステム(図7A❷)を冠動脈入口部から少しずらして,追加したガイディングカテーテル(図7A❶)をエンゲージする
❸ スタックした Burr の横から別のガイドワイヤーを通過させ,最小サイズのバルーンを挿入し,Burr がスタックした部位を拡張後,Burr を抜去する(図7B)

- その際,スタック部位で穿孔や解離が生じていることが少なくないため注意が必要である.

Step 5　子カテを用いる—Step 4でも解決しない場合— movie 56

　従来の子カテでオーバーザワイヤー（over the wire：OTW）タイプのST-01はBurrの抜去に有用であり，BurrのシャフトをRotaWire™ごと切断し，そこに挿入していく方法が有用である．近年モノレール型の子カテが登場し，ステントのデリバーや屈曲遠位部の病変に対するロータブレーターも可能になった．このモノレール型の子カテはスタックの際のBurrの抜去にも有用である．現在GuideLiner（6Fr.，7Fr.），GUIDEZILLA™（ボストン・サイエンティフィック社製，6Fr.，7Fr.，8Fr.），GUIDEPLUS®（6Fr.）の3種があるが，Burrのシャフトを切って挿入していく際に最もスムーズなのは7Fr. GuideLinerであり，6Fr.の子カテはそもそも切断したシャフトの後方から入れても通過しない．

　またGUIDEZILLA™は硬すぎてBurrまで到達し難い．したがって，スタックのリスクがある場合は，いざという時7Fr. GuideLinerが使える7Fr.システムでロータブレーターを施行した方がよい．

4 ロータブレーターの際の冠動脈穿孔に対する予防，対応策

■ ロータブレーターに伴う冠動脈穿孔のメカニズムと危険部位

　ロータブレーター手技に伴う**冠動脈穿孔（perforation）**には**ガイドワイヤーによる末梢血管での穿孔**と**Burrの直接作用**によるものがある．いずれにせよロータブレーターによって生じる穿孔は，通常のPCIの際にガイドワイヤーによって生じる穿孔とは異なり，急峻かつ大量の出血，心タンポナーデを伴うことが多い．

　0.014インチのガイドワイヤーによる冠動脈末梢部の穿孔であれば，ヘパリンをプロタミン硫酸塩（5～10 mL）で中和すれば多くの場合止血でき，しかもバルーンを末梢までもっていって末梢血管を塞げば，さほど大きな塞栓を起こすことなく止血できる．また，マイクロカテーテルを用いて，脂肪塊や小血栓を末梢血管に詰めて止血するのも有効である．筆者はマイクロカテーテルを末梢までもっていって陰圧をかける方法が特に有効と考えており，ヘパリンを中和してACT＜200以下であればほんの2，3分で止血できることが多い．

　しかし，ロータブレーターのBurrによる穿孔は，止血に苦慮することが少なくない．その機序としては，過大サイズのBurr，進行方向に向かって本幹分岐部の60度以上の屈曲，施行した血管に伴うRotaWire™のunfavorable GW biasというメカニズムが考えられる．

a）急峻な屈曲（進行方向に向かって60°以上）のためにBurrそのものが冠動脈に直接穴をあけて穿孔させる場合

　これは急峻な屈曲病変に対し，強引にBurrを進めたことに起因する．またB/A比が大きすぎる（＞0.7）ことも一因となる．また，最も小さい1.25 mm Burrは形が尖鋭でかえって穿孔を起こしやすいことが指摘されている．この型の穿孔はLAD入口部，LCX入口部，OMの起始部，対角枝入口部に多い．

　特にLMTから急角度に分岐するLCX入口部に対し強引にBurrを進めてBurrによる穿孔を起こすと，パーフュージョンバルーンを用いて穿孔部をシールドしようとしても，LMT→LAD方向への血流が遮断されてしまうため，対応に苦慮することになる．したがって，特に屈曲したLCX入口部へのロータブレーターは慎重の上にも慎重に施行する必要がある．筆者はこ

のような場合，LMT→LCX入口部の屈曲に合わせたROTAWIRE Floppy形状を曲げ（Extra Supportではキンクしてしまうため，曲げることはできない），主にLAD caudal view（spider view）で見ながら手技を行っている．ROTAWIRE Floppyをどの位置で，どのような角度で，どのような方法で曲げるかについては，拙書「Rotablatorのすべて—その戦略，テクニック，トラブルシューティングおよび症例集」（2002）を参照していただきたい．

b) 過大サイズのBurrサイズやBurrが冠動脈壁にめり込んだ状態でのプラットフォーム（切削）開始により，穿孔する場合

大きすぎるBurrサイズでは当然危険が伴う．B/A（Burr/artery）比，つまり冠動脈径に対するBurr直径の比が0.7を超えると，穿孔リスクが高まると考えてよく，最大でも0.6程度に抑えておく方がよい．例えば標的病変が3.0 mm径なら1.75 mm BurrでもB/A比＝1.75/3.0＝0.58と0.6以下だが，このBurrサイズでも造影上は非常に大きく見える．現在のdeviceテクノロジーでは，3.0 mm径の血管の場合，1.5 mm径のBurrでも回転数downが1,000以下になるまでpolishing runをすれば，十分，バルーンによる拡張やステント留置が行える．さらに2.0 mm径のBurrではB/A比＝2.0/3.0＝0.67であるが，これでは実際Burrが大きすぎて，穿孔のリスクが高くなってしまう．

またBurrサイズが適切でも，最初からBurrが冠動脈にめり込んでいたり，前方テンションがかかったままBurrをactivateすると，やはりBurrが冠動脈壁を傷つけ穿孔させてしまう危険性が高くなる．なおプラットフォーム直後にpuffをすると，造影剤の血管外漏出がすぐに発見でき，早急に対策を立てることができる．

c) 蛇行のためにunfavorable GW biasがかかり, 標的病変と反対側の血管壁を傷つけoozing型の穿孔を起こす場合

このときは，ロータブレーター施行後に冠動脈造影しても，明らかな造影剤の血管外漏出がみられない．ハワイ大学でcoronary interventionの指導をしていた折，心臓血管外科医のコメントを聞いたことがある．彼によれば，ロータブレーター後に生じた原因不明の心タンポナーデの開胸手術をしたことがあり，そのとき，ロータブレーターを行った冠動脈に沿って血腫が認められたものの，明らかな穿孔部分は認められなかったという．臨床的に手技直後に心タンポナーデを思わせる症状や所見も全く認められず，気づかれないうちに生じた，oozingによると思われる冠動脈周囲の血腫は，subclinicalに経過することもありうると考えられるが，逆に原因不明の手技後の心タンポナーデの原因として重要と思われる．機序としては，特にunfavorable GW biasのためにBurrが強く病変（特に屈曲の大弯側）に押しつけられ，本来切削すべき病変と反対側を傷つけていることが考えられる（図8B）．この場合，**切削中に高度の回転数低下を生じることが多い**．この回転数の低下は手技中に**回転音のピッチの低下**として聴取されるため，Burrを操作して病変を削っている際には，やはり回転数の音の変化に即座に気づき，無理な手技は極力避けるべきである．何回も強調することになるが，回転数の低下には極力注意すべきである．なお，この型の穿孔はdistal RCA，特に#4PDと#4AVの分岐部に多い．対策としては，常にfavorable GW bias（図8A）の状態を保つように心がけることが重要である．

■ 冠動脈穿孔を予防するための5か条

すべての合併症にいえることだが，合併症は常に起こりうるものだと認識すること．血管の屈曲や蛇行による穿孔のリスクを軽減するため，適切なRotaWire™の選択（大多数は

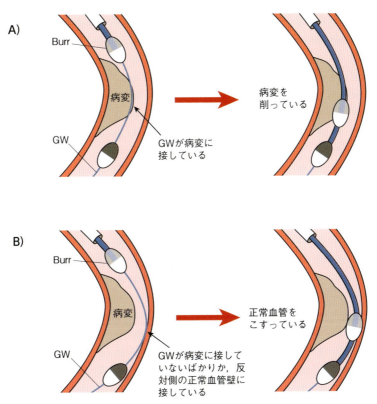

図8 ● favorable GW bias（A）とunfavorable GW bias（B）におけるBurrの動き

ROTAWIRE FloppyだがExtra Supportを用いることがベストの場合がある）と，至適Burrサイズでの切削が必至となる．

① **穿孔は常に起こりうるもの**だとの認識をもつこと
② **Burrおよびシースの前方テンションを十分に取り**，activateさせた際にBurrが病変に飛び込むのを防ぐ
③ Burrの周囲，特に前半の先進部分の周囲に造影剤が満たされていることを，できればbiplane（または二方向造影）で確認し，**Burrが冠動脈壁にめり込んでいないことを確認**する
④ **病変が屈曲している場合**，特に穿孔が生じやすいため，対策を慎重に行う．まずRotaWire™の選択であるが，病変部が入口部になくジグザグ状であったり，1，2カ所急峻な角度で屈曲していれば，ROTAWIRE Floppyを用いる．それによりunfavorable GW biasを避け，favorable GW biasを得る．必要であれば，ROTAWIRE Floppyを曲げて使用する．また，LMT-LCX，LADの分岐部が屈曲している場合，絶対に穿孔を生じないよう必ずunfavorable GW biasがかからないよう注意し，ROTAWIRE Floppyeを曲げて使用しfavorable GW biasにすることを躊躇しない．一方，RCA入口部が大動脈から分岐する時点で屈曲していたり，その入り口部自体に病変がある際には，ROTAWIRE Extra Supportが非常に有用である．
⑤ **回転数の低下に注意**する．コンソールに表示される数字自体，実際の回転数の低下より若

干遅れるため，タイムラグがある．最も信頼できるのは**回転音**である．どれだけ回転数が落ちると，音のピッチも低下するのか，自分の耳を鍛えることも重要である

■ 冠動脈穿孔が生じたら

① まず**病変のシールド**を行う．これにはガイドワイヤーを抜かずに使用できるRyusei（カネカメディックス社製）というパーフュージョンバルーンが秀でている．ただし，もともとその冠動脈に他枝からの側副路を介しての血液の心膜腔への漏出が続き，このために心タンポナーデが進行することがある．このため，場合によっては，通常タイプのロングバルーンを用いることもある．

② プロタミン硫酸塩（5～10 mL）により，ヘパリンの効果を中和する．

③ 直ちに**心エコー**を行い，心嚢液貯留や心タンポナーデの所見の有無，程度を確認する．

④ 直ちにバックアップ体制にある心臓血管外科医に連絡し，**緊急手術の手配**を行う．

⑤ Burrによる穿孔に対する，最良の治療は**カバードステントの留置**である．現在使用できるGRAFTMASTERは径2.5～3.5 mmであるが径が大きくデバイスも硬いため，ロータブレーター治療の対象となる石灰化病変の場合は通過し難い．この場合，**子カテの使用が非常に役に立つ**．子カテとしては，GUIDEPLUS®，GuideLiner，GUIDEZILLA™の三者があるが，6Fr.しかないGUIDEPLUS®では大きいサイズのGRAFTMASTERは通過し難い．7Fr.のGuideLinerであればすべてのGRAFTMASTERが使用できる．

特に，3.5 mm径以上のGRAFTMASTERは，体外で6Fr. GUIDEPLUS®に通すことができても，冠動脈の曲がりによっては，病変を6Fr. GUIDEPLUS®が通過してもGRAFTMASTERが通らないことが少なくない．**また仮に6Fr. GUIDEPLUS®が病変を通過して，GRAFTMASTERも病変に達しても，今度はGUIDEPLUS®が引けないことが多い**．この点からも，6Fr.システムに使用中のいわゆるad hoc Rotablatorを除いて，すべてのGRAFTMASTERが問題なく通る7Fr. GuideLinerを使える7Fr.ガイディングカテーテルを，6～7Fr. Glidesheath（テルモ社製）を使用することにより選択することを勧めている．

＜参考文献＞
1）「ロータブレーターマニュアル―その戦略，テクニックおよびトラブルシューティング」（三角和雄/著），ライフサイエンス出版，1998
2）「ロータブレーター・イラストレイテッド―その戦略，テクニックおよびトラブルシューティング 第2版」（三角和雄/著），ライフサイエンス出版，1999
3）「Rotablatorのすべて―その戦略，テクニック，トラブルシューティングおよび症例集」（三角和雄/著），ライフサイエンス出版，2002

第3章 トラブル解決法

10. 大量血栓

宮本貴庸, 丹羽明博

急性心筋梗塞（AMI）のPCIでは，関与する血栓の処置が重要である．近年は，使用できるデバイスが増加しているので，それらを使用する順序などもシミュレーションをしておくべきである．冠動脈内血栓の対処に，血栓吸引デバイスの適正な使用は有効である．そこで，血栓吸引デバイスの吸引で十分な再灌流が得られない場合に，考えられるメカニズムとその対策について解説する．また，大量血栓のために，PCI手技のみでは対処が困難で，薬物的治療の併用が必要な症例も提示する．

1 血栓を吸引できなくなったら考えること

柔軟性があり病変通過性のよい，複数のモノレールタイプの吸引デバイスが使用可能となっている．吸引の陰圧は，付属のシリンジで用手的につくり出すものが主流である．

■ 陰圧不足

血栓吸引開始直後は順調に血液が吸引できていても，急に吸引が不能になることがある．原因として，**まず吸引陰圧の低下を考える**．血液吸引が施行され付属シリンジが血液でいっぱいとなった場合には，シリンジ内の血液を排出し再び用手的にシリンジで強い吸引陰圧をつくり出す必要がある．吸引手技中にこれをくり返す．また付属シリンジで吸引陰圧の準備をしており，吸引開始までの時間が長い場合，吸引陰圧が弱まる場合があるので注意が必要である．

■ 吸引デバイスの先端に血栓が付着

血栓がある程度の硬さをもっている場合，吸引されずに血栓吸引デバイスの先端に付着し（図1A），急に血液の吸引が不能になる（図1B）．そのとき血栓吸引デバイスをさらに0.5～1 cmほど遠位方向に押し込み，再び近位方向にデバイスをゆっくり引いてくると，付着した血栓は先端孔から離れ，デバイスの先端と接触して破壊され，再び吸引可能な状態になることがある．

それでも破壊されず血栓吸引デバイスの吸引孔に入らない大型の血栓を除去する方法として，先端に付着した血栓をデバイスごとガイディングカテーテル外に引き出す処置がある．特に**右冠動脈内血栓の場合**は有効である（図2）．**左冠動脈内血栓の場合，血栓の大きさは予想が困難であり，基本的にはガイディングカテーテル内に引き込んではならない**（図3）．非責任冠動脈への血栓の迷入は，新たな虚血を引き起こし重大な結果を引き起こしやすい．

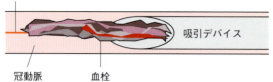

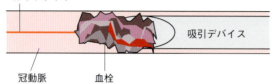

図1 ● 吸引デバイスと血栓
吸引デバイスの先端の吸引孔に入りきれない血栓が付着する

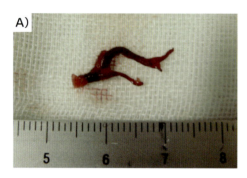

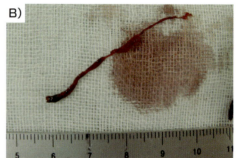

図2 ● 冠動脈外に引き出された血栓
これらは，吸引デバイスの吸引孔には入りきらないため，デバイスの先端に付着した状態のままガイディングカテーテル外に引き出された

> ⚠️ **注意**
> 左前下行枝の血栓をガイディングカテーテル内に引き込もうとして左回旋枝に血栓が迷入することになれば，非常に危険である．回旋枝入口部より遠位部での操作が安全である（図3）．
>
>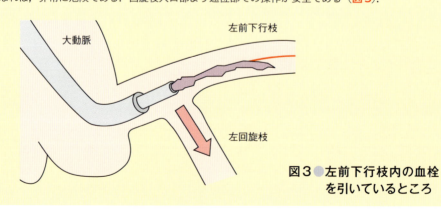
>
> **図3 ● 左前下行枝内の血栓を引いているところ**

　もし吸引が停止して，デバイスをガイディングカテーテルから抜きたいときには，血栓吸引デバイスの先端を十分遠位部に置き，1 mL程度のヘパリン加生理食塩水でデバイスをフラッシュすると血栓は先端からはずれ再び吸引が可能となりやすい．以上のように**左冠動脈では，吸引が可能な状態での抜去を基本にする**．

> **⚠注意** 吸引カテーテルを抜去した後のフラッシュは十分に!!
>
> 吸引デバイスに付着して引き出してきた血栓が，吸引デバイスをガイディングカテーテルから抜去した後でもガイディングカテーテル内やYコネクター部などに残っていることがある．特にYコネクター部は，結合部が多くフラッシュが十分できないことがある．吸引時の陰圧により，吸引デバイスに沿って外部から空気も引き込まれることもあり注意が必要である．血栓がないことを目視でも十分確認すること（図4）．
>
>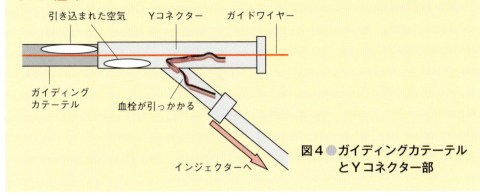
>
> 図4 ● ガイディングカテーテルとYコネクター部

2 血栓吸引後も再灌流が得られないとき

血栓吸引を施行しても，血栓の末梢側に血流が再開しない場合がある．考えられる原因を経験的な頻度順に列挙する．①大量の血栓の残存，②血栓内に隠れた高度冠動脈狭窄の存在，③手技開始前から存在した，または手技関連デバイスによる冠動脈解離，冠動脈血腫の発生，④そもそもガイドワイヤーが末梢まで冠動脈内をとらえていないなどのガイドワイヤーの問題．それらの原因を明確化し戦略を決めるために，**血管内超音波（IVUS）施行は有効である**．

3 吸引後も大量の血栓が残存するとき

血栓の存在する範囲の冠動脈内腔の体積と血栓の体積の関係で，血流再開の可能性は決まるであろう．単に冠動脈内腔において，バルーンを使用して血栓を砕いても，血栓の体積が変化するわけではないので，これらの体積差を生み出しにくい．冠動脈内の血流を再開するために以下が考えうる．

① バルーンで細かく砕いて血栓内に間隙をつくる．砕いた血栓を冠動脈長軸方向へ伸ばした状態に分布させる
② ステントで冠動脈を短軸放射状に植え込んで，血管内腔体積を拡大させ，血栓を冠動脈壁に圧着させる
③ 血栓溶解薬で血栓の体積を減弱させる

もし不成功であれば，さらにもう一度血栓吸引や①〜③を組み合わせくり返すことになる．

■ バルーンの使用

残存血管内血栓を破砕し，血栓内に間隙をつくる目的がある．IVUSの血管径に対して（バルーン／対象血管径）0.8程度の径のバルーンを使用して，血栓長軸全長にわたり破砕する．術者の好みにより，30 mm以上のロングバルーンを使用する場合や比較的小さなサイズのバ

ルーン（2.5 mm程度）を使用する場合もある．高度石灰化を伴うような残存高度狭窄がある場合には，①ノンコンプライアントバルーン使用による高圧拡張（20気圧を超える）や，②パラレルワイヤー併用のバルーン拡張で狭窄病変に亀裂を入れつつ拡張することなどが必要である．

■ ステントの使用

残存血管内血栓を，ステントと冠動脈壁間に圧迫固定する方法である．**比較的血栓が限局的に残存している場合に有効と考えている**．通常は血栓吸引後，病変部位でバルーンを拡張し，その血栓の反応をみてからステント使用を考慮することが多い．しかしながら，遠位部への塞栓を防ぐ目的や十分な血流再開を早期に達成する目的で，血栓吸引後すぐにIVUSを使用し，使用ステント径を決定し，前拡張なしにステントを留置する方法（ダイレクトステント）がある．この方法では，ステント拡張により，ステントと血管壁の間に血栓が一塊として捕捉される可能性が高いと思われる．注意点は，ステントの径を血管に対して十分な大きさまで拡張しないと，ステント内に後から血栓が出現してきて，処置に難渋することがあり，結果としてステント内でのバルーン拡張が何度も必要となることがある．

■ 血栓溶解療法と抗凝固薬の使用

残存血管内血栓が非常に多い場合に有効と考える．大量の血栓が残存している場合には，きれいな造影結果を求めるためのステント留置にこだわらず，冠動脈内に血栓溶解薬を投与する．**血栓吸引デバイスの先端吸引孔を通して血栓溶解薬を投与することは，高濃度の薬物投与が可能になる**利点がある．血栓が大量に存在し血流が不十分なほど，血栓溶解薬と病変の血栓との接触時間が増加し，血栓溶解薬の病変への高濃度な曝露が可能になる．ステント留置後でも血栓でステントが埋もれ，再灌流不能な場合には考慮すべきと考える．

Tips&Tricks

血栓吸引カテーテルから血栓溶解薬投与

血栓吸引カテーテルを血栓溶解薬の投与経路として使用する方法もある．吸引デバイスで，血栓内部に投与した血栓溶解薬は，高濃度で血栓に働く（図5, movie 57 ）．

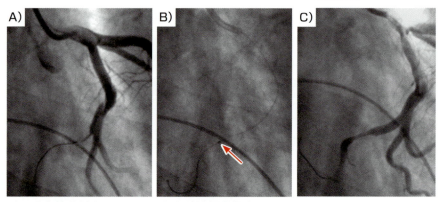

図5 ● 血栓吸引カテーテルから血栓溶解薬投与
A, B）血栓が豊富な血管に，吸引デバイスを通して，血栓溶解薬を投与した．矢印（→）は吸引デバイスの先端．C）血栓が溶解し，閉塞が改善した

Tips & Tricks

パルス注入血栓溶解療法（PIT）

側孔付の血栓溶解薬投与専用カテーテル〔LUMINE®（東海メディカル社製：図6A），ULTRAFUSE®（ボストン・サイエンティフィック社製）〕を使用し，血栓溶解薬を冠動脈内にスプレー状に投与する．専用ポンプで血栓溶解薬を投与するのが原則であるが，インデフレーターに血栓溶解薬を詰めて，5～6気圧程度まで一気に圧をかけると血栓溶解薬が放出される．その後徐々に圧が下がる．それをくり返せば，専用のポンプと同等な薬物放出が期待できる．インデフレーターの圧を一気に5～6気圧程度まで上げ，そこで手を休めると圧は急速に低下する．それをくり返す（図6B）．

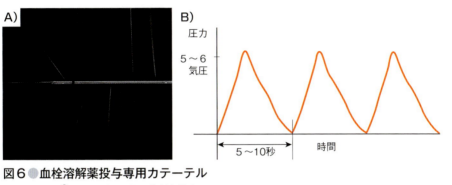

図6● 血栓溶解薬投与専用カテーテル
A）LUMINE® よりスプレー状に薬剤を放出
B）インデフレーター圧の経過図

また，術後ヘパリン化を十分施行し，ワルファリン内服を開始する．ヘパリンとワルファリンは，少なくとも4～5日間併用する．ワルファリン内服後の目標PT-INRは，1.5～2.5としている（図7，movie 58）．

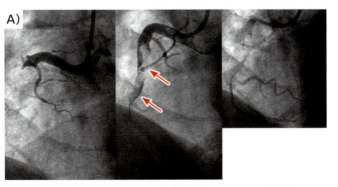

PCI前　　PCI後 早期造影像　　PCI後 遅延造影像

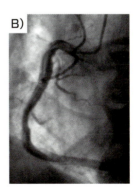

図7● 血栓吸引不十分例 movie 58

血栓（→）が非常に多いため，再灌流は困難と考え，バルーンによって血栓を砕き，できうる限り血栓吸引を施行して手技を終了とした．急性期の最終造影結果は狭窄度99％，TIMI grade 1であった（A）．急性期から慢性期にわたるワルファリンによる抗凝固療法施行後，6カ月後のカテーテル検査では狭窄度25％となっていた（B）．さらに心機能も良好であった．この症例は，後にプロテインC欠損症による凝固異常であることが判明した．血栓性が非常に高い場合には，凝固異常も考慮する必要がある

Point

AMI急性期のPCIは血行動態の変化が大きく，造影剤の量，手技時間を最小のものとしたい．血栓吸引デバイスやステント使用でも，造影結果不良の場合は，血栓溶解薬の使用やPCI術後の抗凝固療法に委ねるという適切な引き際がAMIのPCIでは求められる．

近年，抗凝固薬と抗血小板薬の併用に関し，出血の懸念からAMI亜急性期の抗凝固療法の併用に反対の意見もある．しかしながら，易血栓性となりうる冠動脈の炎症も残存するAMI亜急性期において，出血性の問題を抱えていない症例には，一時的な抗凝固療法の併用はやむをえない場合がある．本稿にあるような，例外的ともいえる大量血栓が認められる症例において，むしろ冠動脈の炎症が落ち着くまでの期間（1～2カ月）は，急性期PCI治療の後療法として，抗凝固療法の併用は，許容できる場合もあると考える．急性期PCI治療後1カ月程度で冠動脈造影をして，不十分なPCI結果で終わった病変を確認し，抗凝固療法併用継続の可否を判断する方法もあるだろう．

第3章 トラブル解決法

11. アンカーバルーンテクニックのコツと注意点

舩津篤史

　アンカーバルーンテクニックはさらなるガイディングカテーテルのバックアップサポートを必要とする際に繁用される手技である．バルーンやステントのデリバリー時のみではなく，慢性完全閉塞病変（chronic total occlusion：CTO）に対するPCI時のガイディングカテーテルのサポートや，最近よく使用されるガイドエクステンションの冠動脈内への導入時にも用いられる．PCIオペレーターとしては習得すべき手技の1つであり，実際の症例を提示しながら解説する．

1 アンカーバルーンテクニック施行時の手元の操作方法

　Yコネクターとアンカーバルーンシャフト，ガイドワイヤーを把持して固定することで初めてサポートが得られる．その距離を調節することでガイディングカテーテル先端の位置も調節できる．

●手技の実際（図1）

①**図1A**：左手でアンカーバルーンのシャフトとガイドワイヤー2本を把持し（→），右手で通過させるバルーン（ステント）のシャフトを持って操作する（→）．

②**図1B**：左手の小指でYコネクターを固定し，バルーンとワイヤーを把持している左手の親指と人差し指をYコネクターから遠ざけると（左図），ガイディングカテーテルが深くエンゲージされ，反対に縮めると（右図），ガイディングカテーテルは冠動脈から離れる．この操作でガイディングカテーテルと冠動脈の距離を調節し虚血にならないようにコントロールしたり，ガイディングが離れすぎたり，過度にディープエンゲージとなるのを避け，適切なコアキシャルポジションを保つ．

2 アンカーバルーンテクニックが用いられるシチュエーション

　アンカーバルーンテクニックを用いるシチュエーションは，大きく分けて，①側枝でバルーンアンカーする場合，②本幹でバルーンアンカーする場合の2通りがある．それぞれ異なった用途で使用されるが，ステントデリバリー困難例では，側枝がワイヤープロテクトされていれば側枝でアンカーし，先にバディワイヤーテクニックでステントデリバリーをトライしていた場合には本幹の病変末梢でバルーンアンカーをかける．すでに挿入されているワイヤーを利用して行う．

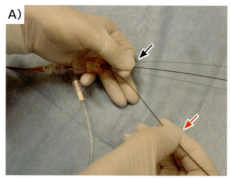
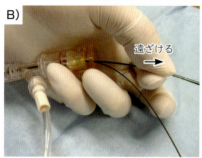
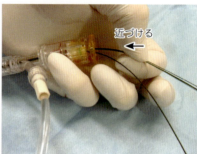

図1 ● アンカーバルーン手技時の手元の操作

a) 側枝でバルーンアンカーする場合
- 本幹へバルーン（あるいはステント）のデリバリー（図2）
- 本幹への貫通カテーテル挿入（図3, movie 59 ）
- CTO病変に対するPCI時のガイディングカテーテルサポート（図4）

b) 本幹でバルーンアンカーする場合
- 本幹末梢でバルーンアンカーしながら，中枢側にステントデリバリー（図5, movie 60 ）
- 本幹にガイドエクステンション導入（図6, movie 61 ）
- CTO病変に対するPCI時の逆行性貫通カテーテル通過を順行性にバルーンでアンカーしサポート（図7）

> ⚠️ **注意　アンカーバルーンテクニックの合併症**
> アンカーバルーンを引きすぎると，ガイディングカテーテルがディープエンゲージになり，冠動脈解離を形成するリスクがある．また，バルーンアンカー中は虚血による胸部症状や不整脈にも注意する．アンカーバルーンテクニックを行う際はガイディングカテーテルの位置やアンカーバルーンの位置，胸部症状や心電図変化などさまざまなことに注意を向ける必要がある．

> ⚠️ **注意　同じガイディングカテーテルにこだわりすぎない**
> アンカーバルーンテクニックを用いてもデバイスが通過しないこともある．術者は初めに選択したガイディングカテーテルのままで手技をやりきろうとする傾向にあるが，複雑なアンカーテクニックを駆使するよりもガイディングカテーテルの形状変更やサイズアップの方がよいこともある．冠動脈内のワイヤー抜去による急性冠閉塞のリスクが少ない状況であればガイディングシステム自体の変更を考慮すべきである．

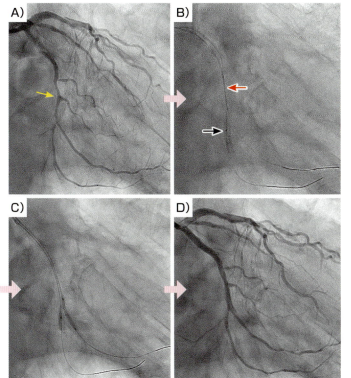

図2 ● LCX末梢の分岐部病変に対するアンカーバルーンテクニック

A）6Fr. XB3.5 ガイディングカテーテルでアプローチ．#11 にステント留置後，病変は 14PL と 15PL 分岐部（黄矢印）
B）ワイヤー通過後，14PL に 2.0 mm バルーンが通過しない．15PL を 1.5 mm バルーン（白矢印）でアンカーしながら 14PL に 2.0 mm バルーン（赤矢印）を通過させた
C）KBT 施行
D）その後，#13-14PL に薬剤コーテッドバルーン 2.5×26 mm を追加拡張した．解離あるも血流良好で終了

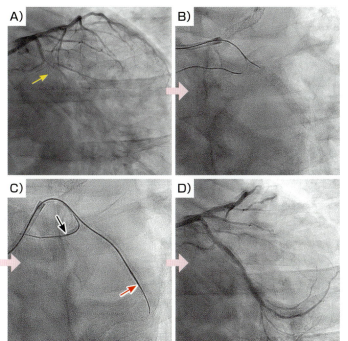

図3 ● LCXのin-stent慢性完全閉塞病変（CTO）への貫通カテーテル通過におけるアンカーバルーンテクニック movie 59

A）7Fr. SPB3.5 ガイディングカテーテルでアプローチ．LCX は心房枝分岐後から閉塞し，末梢端は側副血行路を介してステント末梢端がわずかに造影される（黄矢印）
B）心房枝にワイヤー通過させ，ダブルルーメンカテーテル（SASUKE カテーテル）でサポートしながら閉塞病変に Gaia next first ワイヤーで侵入した
C）ワイヤーが病変内に進んだ時点で Corsair カテーテルに変更したが病変内に進入できない．そこで心房枝を 2.0 mm バルーン（黒矢印）でアンカーしバックアップをとったところ，Corsair カテーテル（赤矢印）はステント末梢端まで通過できた
D）前拡張後，薬剤コーテッドバルーン 3.0×20 mm，3.0×26 mm で追加拡張し，最終造影で良好な血流を確認

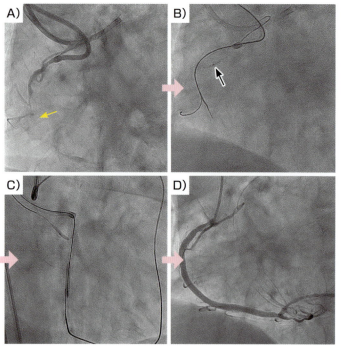

図4 ● RCAのCTO病変治療時のガイディングカテーテルバックアップとしてのアンカーバルーンテクニック

A) 順行性に8Fr. SAL1, 対側は7Fr. SPB3.5ガイディングカテーテルでアプローチ. 造影上, RCA #2のRV枝分岐後で閉塞している (→)

B) CrusadeカテーテルでサポートしGaia thirdワイヤーで病変内に侵入. その後, Corsairカテーテルに変更したが, バックアップが足りず, ワイヤーを押すとガイディングカテーテルが抜けてしまう. 洞結節枝にワイヤーを通過させ, 1.5 mmバルーン (→) でアンカーをとり, サポートしワイヤーを進めた

C) #2-3のカーブまで進んだところで逆行性アプローチを開始した. 中隔枝経由で逆行性にワイヤーを進め, 病変部でreverse CART法を行った

D) 逆行性ワイヤーを病変中枢側に通過させ, 順行性ガイディングカテーテル内に挿入しループワイヤーとした. 前拡張後, ステント留置し, 最終造影では良好な拡張を確認した

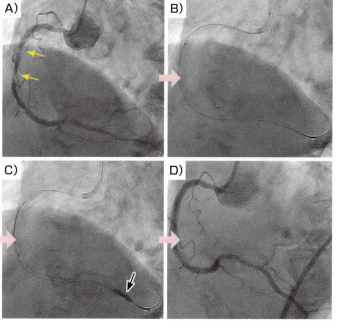

図5 ● RCAの高度石灰化病変のステントデリバリー困難症例に対するアンカーバルーンテクニック movie 60

A) 7Fr. JR4ガイディングカテーテルでアプローチ. 造影上, #2に石灰化を伴う高度狭窄をtandemに認めた (→)

B) NEOS Rinatoワイヤーを通過させ, Lacrosse® NSE 3.0 mmバルーンで前拡張を施行した後, Liberté™ステント3.0×24 mmのデリバリーを試みたが通過せず, NEOS Softワイヤーを通過させバディワイヤーとしたが, それでも通過しない

C) そのまま2.0 mmバルーン (→) をNEOS Softワイヤーに乗せ, 4PDでアンカーさせガイディングカテーテルを固定し, ステントデリバリーに成功した

D) アンカーバルーンとバディワイヤーを抜去後, ステント留置し拡張良好で終了

(本症例はガイドエクステンションのない時代の症例である)

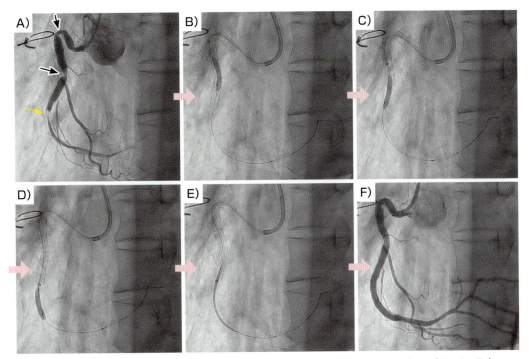

図6 ● 高度屈曲RCA病変に対するガイドエクステンション導入時のアンカーバルーンテクニック movie 61

A) 7Fr. JR4ガイディングカテーテルでアプローチ．RCA #1-2の高度屈曲部分に留置されたステント再狭窄病変（➡）ならびにその末梢に高度狭窄病変（⇨）を認めた

B, C, D) 末梢病変はIVUS上，エコー減衰プラークであり末梢塞栓のリスクがあると判断し，Filtrapで末梢保護した後，3.0mmバルーンでアンカーしながら，7Fr. GuideLiner®を末梢に徐々に進めていった

E, F) Synergy™ステント4.0×38mmをGuideLiner®を介して通過させ留置し，良好に拡張できた

Tips & Tricks

アンカーとガイドエクステンションの距離を短く保つ

　ガイドエクステンションを冠動脈内に導入する際，末梢側をバルーンでアンカーすると進めやすい．しかし，アンカーバルーンとガイドエクステンションの距離が長いとガイディングエクステンションの先端が血管壁や既存のステントに引っかかり血管壁を損傷することがある．そのため，図6の症例のように距離を短くしてガイドエクステンションを血管の中央に保ち，少しずつ進めていくと引っかかりにくく有用である．

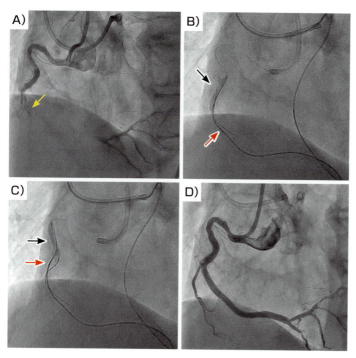

図7 ● RCAのCTO治療時の逆行性貫通カテーテル通過に対するアンカーバルーンテクニック

A) 順行性に7Fr. AL1, 対側は7Fr. SPB3.5ガイディングカテーテルでアプローチした. 造影上, RCA#2-3で閉塞 (⇒)

B) reverse CART法でワイヤーを通過させたが, 逆行性Corsairカテーテルが上がっていかない. 順行性に2.5mmバルーン (→) で逆行性ワイヤーをアンカーして固定することで, 逆行性Corsair (→) を上げることができた.

C) さらにその中枢でもバルーンアンカーを行い, Corsairを閉塞より中枢端まで進めた

D) ループワイヤーポジションとした後, バルーン拡張, ステント植込みを行った

このように両方向性のCTOのPCIにおいては逆行性のマイクロカテーテルが通過困難な場合に, 逆行性ワイヤーを順行性にバルーンでアンカーを行い通過させる

Point

- アンカーバルーンテクニックは側枝以外にも本幹末梢でアンカーすることもできる.
- ガイドエクステンション挿入時にも有用である.
- アンカーバルーンテクニック施行中は透視画面のみならず患者の状態にも注意を払う.

第3章 トラブル解決法

12. 腎機能低下症例に対するPCIのコツ

蘆田欣也

腎機能低下症例に対するPCIでは,術後のさらなる腎機能悪化(造影剤起因性腎症)を引き起こさないよう,「どれだけ少ない造影剤で,いかにしてoptimal resultに導くか」がポイントとなる.

1 造影剤起因性腎症を知る

造影剤起因性腎症(contrast induced nephropathy:CIN)とは,「造影剤使用以外には特に誘因がない(可逆的なものも含む)腎機能の悪化(血清クレアチニン値の0.5 mg/dL以上もしくは前値の25%以上の上昇)」とされ,患者の生命予後を悪化させうる病態であるため注意が必要である(心臓カテーテル検査後の発症率は3〜14%とされる).そのメカニズムとしては,

- 腎血管攣縮がもたらす髄質虚血による急性尿細管壊死
- 近位尿細管由来の酵素による直接的な尿細管上皮細胞障害

などが考えられている(**表**).

表● CIN発症の危険因子となりうるもの

確実性が高い	①既存の腎障害(血清クレアチニン値>1.5 mg/dL),②糖尿病,③脱水,④造影剤過多,⑤腎毒性物質の併用(非ステロイド系抗炎症薬,利尿薬),など
可能性がある	①男性,②高齢,③うっ血性心不全,④多発性骨髄腫,⑤頻回な造影検査,など

2 CINを予防すべく努力する

まず,**低浸透圧もしくは等浸透圧性の非イオン性造影剤**を用いるべきである.また,現時点である程度の予防効果が認められているのは**「生理食塩水による補液」**であり,術前6〜12時間および術後4〜12時間の持続投与が推奨されている.当院では血清クレアチニン値が1.2 mg/dL以上,もしくはeGFR(推定糸球体濾過量)が50 mL/分/1.73 m^{2}以下の患者は全例を対象とし,投与量は左室駆出率(LVEF)≧50%の場合でおおよそ40 mL/時,LVEF<50%の場合には20 mL/時としている.

Tips & Tricks

併用薬の効果，術後処置は？

以前より，N-アセチルシステイン（NAC）によるCINの予防効果が注目されてきたが，結果にばらつきがあるため一定の見解は得られていない．また，抗酸化作用を有するトリメタジジン塩酸塩にも期待が寄せられているが，各論文により投与量などに差があるため大規模試験の結果が待たれるところである．一方，利尿薬やレニン・アンジオテンシン系阻害薬などの併用はガイドライン上も推奨されてはおらず，施術後の一時的な血液透析なども無効とする意見が多い．

3 とにかく造影剤量を減らす

バルーンによる病変拡張時は極力テスト造影を行わず，冠動脈の石灰化部位や椎体，横隔膜との位置関係など，**自分なりの「目印」を見つけておく**ことが重要であり，できる限り血管内超音波（IVUS）を併用すべきであろう．光干渉断層映像（OCT）を用いる場合は，低分子デキストランで冠動脈血をwashoutする．

Tips & Tricks

さらに造影剤を減らすには…超選択的な造影を！

超選択的に造影したい場合などは，より細径のカテーテルを用いてdeep seatingすることや冠動脈貫通用カテーテル，また血栓吸引カテーテルなどの使用を考慮してみる．血栓吸引カテーテルの場合は手技が若干煩雑となるが，吸引ルーメンから造影すれば確実に造影剤量を減らすことができる．なおガイディングカテーテルによる冠動脈入口部損傷などを起こさぬよう，常に細心の注意を払う必要がある（図1～3）．

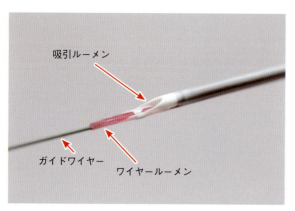

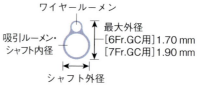

図1 ● 血栓吸引カテーテル

血栓吸引カテーテルであるカネカメディックス社製Thrombuster™ⅢGRの先端拡大写真を示す（写真は6Fr.ガイディングカテーテル適応）．カテーテルの吸引ルーメンは内腔の直径が1.16 mmと4Fr.造影カテーテルとほぼ同等の大きさを有する．
血栓吸引カテーテルを用いるメリットは，ガイドワイヤーを留置したままでの造影が可能なことである（通常のマイクロカテーテルなどの場合は，いったんガイドワイヤーを抜去しなくてはならない）

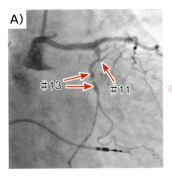
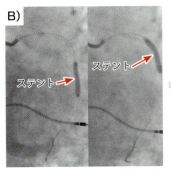
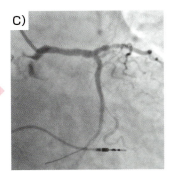

6Fr. ガイディングカテーテルから3mL/秒，計6mLの設定で造影．#11と#13に高度狭窄がみられる（ACIST® injection system使用）

経皮的バルーン血管形成術（POBA）後にステントを2本留置

Aと同じ設定でガイディングカテーテルから造影

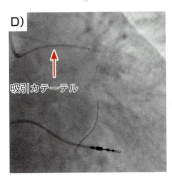
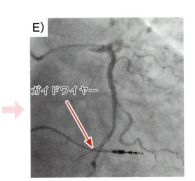

吸引カテーテルを矢印の位置に置き…（Thrombuster™ II使用）

1〜2mL/秒，3mLくらいで造影（手動）．Cと比較しても造影性に遜色はない

図2●吸引カテーテルの造影性を検証

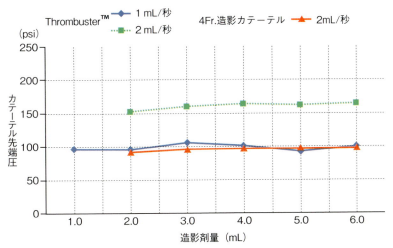

図3●流速2mL/秒固定時における吸引カテーテル内の圧変化

インジェクターはDVx社製ACIST®を使用．カネカメディックス社製Thrombuster™ IIIおよびテルモ社製4Fr.造影カテーテルを使用した際のカテーテル先端圧を比較した．このグラフを見る限り，ACISTを用いた強制注入でも流速2mL/秒程度までの設定であれば，先端圧が200psiを超えないため，安全に冠動脈に注入できるものと推察される

4 ステントはやや長めのものを使用する

　ステントはやや長めのものを用い，病変部を確実にフルカバーする．末梢に不要な解離などをつくらぬよう，できるだけ低圧でリリースしてからバルーンのみを手前に引いて加圧するようにし，IVUSなどでの確認を必ず行うよう心がける（冠動脈解離や血腫形成を見逃さない）．

Point

- 術前の全身状態を正確に把握する
- 適正な補液を行う（NACやトリメタジジン塩酸塩などの併用も考慮する）
- 造影剤削減意識を忘れない
- 術中合併症（解離，末梢塞栓など）をできる限り起こさない
- 血液透析は基本的に無効と考える（持続的血液濾過などの有用性も未確立）

以上のことを忘れず，術前のシミュレーション（イメージトレーニング）はいつも以上に行い，術中は欲を出しすぎて深追いをしないように心がける．わずかな変化も見逃さない目と勘を日頃から養うこと，それが成功へのカギとなる．

第3章　トラブル解決法

13. ヘパリン起因性血小板減少症

小田弘隆

　ヘパリンの副作用には出血だけでなく，血小板減少や血栓症がある．いわゆる，ヘパリン起因性血小板減少症（heparin-induced thrombocytopenia：HIT）であり，ときとして致命的である．この副作用には有効な治療法があり，必ず認識していなくてはならない．

> **memo**
> 血栓症を伴うHITをHITTS（heparin-induced thrombocytopenia-thrombosis syndrome）と呼ぶことがある．

1 機序

　投与されたヘパリン（図①）は血小板第4因子（platelet factor 4：PF4）と複合体を形成（図②）し，この複合体に対して形質細胞は自己抗体である抗PF4・ヘパリン複合体抗体（HIT抗体）を産生する（図③）．複合体と結合したHIT抗体は血小板に結合し，血小板活性を上げて血小板凝集を惹起する（図④）．そのため血小板数が減少する．
　また，この結合により，血小板からマイクロパーティクルを放出させ，トロンビンの産生を導き血栓形成が起きる（図⑥）．HIT抗体は血管内皮のヘパラン硫酸とPF4の複合体に結合し，内皮細胞活性が起こり（図⑤），トロンビン産生を導く．臨床的には動静脈の血栓症が発症する．

2 頻度

　HIT抗体の陽性率は，人工透析患者では0〜12％，心血管事故罹患者では2〜8％である．HITの発症率は0.5〜5％，適切な治療がなされない場合，動静脈血栓症38〜76％，血栓症による四肢切断10％，死亡20〜30％である．

3 診断

　HITを疑うには**ヘパリン使用と血小板減少（10万/μL以下，投与前の30〜50％以上の減少），そして，他に血小板減少をきたす原因がないことである**．発症後の初動処置の迅速さが予後を決定するため，臨床診断に基づき，後述する治療を開始しなくてはならない．

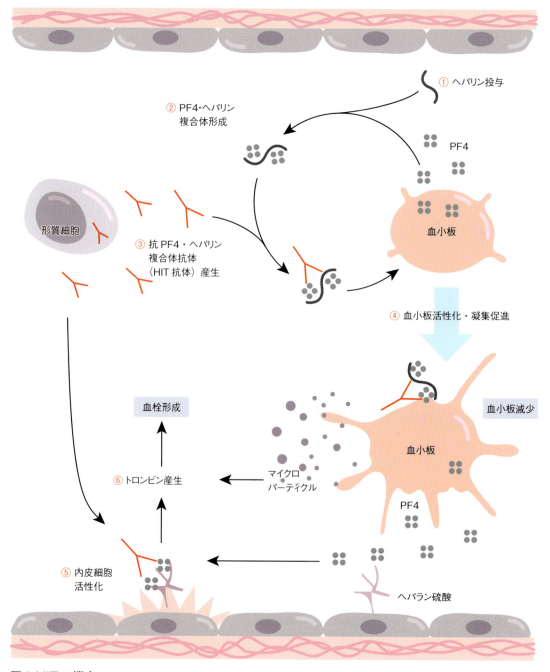

図 HIT の機序

表1にHITを診断するスコア表"4T's"を示す[1]．HITの危険性は合計点が0～3は低，4～5は中，6～8は高であり，4点以上をHITと考える．

4T's 4点以上ではHIT抗体診断を行う．診断には，免疫検査〔ELISA法，CLIA法，ラテックス凝集法（ELISA法が普及しており，後二者は迅速性がある）〕による抗体の検出と血小板凝集検査による抗体活性判定がある．免疫法による感度は約95％以上であるが，偽陽性が多い．陰性であれば95％程度でHITを否定できる．

表1 ● 4T's：HIT診断のスコア表

項目	2点	1点	0点
血小板減少	最低値：2～10万/μL ＞50％の減少	最低値：1～1.9万/μL 30～50％の減少	最低値：1万未満/μL ＜30％の減少
血小板減少や血栓症や他の併発症の出現時期[*1]	・明確に，投与5～10日後 ・過去30日以内に投与し，再投与1日以内	・明確な時期は不明だが（血小板数を計測していないため），投与5～10日後に相応 ・過去31～100日に投与し，投与1日以内 ・投与10日以降	・最近の使用なく，投与4日以内
血栓症と他の症状	新しい血栓，皮膚壊死静脈注射後の急性全身反応[*2]	進行性または再発性血栓症，紅斑様の皮膚病変，血栓症の疑い，無症状の上肢DVT[*3]	なし
血小板減少の原因	他に原因なし （HITを除いて）	他の原因の可能性あり	他に原因あり

HITの危険性は合計点が0～3は低，4～5は中，6～8は高である
*1：ヘパリン投与初日は0日とする
*2：急性全身反応：ヘパリン静注5～30分後に，悪寒，戦慄，発熱，呼吸困難，動悸，嘔気，嘔吐，頭痛などが出現する．25％がHIT抗体陽性であり，血小板は急速，かつ，一時的に低下する
*3：DVT：deep vein thrombosis，深部静脈血栓
参考文献1より引用

> ⚠注意　臨床的にはHITでありながらHIT抗体陰性の例がある？
> HIT抗体が関与しないヘパリンが原因のHITである．血中にはPF4，インターロイキン8，好中球活性ペプチド2などのケモカインに対する抗体が存在する．これらのケモカインとヘパリンが複合体を形成し，血小板や内皮細胞と結合する．ケモカインの抗体がこの細胞表面の複合体と結合し，細胞活性化と細胞間作用の活性化が引き起こされてHITが発生する．
> **血小板数の減少がない HITはあるか？**
> 血小板数減少が30％以下の場合は，HITである可能性はかなり低い．ただし，血小板減少に先行する形で血栓塞栓症を発症するHIT症例は少なからず存在する．

4 発症様式によるHITの分類

　表2[2)]に分類を示すが，ヘパリン投与から臨床的事故が発生するまでの時間はさまざまである．通常発症型はヘパリン投与中の5～10日後に，また，遅延発症型は投与中止5～10日後に発症する危険性がある．

5 HITの治療

① 直ちにすべてのヘパリンを中止する：カテーテルのヘパリン・フラッシュも禁忌，そして，ヘパリン塗付カテーテルも使用中止

表2 ● HITの発症様式分類

	ヘパリン使用状況	血小板数	HIT抗体	血栓合併
通常発症 (typical)	投与中 (開始後5～10日後)	徐々に減少	陽性	なし～あり
遅延発症 (delayed)	投与中止 5～10日後	正常～減少	陽性	あり（ヘパリン中止後の血栓発症）
急速発症 (rapid)	再投与 5～30分後	急激な減少	陽性	あり 全身性反応を伴う（悪寒，呼吸困難，胸痛など）
早期発症 (early)	初回投与 24時間以内	急激な減少	陽性 （ヘパリン使用前より）	あり（インターベンション治療中に血栓発症）

参考文献2より引用

② 抗凝固療法は抗トロンビン薬のアルガトロバンを用いる（HITの既往とHIT抗体陽性の場合における予防的抗凝固療法も同じ）：欧米の承認用法・用量を参考に記載[3]

1. アルガトロバン0.1 mg/kgを3～5分かけて静脈内投与
2. アルガトロバン6 μg/kg/分を術後4時間まで持続投与

    アルガトロバンのボーラス投与後，ACTが250～450秒であることを確認．ACTが250秒未満の場合は0.05 mg/kgのボーラス投与を追加する．その後の持続投与中もACTが至適域であることを確認し，ACTが450秒を超えている場合は，3 μg/kg/分に減量する．

    ヘパリン使用にて正に血栓形成が起きているPCIでは，アルガトロバンのボーラス投与後のACTが至適域であっても血栓形成が続く場合がある．この場合，私見であるがACT値を至適最大値になるようアルガトロバン追加投与する（ACT値の記載はないがボーラス合計が60 mgの使用報告がある[4]）．

3. 抗凝固療法の継続が必要な場合は，0.7 μg/kg/分に減量（凝固能をモニタリングして適宜調節）

    HIT急性期中は継続投与し，aPTT値で1.5～2倍にコントロールする．
    肝機能障害や出血リスクがある場合は，投与量は約1/4（0.2 μg/kg/分）とし，aPTT値で1.5～2倍にコントロールする．

③ HIT寛解後の治療：アルガトロバンは血小板数が回復するまで使用する（血小板数は約1週間で回復）．その後，アルガトロバンと併用しながらワルファリンに切り替える[※1,2]．ワルファリン使用は，血栓症を合併した症例では3カ月程度継続する．この時点でHIT抗体陽性の場合は，陰性化するまで使用する．

> ※1：ワルファリンはビタミンK活性を抑えて抗凝固作用のプロテインCおよびSの産生を抑制するため，ワルファリンによる急速なPT-INRコントロールを行わない．
>
> ※2：アルガトロバンはPT-INR値を延長させるため，ワルファリン効果判定に注意．

表3 ● シリンジポンプ使用によるアルガトロバンの投与量と流量調節

投与開始時

1 mg/mL　アルガトロバン希釈液（10 mL）の調製
アルガトロバン注（10 mg/2 mL）
1アンプルを生理食塩液8 mLで希釈

静脈内投与：0.1 mg/kgを3〜5分かけて

体重（kg）	40	45	50	55	60	65	70	75	80
1 mg/mL アルガトロバン希釈液投与量（mL）	4.0	4.5	5.0	5.5	6.0	6.5	7.0	7.5	8.0

PCI開始〜術後4時間まで

1 mg/mL　アルガトロバン希釈液（50 mL）の調製
アルガトロバン注（10 mg/2 mL）
5アンプルを生理食塩液40 mLで希釈
約1.5〜3.5時間連続投与可能

静脈内持続投与：6 μg/kg/分

体重（kg）	40	45	50	55	60	65	70	75	80
1 mg/mL アルガトロバン希釈液投与量（mL）	14.4	16.2	18.0	19.8	21.6	23.4	25.2	27.0	28.8

ACTによる持続投与量の調節
目標 ACT 250〜450秒

ACT 250秒未満の場合：0.05 mg/kg希釈液の静脈内追加投与
ACT 450秒を超えた場合：3 μg/kg/分流量を減量

参考文献3より引用

⚠️ **注意**
- ワルファリンや直接経口抗凝固薬（direct oral anticoagulant：DOAC）を使用している患者がHITを発症したときは，これらを中止してアルガトロバンを使用する．
HIT寛解後はワルファリン使用が可能であるが，DOAC使用についてはデータがない．
- PF4の放出を抑える目的でアスピリン内服を行う．
- 低分子ヘパリンはHIT抗体と交差反応を引き起こすことから使用不可．
- HIT既往歴のある患者のHIT抗体陽性が陰性になった時点で，ヘパリンの再投与は可能か？
HIT抗体陰性後にヘパリンを再投与して，必ずしもHITを再発するとは限らない．しかし，ある一定頻度でHIT抗体が再度誘導される可能性があり，アルガトロバン使用が望ましい．

memo

急性発症型によるPCI急性冠閉塞を経験したが[5]，特徴は以下のとおりである．
- 血栓が次々と湧いてくる．血栓はPCIを行った部位に，次にデバイスが通過した部位に出現する．ガイディングカテーテル内にも形成されるので注意．それはまるでヘパリンが効いていないように感じるが，ACT値は治療域を示す（ヘパリン不足が原因の血栓形成はACTが低値であるが，HITではヘパリンが十分投与されていればACT値は治療域である．よってACTはカテ室で直に計測できるように準備しておくことがきわめて重要である）
- 血栓形成の抑制に抗血小板薬の追加やtPA冠動脈内投与は無効
- ヘパリンを中止し，アルガトロバン2.5 mgのボーラス投与で血栓は消失した（60 mgを必要とした症例報告[4]もあり，その適正量は不明である）

<参考文献>
1) Warkentin TE : Clinical picture of heparin-induced thrombocytopenia.「Heparin-induced Thrombocytopenia 3rd edition,（Warkentin TE & Greinacher A, eds), pp53-106, Marcel Dekker, 2004
2) 松尾美也子，矢冨 裕：HITの診断.「HIT診療の手引き」（岡本彰祐，池田康夫／編), pp8-11, HIT情報センター, 2004
3)「経皮的冠動脈インターベンション（PCI）におけるヘパリン起因性血小板減少症（HIT）の診断・治療」（宮田茂樹，小田弘隆／監), 田辺三菱製薬, NOV-340AF, 2015
4) 近藤 誠，大井田史継，他：Heparin induced thrombocytopenia(HIT)が生じたLMT stentingの1例，心血管インターベンション治療学会誌, 20：348-354, 2005
5) Sakai K, et al : Obstinate thrombosis during percutaneous coronary intervention in a case with heparin-induced thrombocytopenia with thrombosis syndrome successfully treated by argatroban anticoagulant therapy. Catheter Cardiovasc Interv, 59：351-354, 2003

Point

ヘパリン使用中での血栓症（PCI中の冠動脈内血栓，脳梗塞，肺血栓症，末梢血管血栓閉塞など）やステント植込み後のSATの原因としてHITが関与している可能性がある．HITはヘパリンを使用する者にとって熟知しておくべき重大な副作用である．
PCI中にヘパリン投与で適切なACT値でありながら，血小板減少を伴う，進行性，かつ抵抗性の血栓症が出現したときはHITを疑って，①ヘパリン中止，②抗トロンビン薬投与を行うべきである．

第3章 トラブル解決法

14. ステント脱落

南都伸介

　ステントは，ステントデリバリーシステムであるバルーンカテーテルのバルーン上にマウントされているだけであるので，脱落するリスクは絶えず存在する．ただ，現在では，ステントをマウントする技術が著しく向上しており，注意深く使用すればまず脱落することはない．

1 ステント脱落の原因

　ステントは，デリバリーシステムの後方に脱落する場合と，前方に脱落する場合がある．

　後方に脱落する場合は，高度狭窄，特に石灰化を含む狭窄に無理にステントを挿入しようとすると，病変とステントが大きく干渉するために，後方へずれる可能性がある．また，すでに留置した近位部のステント越しに遠位部にステントを運ぶ際にも，近位部ステントに干渉する危険がある．

　前方に脱落する場合は，ステントが留置できずガイディングカテーテル内に回収する際に生じやすい．特に，冠動脈とガイディングカテーテルの同軸性が失われている場合や，高度狭窄に対し何度も留置を試みてステントのマウント力が失われ，さらにステントストラットが浮き上がっている場合には，デリバリーシステムを引き戻す際にガイディングカテーテル入口部でステントストラットが干渉するためにステントをガイディングカテーテルに収容できなくなる．このときに無理に回収を試みると，ステントを冠動脈内に脱落させることとなる（図1）．

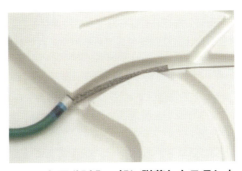

図1 ● 左冠動脈入口部に脱落したステント

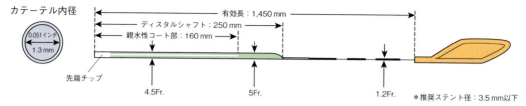

図2 ● GUIDEPLUS®
モノレール型の子カテであるので，操作が簡便である．かつ小口径できわめて柔軟であり，ステント遠位部への挿入が容易である．

2 脱落の予防

　高度狭窄にダイレクトステントで留置を試みた際に，**病変通過に少しでも抵抗があれば，留置をあきらめて前拡張をすべき**である．これは，ステント脱落を防ぐだけでなく，硬い病変に無理にステントを持ち込むとステント拡張不良となる可能性があるからである．前拡張をしていても，ステント挿入困難時には，もう一度，十分な前拡張を試みるべきである．ステントをガイディングカテーテル内に引き戻す際には，ガイディングカテーテルと冠動脈入口部の同軸性を保ち，ステントストラットとガイディングカテーテルが干渉していないことを確認する必要がある．

　留置したステントの遠位部にさらにステントを追加する際には，そのステント挿入時に近位部ステントと干渉し脱落する場合がある．ステント同士が干渉することを防ぐには，**ステントは基本的に遠位部から近位部に向かって縦に留置すること**が肝要である．近位部からのステント留置が必要な場合には，その遠位部へステントを持ち込む際に，ステント同士の干渉に留意し，少しでも干渉しているようなら，GUIDEPLUS®（ニプロ社製）（図2）を使用してステントを持ち込むことを勧める．

Tips & Tricks

ステント同士の干渉回避方法

　ステントは遠位部から留置するのが原則であるが，近位部にステントを留置した後に遠位部に新たにステントを留置しなければならなくなる局面はときとしてありうる．この場合に，近位部ステントの後拡張は十分に図るべきであるが，それでもステント同士が干渉する場合には，無理に挿入を試みないで，子カテを利用すべきである．特に，GUIDEPLUS® はモノレール型であり，かつ小口径で柔軟であるので，ステント遠位部への挿入が容易である．GUIDEPLUS® がステント内を通過すれば，遠位部へ留置するステントは近位部のステントと全く干渉しないので，ステントを脱落させるリスクはない（図3，movie 62）．

　ステントストラットを抜いて，ステントを遠位部へ挿入する場合にも，ステント同士が干渉しやすいが，ガイドプラスはステントストラットを容易に通過するので，ステントストラットを抜いてステントを遠位部へ挿入する場合も使用可能である．

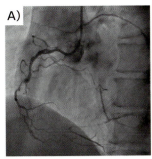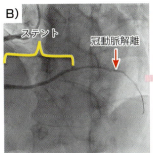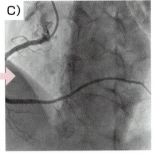

図3 ● GUIDEPLUS® を利用してステント遠位部にステントを追加留置できた症例

movie 62

右冠動脈の完全閉塞病変に対してステント治療後に，遠位部の狭窄に経皮的バルーン血管形成術（plain old balloon angioplasty：POBA）を施行したところ冠動脈解離を形成し，血流不良が生じた．ステントを同部位に留置しようとしたが近位部ステントと干渉したためにGUIDEPLUS®を近位部ステントの遠位端まで持ち込み，右冠動脈末梢部のステント留置に成功した

3 冠動脈における脱落ステントの回収方法

ステントを回収する方法として，①小口径のバルーンカテーテルを用いる方法，②スネアを用いる方法，③ガイドワイヤーを用いる方法（two-wire法）がある．

> **⚠️注意 ステント回収の必要性の判断**
>
> ステント回収作業に入る前に，そもそもステントの回収が必要か，ステントの回収のリスクはどの程度かの判断が必要である．つまり，回収しないで冠動脈内の目的部位以外に留置するという選択肢がないかの判断である．通常使用されるステントは薬剤溶出ステント（drug eluting stent：DES）であり，目的の病変以外の動脈硬化性変化の乏しい部位であれば，再狭窄率はきわめて低いと考えられるので，目的部位以外のステント留置のリスクとステント回収のリスクを，回収作業に入る前に十分検討することが重要である．
> 回収作業に入り，ステントが完全に脱落した場合にも，ワイヤーが抜けていなければ，新たなバルーンカテーテルをステント内に挿入して拡張は可能であるし，仮にワイヤーが抜けていてもステントの横を通り遠位部までワイヤーを挿入できれば，ステントをつぶすことにはなるが，バルーンにてステントを冠動脈壁に圧着して留置可能である．

■ 小口径のバルーンカテーテルを用いる方法

ステントがあまり傷んでいなくてかつワイヤーから脱落していなければ，小口径（1.5 mm）のバルーンカテーテルをステント内に差し込み，バルーンを開大することによりバルーンでステントを捕捉可能となる．理論上は，ガイディングカテーテル内に収容できるが，ガイディングカテーテル内に収容できない場合には，末梢動脈にまでシステムごと引き戻し，その部位でステントを脱落させ，あらためてスネアにて確保し回収する．

■ スネアを用いる方法

スネアを用いる回収は確実である．スネアにはグースネックスネア（図4，*movie 63*）とエンスネアがある．グースネックスネアは，ステントがワイヤーに乗っている場合には，ステント捕捉が容易である．

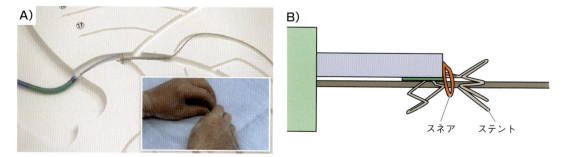

図4 ● アンプラッツグースネックスネア movie 63
スネアをガイドワイヤーに乗せてステントまで持っていき（A），投げ縄の要領でステントを補足する（B）

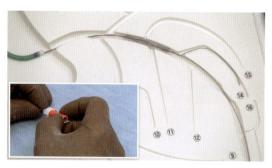

図5 ● two-wire法によるステントの回収 movie 64
ステントを越えて，2本のワイヤーを挿入した後，近位端にトルカーを装着し，トルカーを回転することによりワイヤーにねじれを生じさせてステントを絡め取る

■ ガイドワイヤーを用いる方法（two-wire法）

2本のガイドワイヤーを用いてステントを絡め取る方法である．

2本のガイドワイヤーは，それぞれステント内外の別のルートを通ることが望ましいし，1本は本管，他方は側枝にワイヤー先端が入るように配置する方が絡め取りやすい．2本のワイヤーを挿入した後，近位端にトルカーを装着し，トルカーを回転することにより，ワイヤーにねじれを生じさせる．ねじれは，近位部より遠位部に向かって伝達されるので，ステントにワイヤーが絡むには相当の時間を要する．透視にてこれを確認後，ガイディングカテーテル内に収容を試みる（図5, movie 64 ）．

本法を小内径の冠動脈内で施行すると，冠動脈壁損傷を招来するので，本法の適応は慎重に検討する必要がある．

4 末梢動脈における脱落ステントの回収方法

バルーンやスネアを用いて，ステントを捕捉できても，往々にしてガイディングカテーテル内に収容は困難であることが多い．このような場合には，シース内径は，ガイディングカテーテルより太いので，システム全体を末梢まで引き戻しシース内への収容を試みる．ステ

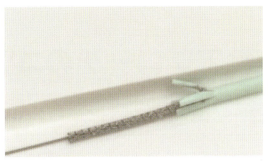

図6 ● 花弁シースを用いたステント回収
movie 65

ントの破損が大きくシース内への回収も困難な場合には，シース先端部を花弁状に切り開いたシース（図6，movie 65）を利用して回収を試みる．

memo　自作スネア作製方法

PCI用のガイドワイヤーと診断カテーテルがあれば，その場でスネアを作製することが可能である（図7，movie 66）．まず，診断カテーテルを異物回収に必要な長さに切断する．ガイドワイヤーを2つ折りにして，ループの反対側を切断したカテーテルに通し，トルカーで固定する．ループ部分に異物にアクセスしやすいような角度に曲がりをつけて，血管内に導入し，一般的なスネアの手法で異物を回収する．大腿動脈内で脱落したステント回収には十分に利用可能である．

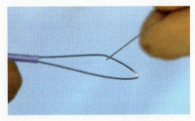

図7 ● 自作スネア　movie 66

Point

最近のステントは耐脱落性能が向上しており，めったに脱落しないので，脱落したときに，慌てることが多いが，ステントが脱落しただけで血行動態が破綻することはないので，まず冷静になることが大事である．

第3章　トラブル解決法

15. 逆行性アプローチのコツ

村松俊哉

慢性完全閉塞（CTO）に対するPCI治療の進歩はここ数年で長足の進歩をとげた．さまざまな手技の工夫，向上や新規デバイスの登場により初期成績は格段に改善してきている．近年では，従来の順行性アプローチ（antegrade approach）に加えて，対側からの側副血行路を介してCTOの末梢側からガイドワイヤー貫通を試みる逆行性アプローチ（retrograde approach）が提唱されてきた．逆行性アプローチが初めて報告されたのはbypass graftを介した症例であったが，近年ではnative channelを介した例が一般的になってきている．逆行性アプローチでのCTOに対するPCI治療は単に技術的な問題だけでなく，治療戦略を立てるうえでの考え方，読みなどの多くのノウハウを必要とする．本稿では，逆行性アプローチの考え方，コツなどを述べる．

1 逆行性アプローチの適応

逆行性アプローチの適応は，順行性アプローチが不成功もしくは可能性が低いと目される症例で，かつ適切な側副血行路を有する場合である．順行性アプローチの可能性が低いCTOとは，入口部が不明瞭，高度な石灰化や屈曲を伴うもの，40 mm以上の長い閉塞長などが挙げられる．また，すでにガイドワイヤーが偽腔に迷入している場合などにも考慮する価値がある．適切な側副血行路とは，直線的で太く分枝が少ないものが適している．

2 逆行性アプローチのシステム

強力なバックアップフォースを必要とするため7Fr.以上のガイディングカテーテルが基本である．右冠動脈はAmplatz Lタイプ，左冠動脈はEBVタイプなどの支持性のよいガイディングカテーテルを選ぶ．

Tips & Tricks

ディープエンゲージに注意

支持性の高いガイディングカテーテルはしばしばカテーテル先端のディープエンゲージをきたし冠動脈近位部を損傷することがあるので注意を要する．筆者は，CTO時のガイディングカテーテルは先端部の損傷や圧のダンピングを避けるため基本的にサイドホール付きガイディングカテーテルを使用している．

3 逆行性アプローチの実際

■ 側副血行路の通過

a）マイクロカテーテル，ガイドワイヤーの選択

側副血行路選択用のマイクロカテーテルはCorsairマイクロカテーテル（朝日インテック社製）か細径のマイクロカテーテルを使用する．側副血行路選択用のガイドワイヤーとしては，SION，SION blackガイドワイヤーまたはSUOH03（朝日インテック社製）などのフロッピータイプでコーティングしているすべりがよく操作性も優れているガイドワイヤーが適している（図1）．

b）側副血行路の選択

手技を進めるうえで側副血行路の選択は重要なポイントを占める．側副血行路は中隔channelと心外膜channelの大きく2つに分類され，それぞれの利点，欠点がある（表）．良

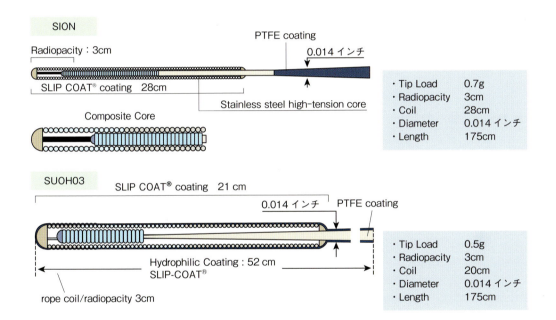

図1 ● SION, SUOH03ガイドワイヤー

表 ● 側副血行路の分類

	中隔	心外膜
直線性	（++）	（−）
穿孔のリスク	小	大
タンポナーデのリスク	小	大
可視性	可〜良	良
長さ	並	長い
デバイス	Corsair	Corsair, FINECROSS®
難易度	並	難

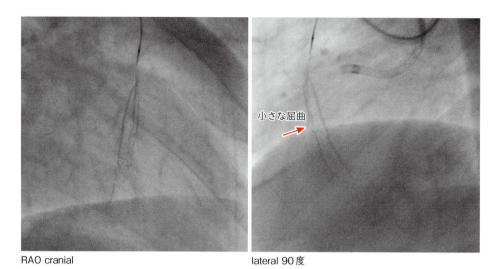

RAO cranial　　　　　　　　　　lateral 90度

図2● 多方向撮影でのchannel走行の確認

好な側副血行路を探すために，術前の造影所見を熟読する．1コマ1コマ確認しつつ読影をしないとなかなかよいルートは見つけられない．角度としては，RAO cranial，RAO，RAO caudal，lateral 90度などの中隔channelを確認しやすい撮影方向を選択する．

c）側副血行路への挿入

　手技が始まってからは，側副血行路にCorsairを進めtip injectionを行う．良好な側副血行路がなかなか見つけられない場合には，何カ所か前後させつつtip injectionを行い，かつ造影角度を変えてルート探索を行うとよい．側副血行路内でのガイドワイヤー操作は，シェイピングは30度くらいに小さくし主に回転操作とそれを戻す引き操作のくり返しで無理に押すことはせずに，できるだけ側副血行路に沿わせてガイドワイヤーを挿入する．

　筆者は，tip injectionなどを併用し，できる限りchannelの走行を明らかにしブラインドでのガイドワイヤー操作をしないように心がけている．また，まっすぐに見えてもchannel内での抵抗感がある場合には小さな屈曲が存在することが多いため，多方向撮影でchannel走行の確認を行うようにしている（図2）．さらに，細い側副血行路の選択にはSUOH03やFielder XTRなどのガイドワイヤーを選択する．

d）対側末梢部位通過後

　首尾よくガイドワイヤーが側副血行路から対側末梢部位まで通過した後には，Corsairマイクロカテーテルを挿入し対側のCTO末梢部位まで到達を試みる．Corsairマイクロカテーテルは，回転を加えつつ前方へ少しずつ力を加えていくと側副血行路内を徐々に進んでいく．

> **Tips&Tricks**
>
> ### マイクロカテーテルが側副血行路を通過しない
>
> ときどき，側副血行路の屈曲部位で進まなくなることがあるが，回転操作を多くしてゆっくりと押し込むと屈曲を通過する場合が多い．Corsairが通過しない場合には，あまり無理をせず，FineCross®（テルモ社製）などの細いマイクロカテーテルに交換するか，より細いシャフトのCaravel（朝日インテック社製）マイクロカテーテルに交換するとよい．それでも，Corsairもしくは他のマイクロカテーテルが側副血行路を通過しない場合には，迷わず他の側副血行路を探した方がよい．あまりに細いか屈曲の大きい側副血行路を選択するとその後の手技中に側副血行路穿孔などの合併症を引き起こす原因になるためである．

■ CTO通過

a) ガイドワイヤーの選択

ガイドワイヤーが側副血行路を通過しCTO末梢部に到達した場合にはCTO末梢側からガイドワイヤー通過を試みる．この場合，Fielder XTガイドワイヤーのようなフロッピータイプガイドワイヤーを用いて末梢側からの通過を図る．不通過の場合には，インターメディエイト，ハードタイプガイドワイヤーに変更していく．

b) CTO通過の手技

まず第一には，逆行性ガイドワイヤーにてそのまま逆行性にCTO部位を通過させるretrograde wiringを試みる．それがCTO内でとどまってしまう場合には，順行性ガイドワイヤーを挿入し逆行性ガイドワイヤーとともにkissing wire technique（KWT）を用いる．通常筆者は，末梢側からのCTO貫通は，CTO末梢側よりmicrochannelの通過を狙いFielder XTガイドワイヤーを第一選択とし，不可能であった場合はガイドワイヤーのtip weightとトラッキング能力を高める目的でUltimatebrosガイドワイヤー（朝日インテック社製）に交換している．

プラークが軟らかい場合には，これらの手技にてCTOのガイドワイヤー通過は可能であるが，順行性，逆行性のガイドワイヤーの一方が偽腔内にとどまり交通できない場合にはreverse CART法に移行する（図3）．

c) Reverse CART法への移行

direct retrograde wiringやKWTができなかった場合には，Reverse CART法を考慮する．Reverse CARTは，順行性のバルーニングにより作製された拡大された，偽腔内で逆行側からガイドワイヤーを交通させ真腔に通過させる方法である．

はじめに，IVUSにてそれぞれのガイドワイヤーの位置を把握することが重要である．仮に，順行・逆行の両方のガイドワイヤーがともに真腔か偽腔かに存在している場合にはReverse CARTの成立は容易である．しかし，片方が真腔，片方が偽腔の場合には両者のガイドワイヤー間には隔壁が存在するためその交通はしばしば難渋する．最近では，できるだけ偽腔の通過を回避すべくトラッキング能力の優れた逆行性ガイドワイヤーを用いてactive controlにて真腔をトラッキングするワイヤー操作が望まれる．その場合にも，前述のKWTと同様の慎重かつ繊細なワイヤー操作方法が重要である．仮に，片方が偽腔，片方が真腔で

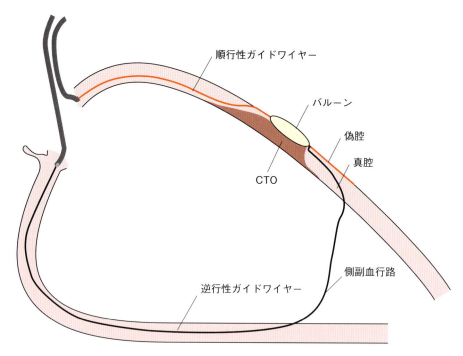

図3 ● Reverse CART法
順行側より偽腔拡張を行い，そこに逆行性ガイドワイヤーを通しCTOを通過させる

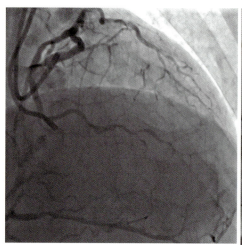
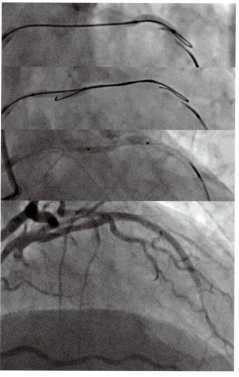

図4 ● ナックルワイヤーを用いたReverse CART法：retrograde case
左前下行枝のCTOに対し，中隔channelを介しガイドワイヤー通過後，順行性にガイドワイヤーを挿入しナックルワイヤーとし偽腔内にて交通させ2.5 mmバルーンにて拡張しReverse CART法にて交通後，ガイドワイヤー通過に成功した

あったとしてもできるだけ双方のガイドワイヤーが近づくように手前から操作するように心がける．その方が，後々のバルーニングによるconnection形成においても有効に働く．

　IVUSにて，片方のガイドワイヤーが真腔，もう一方のガイドワイヤーが偽腔の場合には，IVUSより得られた血管径に基づき大き目のバルーンにて拡張し真腔と偽腔のconnection形成を図る．さらに，バルーンをデフレートした直後にワイヤーを穿通させるballoon sliping法も有用とされる．balloon sliping法は，順行側から挿入したバルーンを拡張しデフレートすると同時に逆行性ガイドワイヤーをバルーンめがけて穿通させる方法である．逆行側からのガイドワイヤーがうまくバルーンめがけて穿通できた後には，逆行性ガイドワイヤーが自動的に侵入する．この方法の利点は，バルーニングにより十分な偽腔形成が維持されることである．さらにバルーニングにより逆行性ガイドワイヤーによる近位部血管の損傷を守ることができる．

　さらに，Reverse CART法を試みても隔壁が強固であったり石灰化の存在によってお互いのガイドワイヤーのconnectionが形成できない場合もありうる．その場合には，reverse CART法施行部位を変更し，より条件のよい部位でバルーン拡張を行いconnection形成を図るmodified reverse CART法が有用である．

　逆行側からチャンネル通過したもののCTOが長かったり石灰化で内腔が占められている場合や屈曲が強くCTO通過が果たせず，Reverse CART法でも順行性と逆行性のガイドワイヤーが互いに近づかない場合にはナックルワイヤーを用いる．ナックルワイヤーにすることで解離形成し固い真腔部分を回避して偽腔部分を伝ってお互いのガイドワイヤーが交差する局面をつくり出すことが可能になる．ナックルワイヤーとは，ガイドワイヤー先端をナックル状にし偽腔内を押し進める方法である．場合によっては，順行性・逆行性とともにナックルワイヤー法を用いることもある．ナックルワイヤーとして向いているのはFielder XT，Fielder FC（朝日インテック社製）などのポリマージャケット型のガイドワイヤーである（図4）．

　その後，逆行性ガイドワイヤーがCTO部を通過しても冠動脈入口部までなかなか到達しない場合には，順行側からGuideLiner®（Vascular Solutions社製）やCoKatte（朝日インテック社製）などの子カテを挿入して迎えにいく方法(capture method)も有効である．

d）CTO通過後

　CTOを通過した逆行性ガイドワイヤーはそのまま順行性のガイディングカテーテルに挿入させ，ガイディングカテーテル内で2.5 mmのバルーンカテーテルを拡張してアンカリングしCorsairカテーテルをガイディング内に引き込む．その後，300 cmのロングガイドワイヤーに置換しexternalizationを完成させる．ロングワイヤーはexternalization用に開発されたすべりのよいRG3ガイドワイヤー（朝日インテック社製）を用いる．

> ⚠️**注意**
> Reverse CART法による一連の操作時に左右のガイディングカテーテルがお互いに干渉し冠動脈内に深く引き込まれ，冠動脈入口部に損傷をきたすことがあるので注意を要する．また，不要な造影も偽腔からさらに冠動脈解離を悪化させることがあるので控えるようにする．

■ CTOへのステント留置

　　externalizationしたガイドワイヤーは，通常RG3ガイドワイヤーを用いることが多い．そのまま使用する場合には，先端が細いためにカテーテル挿入の際に見にくい欠点があるが，300 cmのワイヤーのためサポート力は大きい．筆者は，サポート力を生かすため300 cmのガイドワイヤーを用いてステント挿入まで行っている．その場合も，最後までCorsairはCTO末梢部位に保持しておき，ガイドワイヤーを保護し側副血行路の損傷などを起こさないように留意する必要がある．

Point

逆行性アプローチはCTOに対するPCIにおいて革命的な手法として広まってきた．しかし，その手技のコツ，技術点，注意点は多岐にわたり，ガイドワイヤー操作のみならず総合的なマネージメント能力が求められる．未熟な術者が性急に行う場合には，思いもかけない合併症が簡単に起こりうる．多くの経験を積んだ術者が，さらに多くのCTO手技を重ねて行って段階的に習熟していくことが望まれる．確実かつ安全な手技を行っていけば，多くの不成功であったCTO症例を成功に導くことができる魅力的な手法である．

第3章 トラブル解決法

16. 10システムの活用

▶movie

舛谷元丸

薬剤溶出ステント（drug eluting stent：DES）留置によるステント血栓症予防のため，術前から2剤併用の抗血小板薬の内服が必須である．これに伴う出血性合併症は予後にも影響することがわかってきている．インターベンション時の穿刺部出血性合併症は橈骨動脈アプローチの方が少なく，手技成功率は大腿動脈アプローチと比較しても差がないことはすでに多く報告されている[1]．

しかしながら，橈骨動脈は特に日本人では血管径が細く，使用できるシースサイズに制限があり，橈骨動脈に対して挿入するシース，ガイディングカテーテルなどのデバイスのサイズが大きいほど，術後に橈骨動脈の閉塞率が高くなると報告されている[2,3]．

手指の血流は尺骨動脈と橈骨動脈の二重支配を受けているために，橈骨動脈の閉塞は手指の虚血を起こすことはほとんどないが，穿刺部位がなくなることと将来シャントとして使用できなくなるなどの問題がある．

したがって，穿刺部の出血性合併症については橈骨動脈アプローチの方が安全であり，シースサイズ，ガイディングカテーテルのサイズが細いほど橈骨動脈の閉塞率は低い．このことを考慮すると，くり返しPCIが必要なことの多い複雑病変にこそ細いカテーテルが有用であるとわれわれは考え，このコンセプトこそがSlender PCIの基本である．

5Fr.と6Fr.によるPCIを比較しても5Fr.グループは手技成功率において6Fr.グループと変わらず，出血性合併症のリスクは減少すると報告されている．また，術後の橈骨動脈閉塞率も5Fr.グループの方が少ない[4]．本稿では5Fr.ガイディングカテーテルや複雑病変に対する10システムの活用について述べる．

1 10システムが有効な病変

分岐部病変

0.010インチガイドワイヤー（10GW），10GW用のPTCAバルーンカテーテルが開発されて以降も通常の0.014インチ対応のさまざまなデバイスが細径化されており，IVUSは通常のシステムでも5Fr.ですべて可能で，6Fr.のガイディングカテーテルでは種類とサイズを選べば2本の薬剤溶出ステントを同時に持ち込むことが可能となっている．しかしながら，5Fr.のガイディングカテーテルでは2本の通常のシステムのバルーンカテーテルを同時に持ち込むことはできない．以前であれば5Fr.ガイディングカテーテルで分岐部病変に対してKBT（kissing balloon technique）をするために2本ともに10システムを用いる必要があった[5]が，内腔が0.061インチの広径の5Fr.ガイディングカテーテルが使用可能となり，通常の0.014インチのシステムと10システムの組み合わせでKBTが可能となった（図1）．

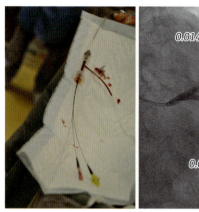
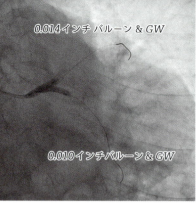

図1 ● 左主幹部分岐部病変に対するKBT
5Fr.のガイディングカテーテル（Autobahn Slender）を用いて0.010インチ・0.014インチのシステムを使用
東海大学 吉町文暢先生より

慢性完全閉塞（CTO）

　慢性完全閉塞（chronic total occlusion：CTO）病変に対するPCIは心筋虚血の解除のみでなく，心不全の発症や生命予後も改善するといわれている[6,7]が，その成功率は決して高いものではない．近年のデバイスの開発や逆行性アプローチ[8-10]などの新しいテクニックが開発され治療成績が向上している．

　CTO病変内にはマイクロチャンネルが存在しており，筆者らは以前に10システムを用いての自施設での成績や多施設共同Registry（IKATEN RegistryやPIKACHU Registry）試験[11,12]の成績でも10システムのCTO病変に対して有効性を示した（movie 67）．

　順行性アプローチにおいて10システムでマイクロチャンネルを利用してCTOの治療をすることが，ある種の標準化となりうる可能性があると考えていたが，10システムではバルーンカテーテルも1種類しかなく，ステントデリバリーシステムはすべて0.014インチ対応であることより，特にCTOでワイヤー通過後にデバイス通過に難渋することが多いのも事実であり，その後に登場したTapered wireにとって代わった．

　しかしながら，マイクロチャンネルを利用する方法は10システムがあったからであり，その存在意義は大きいと考えている．現在でも0.014インチTapered wireがCTOを通過できてもバルーンやその他のデバイスが通過しないときにこの10システムを使用することで病変の拡張が可能となる症例もある．

　10システム対応バルーンも進化しており，先端チップは以前の0.014インチから0.012インチとさらに細径化されており，有効な場面も多くなると考えている．

＜参考文献＞
1）Agostoni P, et al：Radial versus femoral approach for percutaneous coronary diagnostic and intervention procedures：systematic overview and meta-analysis of randomized trials. J Am Coll Cardiol, 44：349-356, 2004
2）Saito S, et al：Transradial coronary intervention in Japanese patients. Catheter Cardiovasc Interv, 46：37-41, 1999
3）Saito S, et al：Influence of the ratio between radial artery inner diameter and sheath outer diameter on radial artery flow after transradial coronary intervention. Catheter Cardiovasc Interv, 46：173-178, 1999

4) Dahm JB, et al：A randomized trial of 5 vs. 6 french transradial percutaneous coronary interventions. Catheter Cardiovasc Interv, 57：172-176, 2002
5) Yoshimachi F, et al：Kissing Balloon Technique within a 5 Fr Guiding Catheter Using 0.010 Inch Guidewires and 0.010 Inch Guidewire-Compatible Balloons. J Invasive Cardiol, 19：519-524, 2007
6) Suero JA, et al：Procedural outcomes and long-term survival among patients undergoing percutaneous coronary intervention of a chronic total occlusion in native coronary arteries：a 20-year experience. J Am Coll Cardiol, 38：409-414, 2001
7) Arsian U, et al：The clinical outcomes of percutaneous coronary intervention in chronic total coronary occlusion. Int Heart J, 47：811-819, 2006
8) Ozawa N：A new understanding of chronic total occlusion from a novel PCI technique that involves a retrograde approach to the right coronary artery via a septal branch and passing of the guidewire to a guiding catheter on the other side of the lesion. Catheter Cardiovasc Interv, 68：907-913, 2006
9) Surmely JF, et al：Coronary septal collaterals as an access for the retrograde approach in the percutaneous treatment of coronary chronic total occlusions. Catheter Cardiovasc Interv, 69：826-832, 2007
10) Saito S：Different strategies of retrograde approach in coronary angioplasty for chronic total occlusion. Catheter Cardiovasc Interv, 71：8-19, 2008
11) Matsukage T, et al：A new 0.010-inch guidewire and compatible balloon catheter system：The IKATEN Registry. Catheter Cardiovasc Interv, 73：605-610, 2009
12) Matsukage T, et al：A prospective multicenter registry of 0.010-inch guidewire and compatible system for chronic total occlusion: the PIKACHU registry Catheter. Cardiovasc Interv, 75：1006-1012, 2010

Point

10システムはガイディングカテーテルの進化や14システムの細径化により，有効な場面も変化している．低侵襲な治療を提供する上でも有効な場面も多い．今後も各メーカーの10システム関連製品や，より低侵襲な治療機器の開発に大いに期待している．

第3章　トラブル解決法

17. 子カテの活用

奥津匡暁

> 高度石灰化病変や高度屈曲血管に対するPCIではしばしばデバイスの通過困難に遭遇する．その際の有効な解決法の1つとして子カテーテル（以下，子カテ）が挙げられる．また，最近では従来の子カテに代わってガイドエクステンションカテーテル（以下，ガイドエクステンション）が頻用されるようになった．本項では主にガイドエクステンションの使用法について解説する．

1 子カテとガイドエクステンション

従来の子カテは，通常のガイディングカテーテルよりもやや長い120 cm程度のストレート形状の小径ガイディングカテーテル，もしくはそれに類似する構造の製品であった．これは，いわばover the wire（OTW）タイプであり，挿入・抜去が煩雑であった．それを解消するために先端25 cmだけを子カテチューブ構造として，そこから手前を金属製のプッシャブルシャフトとしたいわばRXタイプ（モノレールタイプ）の子カテが開発された．これは便宜上，子カテとは区別してガイドエクステンションと呼ばれることが多い．

2 なぜ子カテ，ガイドエクステンションを使用するとデバイスが通過しやすいか？

- 親カテーテル（以下，親カテ）先端から出すことによりチップが延長され親カテのサイズアップと類似の効果が得られる（図1）．
- 子カテを冠動脈内に深く挿入することにより子カテと冠動脈に抵抗が生じ，バックアップが向上する．

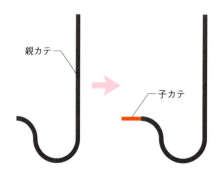

図1 ●子カテ使用によるチップ延長のイメージ

- 子カテが近位部屈曲をカバーすることで，その部分でのデバイスと冠動脈の接触がなくなり摩擦抵抗が減少する．

3 主な子カテおよびガイドエクステンションの種類とそのスペック

表1に主な子カテとガイドエクステンションのスペックを挙げる．

表1 ●主な子カテおよびガイドエクステンションの種類とそのスペック

子カテ

製品名 （販売元）	外径 （Fr.）	内腔径 （インチ）	適合親カテ内腔径 （インチ）	有効長 （cm）
5Fr. Heartrail ST01（テルモ）	5	0.059	0.071	120
4Fr. Heartrail II Kiwami ST01（テルモ）	4	0.050	0.059	120
Dio（グッドマン）	5	0.059	0.070	118.5
CoKatte（アボット）	4.5	0.050	0.069	120

ガイドエクステンション

製品名 （販売元）	外径 （インチ）	内腔径 （インチ）	適合ガイディングカテーテル （インチ）	チューブ長 （cm）
GuideLiner® V3（5.5Fr.）（ライフライン）	0.0645	0.051	6Fr. ≧ 0.066	25
GuideLiner® V3（6Fr.）（ライフライン）	0.0685	0.056	6Fr. ≧ 0.070	25
GuideLiner® V3（7Fr.）（ライフライン）	0.0765	0.062	7Fr. ≧ 0.078	25
GUIDEZILLA™（ボストン・サイエンティフィック）	0.066	0.057	6Fr. ≧ 0.070	25
GUIDE PLUS®（ニプロ）	0.065	0.051	6Fr. ≧ 0.070	25

4 ガイドエクステンションで使用可能なデバイス

ガイドエクステンションは親カテよりも小径であるため，デバイスの使用制限がある．以下に実臨床の経験則に則った適合性を示すが，厳密には添付文書の推奨に従うことをお勧めする．

a）ステント

現時点で市販されている薬剤溶出性ステント〔Xience Alpine®（アボット社製），Ultimaster®（テルモ社製），Synergy™（ボストン・サイエンティフィック社製），Resolute Onyx™（メドトロニック社製）〕はいずれも使用可能．

GRAFTMASTER（アボット社製）は添付文書において内腔0.068インチ以上のガイディングカテーテルでの使用を推奨されているが，6Fr. GuideLiner®で使用可能という報告がある[1]．

b) 特殊バルーン

表2に特殊バルーンの種類とそれに適応するカテーテル径を示した．

表2 ● 特殊バルーンの種類と適応

バルーン (販売元)	GuideLiner®		GUIDEZILLA™	GUIDE PLUS®
	5.5Fr.	6Fr.		
Lacross® NSE (グッドマン)	2.5 mm まで 使用可	3.5 mm まで使用可		2.25 mm まで 使用可
Cutting balloon™ (ボストン・サイエン ティフィック)	資料なし	3.0 mm まで使用可		
Ryusei (カネカメディックス)	すべてのサイズで使用可能だが，GuideLiner® 5.5Fr. と GUIDE PLUS® では拡張後抜去の際に抵抗がある場合あり			

c) IVUS

IVUS には，OptiCross（ボストン・サイエンティフィック社製）と AltaView（テルモ社製）がある．それぞれ GuideLiner®（6Fr.），GUIDEZILLA™ では使用可能だが，5.5Fr. GuideLiner®，GUIDE PLUS® は条件によっては使える場合がある．

d) 光干渉断層診断〔OCT（アボット）/OFDI（テルモ）〕

6Fr. GuideLiner®，GUIDEZILLA™ では使用可能．冠動脈に挿入することで通常使用と比較して有効に血球フラッシュができるためむしろ良好な画像が得られる．

5 ガイドエクステンションの使用方法

❶ ガイドエクステンションをYコネクターから挿入する：通常のRXタイプデバイスと同様にガイドワイヤーをガイドエクステンションチューブ内に通して，Yコネクターからガイディングカテーテルへ挿入する（ movie 68 ）．その際にガイドエクステンションチューブ近位端から血液が流出するため，チューブ部分は速やかにYコネクターへ挿入しなくてはならない．

❷ ガイドエクステンションを進める：通常のRXタイプデバイスと同様にガイドワイヤーを保持してシャフトを押してガイディングカテーテル内を進める．

Tips & Tricks

ガイドエクステンションを冠動脈内に進める

ガイドエクステンションをそのまま進めてもある程度は挿入可能だが，本来デバイス不通過病変に対して使用するために，ほとんどの場合で十分な挿入が困難である．そのため，基本的にバルーンカテーテルを冠動脈内で拡張させアンカーとして進めるとスムーズに挿入できる（図2, movie 69 ）．その際にバルーンカテーテルをやや引き気味にしてテンションをかけておくとよい．ガイドエクステンションが進みにくい場合には先端のやや末梢部分でバルーンを拡張し，バルーンをやや引いてガイドエクステンションを押し当てながらデフレーションする．それに合わせてさらに押してやると進みやすい（図3, movie 70 ）．

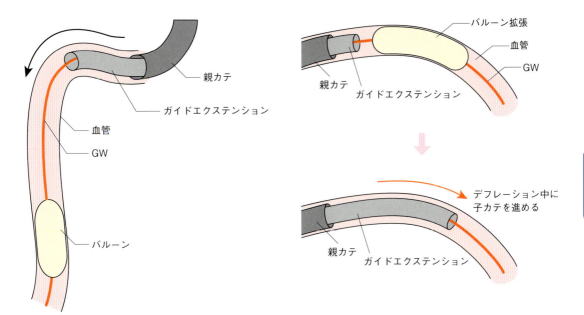

図2 ● バルーンをアンカーにしたガイドエクステンションの挿入の模式図

図3 ● ガイドエクステンション通過困難な場合の挿入方法

> ⚠️注意
> ガイドエクステンションを挿入した際にしばしばウェッジ（冠動脈への楔入）となるため先端圧の確認が重要である．ウェッジする場合にはすみやかにデバイスを標的部位まで通過させた後にガイドエクステンションを手前に引いてウェッジを解除したうえで手技を進める．ウェッジ状態でバルーンを引き抜くとガイドエクステンションおよびガイディングカテーテル内に多量のエアーが入り込み，またカテ先の圧の逃げ場がないためこの状況で造影剤を注入するのはきわめて危険であり注意が必要である．

❸ デバイスを挿入する：子カテではデバイスが直接子カテに挿入されるのに対して，ガイドエクステンションではデバイスはまずガイディングカテーテルに挿入されるため，ガイドエクステンションのシャフトを親カテとともにしっかりと保持しておく必要がある．イメージとしてはガイディングカテーテルではなくガイドエクステンションへ挿入するように進めるとよい．

> ⚠️注意
> ときとして，ステント挿入の際にガイドエクステンションチューブの近位端の入り口の部分でステントエッジが引っかかり，無理に押すとめくれ上がる場合がある．GuideLiner® およびGUIDEZILLA™では近位端入り口部分にマーカーがあるため，その部分でステントが進まなくなった場合には注意が必要である．

> ⚠️注意
> ガイドエクステンションを高度屈曲血管に挿入した場合に，屈曲部分でチューブが楕円に変形することでデバイスが不通過となる場合がある．これは軟らかいチューブ素材で発生しやすい．

> ⚠️ **注意**
> 長時間ガイドエクステンションを挿入したまま手技を行った場合，ガイドワイヤーとガイドエクステンションのシャフトがツイストしてデバイスがガイディングカテーテル内で進まなくなる場合がある．その際には，いったんガイドエクステンションを抜去する．

❹ ガイドエクステンションを抜去する：抜去の際には通常のRXタイプデバイスと同様に抜去する．挿入時と同様にチューブの近位端がYコネクターから出ると，そこから出血するため素早く抜去する．抜去後は，ガイドエクステンションによる冠動脈損傷がないかどうかを血管造影か，可能ならIVUSで十分に確認する（movie 71）．

6 ガイドエクステンションの特殊な使用方法

■ OCT/OFDIの際の血球除去

ガイディングカテーテルから造影剤を注入するよりも，ガイドエクステンションを冠動脈内へ挿入した状態で造影剤を注入するほうが，効率的に血球除去が可能である．

■ 逆行性アプローチでの逆行性ガイドワイヤーのお迎え

逆行性アプローチで逆行側からのガイドワイヤーを順行側のガイディングカテーテル内へ導入してexternalizationを行うが，ガイドワイヤーがガイディングカテーテルと冠動脈壁の隙間に進み，導入が困難な場合がある．その場合にガイドエクステンションをなるべく深く冠動脈へ挿入して冠動脈壁との隙間をなくしてやることで逆行側からのガイドワイヤーが導入しやすくなる．

■ 吸引カテーテル

ガイディングカテーテルのサイズぴったりのガイドエクステンションを冠動脈内へ挿入すると，ガイディングカテーテルから吸引することができるので吸引カテーテルの代用も可能とする報告もある．

■ 選択的造影

枝の重なりで通常の冠動脈造影では関心部位の分離が困難な場合に，子カテまたはガイドエクステンションを冠動脈内に挿入して造影することで分離が可能となる（movie 72）．

＜参考文献＞
1) Fujimoto Y,：Successful delivery of polytetrafluoroethylene-covered stent using rapid exchange guide extension catheter. Cardiovasc Interv Ther, 32：142-145, 2017

Point

重要な点は，
①使用デバイスに適合するガイドエクステンションの選択
②十分なガイドエクステンションの挿入
③冠動脈損傷，ウェッジショット，空気注入などの合併症回避
である．

第3章　トラブル解決法

18. デバイススタック解決策

南都伸介

　PCIにおいては，種々なるデバイスを冠動脈内に持ち込むため，ときにデバイスがスタックし抜去困難となる場合がある．場合によっては，開胸手術により抜去せざるをえない局面になることがある．手技中は，スタックする危険性を予知し，できる限りスタックを回避すべきであり，仮にスタックが生じた場合にも，スタックを非侵襲的に回避する手段の習得が大切である．本稿では，スタックが比較的起こりやすいデバイスとして血管内超音波（intravascular ultrasound：IVUS），ワイヤー，ガイディングカテーテルを取り上げ，そのスタックの原因やスタックの解決方法を解説する．

1 IVUSスタック

　IVUSカテーテルがスタックする要因としてそのミニレール構造が挙げられる（図1）．ミニレール構造では，ガイディングカテーテルの外，つまり冠動脈内でIVUSカテーテルのシャフトとガイドワイヤーが分離して存在するために，冠動脈入口部やステントでスタックが発生することがある．

冠動脈入口部でのIVUSスタック

a）冠動脈入口部でのIVUSスタックの原因

　IVUSカテーテルとガイドワイヤーの間に分離が生じている状態で，IVUSカテーテルを抜去した場合に，ガイディングカテーテルの入口部でワイヤーがたわみ，とぐろを形成し，IVUSカテーテルをガイディングカテーテルに収納することができなくなる（図2）．この現象は，ガイディングカテーテルのエンゲージがはずれている際に生じやすい．

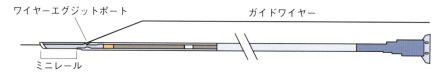

図1 ● IVUSカテーテルの構造図
　IVUSカテーテルのワイヤールーメンはモノレール型のバルーンカテーテルのそれに比べ約15 mmと非常に短く（ミニレール構造），冠動脈内においてガイドワイヤーとIVUSカテーテルのシャフトが分離した状態で存在し，さらに，ワイヤーエグジットポートが，バルーンカテーテルとは異なり，冠動脈内でむき出しになっている

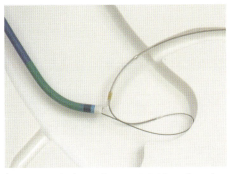

図2 ● 冠動脈入口部でのIVUSスタック

ガイディングカテーテルのエンゲージが不良で，IVUSカテーテルとガイドワイヤーの間に分離が生じている状態で，IVUSカテーテルを抜去した場合に，ガイディングカテーテルの入口部でワイヤーがたわみ，とぐろを形成し，IVUSカテーテルをガイディングカテーテルに収納できなくなる場合がある

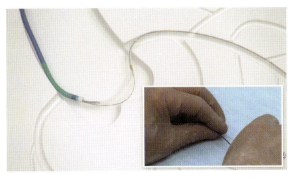

図3 ● 冠動脈入口部でのIVUSスタックの解除方法 movie 73

IVUSカテーテルを遠位部に送り込む．ガイドワイヤーを引く．これらの操作は，透視にてIVUSカテーテルとガイドワイヤーの位置関係を確認しながら交互に調整して行う．ワイヤーのたわみが取れた後に，ガイディングカテーテルを冠動脈入口部にしっかりエンゲージしてIVUSカテーテルを抜去する

第3章 トラブル解決法

　ガイドワイヤーのたわみの原因としては，次のような場合がある．
- ワイヤー先端が当たっている状態でワイヤーを送り込んだ場合
- ガイディングカテーテルのエンゲージ不良：いわゆるガイディングカテーテルが浮いている状態では，ガイドワイヤーを送り込んだ場合に冠動脈入口部でたわみを生じやすい
- IVUSカテーテル先端がガイドワイヤーのフロッピー部分にかかっている場合：IVUSカテーテルを引き戻した際に，ガイドワイヤーも引き戻され，さらにガイディングカテーテルが浮いているような場合には，冠動脈入口部でたわみを生じやすい
- ガイディングカテーテルと冠動脈入口部の同軸性の欠如
- モータードライブを作動させていないとき
- トランスデューサーを遠位部に戻していないとき

b）冠動脈入口部でのIVUSスタックの対処方法

　まず，IVUSカテーテル抜去時に少しでも抵抗を感じた場合には，IVUSカテーテルを強引に引かないことが肝要である．強くIVUSカテーテルを引き込むとガイドワイヤーを折ってしまうからである．透視で，ワイヤーのたわみによりスタックしていることを確認し，次のような手技でスタックを解除する（図3，movie 73）．

❶ IVUSカテーテルを遠位部に送り込む．

❷ ガイドワイヤーを引く．

❶と❷の操作は，透視にてIVUSカテーテルとガイドワイヤーの位置関係を確認しながら交互に調整して行う．ワイヤーのたわみが取れた後に，ガイディングカテーテルを冠動脈入口部にしっかりエンゲージしてIVUSカテーテルを抜去する．

　上記に失敗したら，IVUSカテーテルを少し送り込んだ状態で，ガイドワイヤーを完全に抜けば，IVUSカテーテルカテーテルの回収は可能である．もし，ガイドワイヤーが折れてしまった場合には，立て直しは困難であり，ガイディングカテーテルごとシステム全体の抜去が必要である．

18．デバイススタック解決策　251

■ ステントによるIVUSスタック

a) ステントによるIVUSスタックの原因

スタックの原因として，①IVUSカテーテルの構造的要因，②冠動脈の解剖学的要因，③ステント側の要因が考えられる．

①IVUSカテーテルの構造的要因

IVUSカテーテルの構造的要因として，まずそのミニレール構造が挙げられる（図1）．ミニレール構造のために，冠動脈内でガイドワイヤーエグジットポートが露出しているので，ここにステントストラットがトラップ（はまり込む）されてIVUSカテーテルがスタックする．さらに，ミニレール構造では，ガイドワイヤーが冠動脈内でIVUSカテーテルのシャフトと分離して間隙があるために，ステントストラットがエグジットポートに導かれやすい．

②冠動脈の解剖学的要因

冠動脈の解剖学的要因として，冠動脈遠位部の小血管，冠動脈の屈曲部位がある．小血管は，当然内腔径が細く，IVUSカテーテルとステントが接触しやすいし，屈曲部位の大弯側では，IVUSカテーテルはステントに押しつけられながら走行するために，エグジットポートにステントストラットがトラップされやすい．

> **Tips & Tricks**
>
> **IVUSカテーテル先端の取り扱い**
>
> 当然ながら，エグジットポートが拡大していればトラップされる危険性が高くなる．したがって，IVUSカテーテルのエグジットポート部は丁寧に取り扱うことが必要である．PCI中は，頻回にIVUSカテーテルを出し入れすることになるが，先端部分を折り曲げるような荒い取り扱いをするとエグジットポートが拡大し，ステントにスタックしやすくなる．IVUSカテーテル先端は丁寧に取り扱って，必ず最後まで新品のような状態を保つべきである．

③ステント側の要因

ステント側の要因として，小口径のステント，ステントのmalapposition，ステントオーバーラップなどがある．小血管に留置された小口径のステントでは，前述したように，IVUSカテーテルとステントが接触しやすいし，特に低圧拡張でmalappositionの状態では，スタックする危険は高くなる．ステントが血管に高圧拡張留置された場合には，ステントストラットは若干内膜に埋没した状態となり，スタックは起こりにくいが，逆にステント内にステントが留置された状態であるステントオーバーラップ部位では，ストラットが浮きやすく，スタックの要因となる．

> **⚠注意　IVUSカテーテル抜去時のガイドワイヤーの位置**
>
> ガイドワイヤーも，PCIの最後の方には特に先端のフロッピー部分は，よれよれになっている場合が多く，このような状態のフロッピー部分が，IVUSエグジットポートに位置すると，IVUSシャフトとガイドワイヤーが分離しやすく，ステントストラットをエグジットポートに導きやすくなり，スタックの原因となる．IVUSカテーテルを抜去する際には，フロッピー部分がエグジットポートにかからないように，ガイドワイヤー先端を十分遠位側に戻しておくことが肝要である．

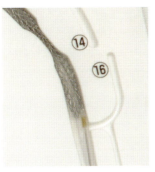

図4 ● ステントにスタックしたIVUSカテーテル movie 74

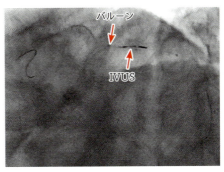

図5 ● ステントストラットに干渉したIVUSカテーテル movie 75

前下行枝から主幹部にまたがって置かれたステントのストラットを抜いて，回旋枝へ挿入したIVUSカテーテルがスタックし抜去不能となったが，バルーンカテーテルをIVUSカテーテルの乗った同じガイドワイヤーに乗せて挿入することにより，IVUSカテーテルのワイヤーエグジットポートとステントの干渉がはずれ，スタックを回避できた（関西労災病院石原先生のご厚意による）

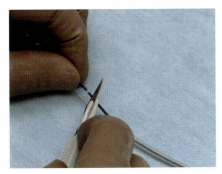

図6 ● IVUSコアの変更 movie 76

IVUSのコアは非常に柔軟であるために，これを0.018インチもしくは0.021インチのガイドワイヤーに変更するとIVUSカテーテルのプッシャビリティは向上する．変更方法はカテーテルにより異なるが，近位部のコネクターをはずして変更することが可能な機種では，コネクターをはずしてコアを引き抜き，ワイヤーと交換する．コネクターのない機種では，メスで外シースを切断しコアワイヤーを抜去する．

b）ステントによるIVUSスタックの対処方法

まず，強引に引かないことが肝要である．強引に引いても，ステントが変形してますます抜去困難となる．スタックを感じた場合には，IVUSカテーテルを引く動作を中止し，まず，イメージングコアが遠位部まで正しく挿入され，モータードライブが作動していることを確認する．その後，IVUSカテーテル先端を遠位部に移動させ，全体を少し回転させ，干渉していたステントストラットとエグジットポートの位置関係を変えるだけで抜去可能となることが多い（図4，movie 74）．

IVUSカテーテルがストラットと強く干渉して，遠位部に送り込めない場合には，ガイディングカテーテルが7Fr.以上であれば，バルーンカテーテルをガイドワイヤーに乗せて送り込むとバルーンカテーテル先端がエグジットポートに当たり，バルーンカテーテルを押してIVUSカテーテルを遠位部に送り込むことが可能となる．また抜去の際には，エグジットポートはバルーンチップにて塞がっているために，再度スタックする可能性が低くなる（図5，movie 75）．

ガイディングカテーテルが6Fr.以下の場合には，IVUSのコアを抜いて，0.018インチなどの末梢用ガイドワイヤーに交換して，IVUSカテーテルのプッシャビリティを強めて，遠位部への移動を図る（図6，movie 76）．また，その際には小カテを利用してガイディング

カテーテルのバックアップを強化するのもよい．

　ガイディングカテーテルが7Fr.以上の場合は，さらにアンカーバルーン法を用いれば強力なバックアップが得られるので，頑固にスタックしたIVUSカテーテルでも遠位部への移動は可能となる．

2 ガイドワイヤーのワイヤースタック

■ ワイヤースタックの原因

　ワイヤーがスタックする原因として，先端が病変プラークに捕まった場合と，側枝保護ワイヤーがステントの下敷きになった場合がある．

　プラークに捕捉される場合として，完全閉塞病変に対しガイドワイヤー通過に難渋している際に生じやすい．特にワイヤー先端が病変にトラップされた状態で，一方向にのみワイヤーを回転させると，ワイヤーは結節をつくるためにさらに抜去困難となる．したがって，完全閉塞病変でガイドワイヤーを操作する際には，一方向のみにワイヤーを回転させることは避け，また，ときどき引き戻して先端がトラップされていないことを確認する必要がある．

　分岐部病変のPCIにおいてステントを留置する際に側枝の閉塞が懸念される場合には，側枝の保護目的もしくは閉塞の際の側枝の位置を明らかにして新たなガイドワイヤーの再通過を容易にするために，ガイドワイヤーを側枝に残したままステントを留置することが一般的に行われる (jailed wire)．ただ，以下の要因があるような場合には，ワイヤーの抜去困難に陥る．

- 高度石灰化病変
- 保護ワイヤーのフロッピー部分を下敷きにしている
- 側枝の分岐角度が大きい
- ステントの高圧拡張
- ステントの下敷きにした部分が長い
- 保護ワイヤーが損傷している

　したがって，抜去困難が予想される場合には，低圧でステント留置後に側枝のガイドワイヤーを一度引き抜きステントストラットから側枝へ再挿入した後で高圧拡張を行う必要がある．

■ ガイドワイヤースタックの対処方法

a) 病変プラークにスタックした場合

　スタックしたワイヤーの抜去時には，当然反作用でガイディングカテーテルが冠動脈内に引き込まれるので，ガイディングカテーテルはそれを予測して引き込まれないように保持するか，むしろ大動脈基部内まであらかじめ引き戻しておく．

　ワイヤー単独では抜去不可能な場合には，スネアで捕捉し抜去するのが一般的であるが（図7），抜去作業時にワイヤーが離断し残留した場合にはtwo-wire法を用いて回収する（図8, movie 77）．

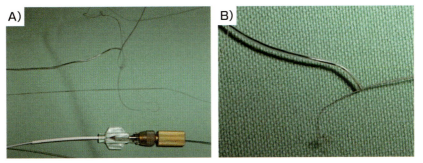

図7 ● グースネックスネアによるガイドワイヤーの回収
病変にトラップされ抜去困難となり，スネアで捕捉回収されたガイドワイヤー（A）．スネア部の拡大写真（B）

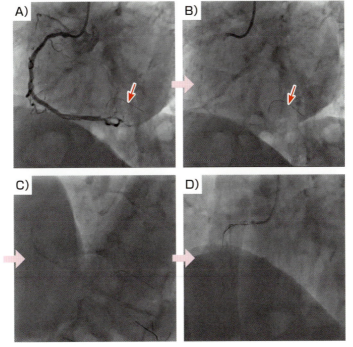

図8 ● two-wire法による断裂遺残ガイドワイヤーの回収
movie 77

右冠動脈4AVに断裂遺残したガイドワイヤー（A，B，→）を，ガイドワイヤー2本を4PDに追加し，ワイヤーをツイストして断裂ワイヤーに絡めることにより（C），ワイヤーの回収に成功した（D）

---

memo　血管内異物回収方法（第3章-14参照のこと）

スネア法：スネアは血管内異物回収用のデバイスで，いわゆる投げ縄の形状をしており，異物を捕捉して体外に回収する方法である．

two-wire法：2本のガイドワイヤーを異物遠位まで送り込み，ワイヤー近位部にトルカーを噛まして回転することにより，2本のワイヤーにねじれを生じさせる．このねじれが異物を巻き込みながら遠位部に達することにより，異物を2本のワイヤーで絡め取ることが可能となる．

b）側枝保護ワイヤーがスタックした場合

　　前述のプラークへのスタックと同様，ガイディングカテーテルは引き込まれないように保持するか，むしろ大動脈基部内まであらかじめ引き戻しておく．摩擦力はワイヤーの静止時が最大であるので，ガイドワイヤーがいったん動き出せば，後は強く引く必要はない．ただこのとき，ワイヤーのフロッピー部分がステントに位置した状態で作業を止めると，再度スタックする場合があるので，**抜去作業はワイヤーが完全にステント部を離れるまで連続して行う必要があり，決して途中で中断してはいけない**．

　　ガイドワイヤーを強く引いても抜去不可能な場合には，マイクロカテーテルもしくは小口径のバルーンカテーテルでワイヤーをサポートすると抜去の力を伝達しやすいし，バルーンを開大してステントと血管壁に間隙をつくることで抜去が容易になる．

> ⚠️**注意**
> ガイドワイヤー抜去に際しては，決してワイヤーを完全に離断させないことが重要である．一見離断したようでも，ワイヤー表面に巻かれているコイル状の極細の金属線が残っているので，完全に離断していなければ，グースネックスネアでの回収が可能である．完全に離断した場合には，two-wire法を使用することになるが，近位部にステントが留置されているような場合には，そのステントも巻き込んでしまう可能性があり，避けた方がよい．

3 ガイディングカテーテルのスタック

■ ガイディングカテーテルのスタックの原因

　　ガイディングカテーテルスタックの原因として頻度の高いものは，ガイディングカテーテルのキンクならびにねじれ，そして左冠動脈用のガイディングカテーテルが大動脈基部で反転して操作不能となる場合がある．

■ ガイディングカテーテルのスタックの対処方法

　　大動脈基部でカテーテル先端が反転して操作不能となった場合には，ガイドワイヤー（0.035インチ）の挿入のみで解決することも多いが，反転を解除する際には，大動脈壁を損傷しないようにまずガイドワイヤーをガイディングカテーテルに挿入し，ガイディングカテーテル先端からガイドワイヤーが出ている状態で解除操作に入るようにする．ガイドワイヤーを頸動脈もしくはガイディングカテーテルの挿入部位以外の鎖骨下動脈に挿入できれば，ガイディングカテーテルを少し抜去することにより先端の反転を解除できる．大腿動脈アプローチの場合であれば，右総頸動脈にワイヤー先端を挿入するか，ガイディングカテーテルを腹部大動脈まで引き戻し，ワイヤーを対側の腸骨動脈へ挿入した状態でさらにカテーテルを引けば，自然に先端の反転状態は解除される．

　　ガイディングカテーテルがねじれ，キンクした場合には，ねじれと反対方向にカテーテルを時計方向もしくは反時計方向に回転しねじれを戻すようにする．どちらに回転してよいか判断がつかない場合には，とりあえずどちらかに回転し，X線透視下でねじれが悪化するなら，その反対方向に回転する．この手技中には，前述したように本来ガイドワイヤーを先端から出して行うべきであるが，通常ねじれ部より遠位部への挿入はできない．しかし，ガイドワイヤーはねじれ部まで挿入した状態で操作し，ねじれが甘くなった時点でワイヤーを進

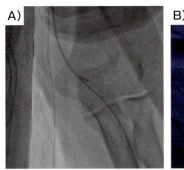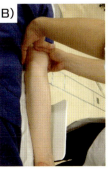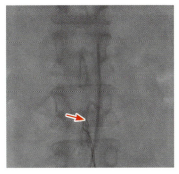

図9 ● 橈骨動脈アプローチにおけるガイディングカテーテルキンク時（A）の対処方法 movie 78

上腕部をBのように用手的に圧迫して，ガイディングカテーテル先端を固定して，近位部をねじれと反対方向に回転すれば，ねじれは解消される

図10 ● キンクし抜去困難となった左冠動脈用Judkinsカテーテル movie 79

通常，このような場合には，対側の腸骨動脈にカテーテル先端部を誘導し，カテーテルを引き戻すとキンクが解除されるが，その操作が無理なため，対側の大腿動脈よりスネアを導入し（→），カテーテル先端をスネアで対側大腿動脈へ誘導して，キンクを伸ばすことにより，抜去が可能となった

める．

　橈骨動脈アプローチの場合には，上腕動脈までカテーテルを引き戻すことができれば，カテーテル先端を身体の外部から用手的に固定することで，ねじれの解除は容易である（図9，movie 78）．

　大腿動脈アプローチにおいて，大動脈内でカテーテルがねじれキンクし，さらに反転しているような場合には，対側の大腿動脈よりスネアを導入しスネアでカテーテル先端を固定してねじれを解除する（図10，movie 79）．

Point

デバイスがスタックした瞬間は，デバイスを反射的に強く引こうとするが，これは禁忌である．スタックの状態が悪化したり，デバイスが離断したりする場合が多々ある．デバイスがスタックすることで，血行動態が破綻する局面は少ないので，まず落ち着いて現状の判断と対応策を考えることが大事である．もう1つ，ガイドワイヤーを引き抜くのは最後の手段である．最後まで残すことにより多くの抜去の手段を講じることが可能となる．

第4章
応　用
―手技と成績―

第4章　応用 —手技と成績—

1. 分岐部病変

1) 左主幹部病変以外の分岐部病変

門田一繁

薬剤溶出ステント（drug eluting stent：DES）によって，分岐部病変の遠隔期成績が向上してきた．DES時代でも，分岐部病変に対するPCIでは側枝のステント留置はできるだけ避けた方が望ましいが，ステントを留置せざるをえない場合も少なくなく，各症例に応じた治療戦略を考える必要がある．実際に，良好な初期ならびに長期成績を得るためには，さまざまなTips & Tricksを含め，手技上のポイントを理解しておく必要がある．また，最近の新しいDESでは，2ステントの成績が向上しているし，また，薬剤コーテッドバルーン（drug coated balloon：DCB）も使用可能となっており，分岐部病変に対する治療の選択肢も拡大してきている．

1 分岐部病変の分類と形態

分岐部病変の分類法にはさまざまなものがあるが，基本的には，本幹の近位部，本幹の遠位部，側枝（分枝）にそれぞれ狭窄があるかどうかによって，7種類の狭窄に分類される．それぞれの部位に狭窄があるかないかを1あるいは0として，本幹近位部，本幹遠位部，側枝の順で表示する**Medina分類**が理解しやすい（図1）．

2 ガイディングカテーテルの選択

現在，バルーンやステントが小径となり，また，ガイディングカテーテルの内腔も広くなり，適切なデバイスを用いれば，多くの症例で**6Fr.**のガイディングカテーテルで対応可能となっている．ただ，カテーテルサイズが大きい方がバックアップ力も強く，バルーンやステントを進めやすくなるために，複雑な病変のPCIの場合には，**7Fr.**のガイディングカテーテルを選択した方がデバイスの選択肢が広がり，望ましい場合がある．

3 分岐部病変の適切な造影方向

分岐部病変で側枝にガイドワイヤーを進める際に，**分岐部が十分に分離できる角度でワイヤー選択を行う**ことが重要である（図2）．
- 左前下行枝，対角枝の分岐部病変：通常，LAO-cranial viewが適しており，ときに，LAO-caudal view（spider view）が有用な場合がある
- 左回旋枝分岐部病変：側枝が鈍縁枝の場合は，LAO-caudal viewやRAO-caudal viewが

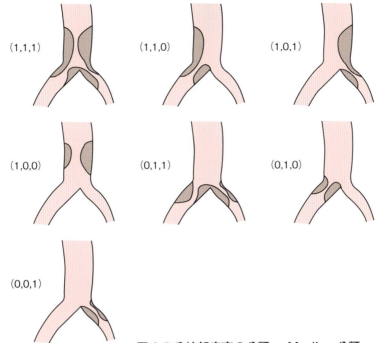

図1 ● 分岐部病変の分類 ― Medina分類 ―

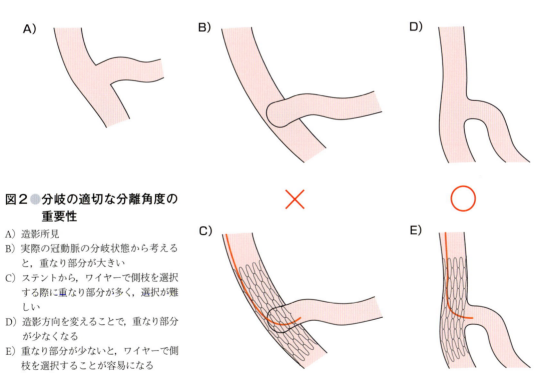

図2 ● 分岐の適切な分離角度の重要性

A）造影所見
B）実際の冠動脈の分岐状態から考えると，重なり部分が大きい
C）ステントから，ワイヤーで側枝を選択する際に重なり部分が多く，選択が難しい
D）造影方向を変えることで，重なり部分が少なくなる
E）重なり部分が少ないと，ワイヤーで側枝を選択することが容易になる

適している
- 後側壁枝：RAO-caudal viewが適しており，後側壁枝が末梢で分岐している場合にstraight cranial viewが適していることがある
- 右冠動脈分岐部：LAO-cranial viewが適している場合が多い

4 ガイドワイヤーの選択

　本幹のワイヤーは，冠動脈の屈曲の状態などその病変形態を考慮して選択するが，通常は使い慣れたワイヤーでよい．側枝のワイヤーは，本幹にステントを留置した際にジェイルさせたり，また，本幹にステントを留置した際に側枝を再選択したりすることがあるため，ステントに捕捉されても抜けやすいコーティングのよいワイヤーが望ましい．

　また，ステント留置後の側枝の再選択に際しては，分岐部をとらえるに際して，メモリー，操作性とある程度の滑りのよさが望まれる．ただ，側枝を前拡張せずステント留置を行った後で，側枝閉塞をきたした場合には，ある程度硬いワイヤーが有用な場合もある．

5 ガイドワイヤーの操作

　分岐部病変のワイヤー選択では，最初にワイヤーを通すのは通過が難しい枝にする．分岐の直前に高度狭窄や屈曲があったりすると，側枝の選択が困難な場合がある．特に高度屈曲がある場合，ワイヤーの曲げをその部分に合わせた曲率とすると，分岐部までワイヤーを進めることが難しくなる．

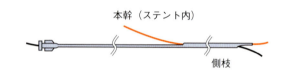

図3 ● Crusadeカテーテル

　このような場合，**Crusadeカテーテル**（カネカメディックス社製，図3）〔あるいはSASUKEカテーテル（朝日インテック社製）〕を用いてワイヤーを病変遠位部まで進め，遠位部から近位部に引きながらワイヤーを操作することで，選択が容易になる．Crusadeカテーテルを用いても，カテーテルそのものが狭窄のために進まなかったり，ワイヤーの選択が困難であったりする場合もある．そのような場合には，小さめのバルーンで本幹の前拡張を行ったり，cutting balloonや，やや小径のscoring balloonで拡張したりすると側枝の閉塞のリスクはあるものの，側枝の選択が容易になる場合がある．また，石灰化の高度な病変では，ロータブレーターでの前拡張が側枝閉塞のリスクをそれほど高めず，有用な場合がある（図4）．

6 リバースワイヤー法

　側枝の入口部が本幹から反転するような角度で分岐している場合には，通常の方法では，ガイドワイヤーの側枝の選択は不可能である．このような場合に有効な方法が**リバースワイヤー法**である．もともとはガイドワイヤー単独での方法であったが，現在は，**Crusadeカテーテル**（SASUKEカテーテル）を用いる方法が一般的になっている（図5）．

7 側枝のワイヤーの再選択

　側枝のワイヤーの再選択にもCrusadeカテーテルが有用である．ステント留置後，そのまま新たなワイヤーをステントの近位部から進めると，ストラットが浮いていて，ストラット

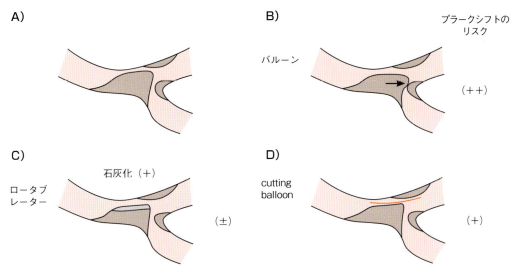

図4● ガイドワイヤーによる側枝選択が困難な際の各種対応と側枝閉塞のリスク

A）造影所見
B）至適サイズのバルーンで分岐部を拡張すると，プラークシフトをきたすリスクが高く，その結果，側枝の閉塞をきたす可能性がかなり高い．そのために，バルーンでの拡張を行うのであれば，小径のバルーンで，前拡張を行い，その後で，ワイヤーの選択を行う
C）石灰化病変の場合はロータブレーターで，debulkingを行うことで，プラークシフトのリスクが小さくなる
D）cutting balloonでは，長軸方向に，切れ目ができる形で，病変部位が拡張されやすく，バルーンでの拡張に比べ，プラークシフトのリスクは低くなる

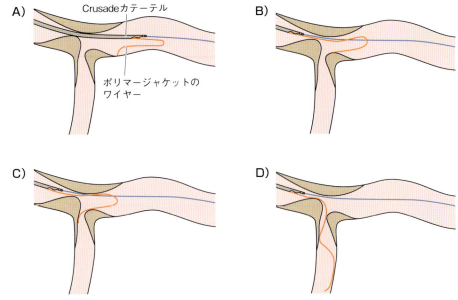

図5● Crusadeカテーテルを用いたリバースワイヤー法

A）まず，ポリマージャケットのワイヤーをCrusadeカテーテルのオーバーザワイヤールーメンに入れて，先端から3cm前後部分で曲げ，そのまま反転する形でYコネクターの部分に入れ，病変の遠位部にまでワイヤーを進める．B, C）その後，ワイヤーの先端が分岐部の入口部に向くようにして，Crusadeカテーテルと一体としてワイヤーを引き抜くと，ワイヤーの先端が分岐部に入っていく．D）ある程度入った状態で，ゆっくりとワイヤーのみを側枝の遠位部に進める．

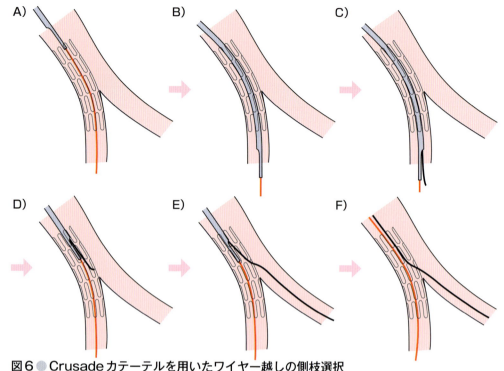

図6 ● Crusadeカテーテルを用いたワイヤー越しの側枝選択
A) Crusadeカテーテルのモノレールルーメンにワイヤーを入れて進める
B) Crusadeカテーテルを分岐部の遠位部まで進める
C) ガイドワイヤールーメンに挿入したワイヤーを先端口から出す
D) ワイヤーの位置はそのままにして,Crusadeカテーテルを分岐部よりも近位部まで引き抜く
E) この状態で,ワイヤーで側枝を選択する
F) Crusadeカテーテルを南都法を用いて,引き抜く.この方法で,側枝の選択に成功すると,確実に側枝のワイヤーは本幹のステント内から側枝を選択できている

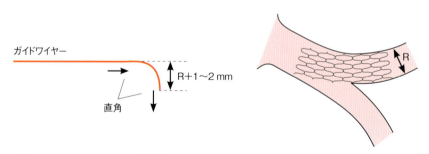

図7 ● ステント内から側枝選択のためのガイドワイヤーのシェイピング

の外側からワイヤーが進む可能性がある.

Crusadeカテーテルを用いて,ガイドワイヤーを遠位部に進め,側枝の方にワイヤーを向けて,手前に引きながら選択すれば,このようなリスクを回避することができる(図6).また,2本のワイヤーの交絡を防ぐ効果もある.ワイヤーのシェイピングとしては,ほぼ90度にして,ステント径よりも1〜2mm大きいカーブにする(図7).

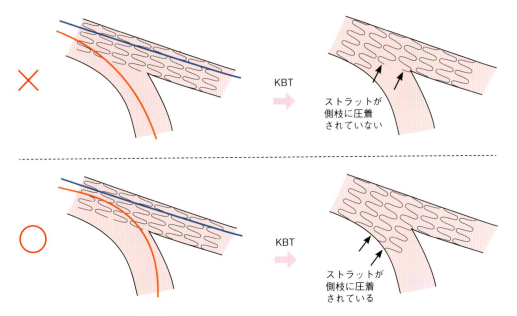

図8 ● ワイヤーの通過部位

　ワイヤーの通過部位は，後拡張後にステントストラットを側枝側の血管壁により圧着させるために重要である．できるだけ遠位部にワイヤーを通過させた方がストラットが血管壁に圧着し，冠動脈内で浮いた状態にならない（図8）．

　ワイヤーが側枝に選択できた後のワイヤーの操作も非常に重要である．前拡張を行っていると，側枝の入口部分から解離ができている可能性があり，ワイヤーが解離内を進み偽腔を形成，拡大する可能性がある．側枝のバルーン拡張部分にワイヤーを進める際には，慎重な操作が必要である．いくつかのviewでワイヤーの走行を確認して，手技を行うことも有用である．

> ⚠️注意　**ワイヤーによる冠動脈穿孔**
> 分岐部病変でバルーンやステントが進みにくい場合に，分岐部にのみ注意が払われワイヤーの先端に対するケアが不十分となり，ワイヤーによる血管穿孔をきたすことが稀にある．ワイヤーとしては，ポリマーカバーのもので血管穿孔をきたしやすい．少なくとも，最終造影時に全体像を見ておく必要がある．

8 側枝のバルーン拡張

　分岐部病変で，**側枝にワイヤーを入れておくだけにするか，拡張を行うかの判断が重要**である．側枝の血管径が十分あり，高度狭窄を認め，かつ，その灌流域が十分大きい場合には，側枝を至適サイズのバルーンで十分な拡張圧で拡張し，その結果，解離ができた場合には，後述のステント留置も行うつもりで対応する．側枝の血管径がステント留置に適していない比較的小径の場合で，かつ側枝の入口部に高度狭窄を認める場合には，原則としてガイドワイヤーでの側枝の保護だけでなく，閉塞予防のために側枝もバルーンで前拡張を行ってお

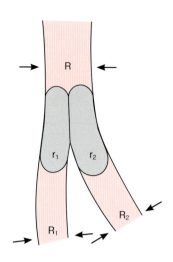

$$\pi\left(\frac{R}{2}\right)^2 = \pi\left(\frac{r_1}{2}\right)^2 + \pi\left(\frac{r_2}{2}\right)^2$$

$$R^2 = r_1^2 + r_2^2$$

となるようにバルーンサイズを選択し、また R_1, R_2 に対して r_1, r_2 が過大にならないように調整する

図9 ● バルーンサイズの選択
R：hugging balloon により拡張しようとしている血管の対照径
r_1, r_2：拡張に用いるバルーンの径
R_1, R_2：分岐がある場合の分岐の対照径

た方がよい．ただ，側枝の解離形成を避けるために，血管サイズよりも，0.25〜0.5 mm 小さめのバルーンでの低圧拡張（10気圧以下）にする．

本幹のみに，ステント留置した後の側枝のバルーンでの後拡張については，最近では，側枝の血流が維持されていれば，KBTでの後拡張は必ずしも必要ではないとされている．ただ，本幹，側枝ともにステント留置を行った場合には，KBTでの後拡張は必須である．

9 バルーンの選択

本幹のバルーンは病変の通過性に問題がない場合には，通常，十分な拡張圧での拡張が得られるようノンコンプライアントバルーンを選択する．側枝は，ステント留置後にストラット越しにバルーンを進める必要があり，通過性のよいバルーンを選択する．バルーンサイズは，図9に示すように決める．またバルーンの長さは，短かめのものを選択すると滑りやすいので，やや長めのものを選択する．

10 薬剤コーテッドバルーン（DCB）の活用

側枝に有意狭窄を認め，側枝にステント留置を行わない場合に，DCBによる再狭窄予防を考慮する．ステント留置前とステント留置後にDCBでの拡張を行う方法があるが，当施設では，ステント留置後にはDCBの通過が困難となる可能性があり，また，あらかじめ拡張を行うことで，より血管全体に薬剤を塗布できる可能性があり，ステント留置前にDCBで拡張を行っている．DCBでの拡張後，別のバルーンで，拡張すると薬剤が剥がれ落ち，その効果が減弱する可能性もあるが，現時点での当施設の成績ではこの方法で十分な再狭窄予防効果が得られている．

11 ステントの選択

分岐部病変にステントを留置する際に重要なポイントは，**①ステントが病変を完全にカバーすること**，**②ステントが病変に完全に圧着すること**，**③ステントが完全に拡張できること**の3点と思われる．

実際に，側枝の十分な拡張を得るためには，デザインの問題はあるが，ステントのリンク数ができるだけ少ないことが重要と思われる．血管径の大きい分岐部病変では，十分な最大拡張径が得られることも重要である．また，複雑な分岐部で，特に血管径が大きめの場合に，ステントが適切に圧着するためには，クラウン数が多いことが望ましいと思われる．また，2ステントでステントが近位部で重なるような留置となる場合にはステントの薄さも重要と思われる．

表1に主な現在使用可能なDESのクラウン，リンク数を示した．一部のステントでは，ステントの変形を防ぐために，ステント端のリンク数を多くしており，この部分が分岐部にかからないように配慮することも重要である．

Tips & Tricks

ガイドワイヤー捕捉時の対応

側枝に進めたワイヤーが，本幹に留置したステントで血管壁に圧着され，抜去が困難となる場合がある．このような場合に安易にワイヤーを引くと，ガイディングカテーテルが冠動脈内に進み，冠動脈入口部解離を形成する可能性があり，ガイディングカテーテルが進まないように気をつけながら，ゆっくりワイヤーを引き抜くことが肝要である．このような方法でも抜けない場合に，バルーンやマイクロチューブをワイヤーに沿ってステントの手前まで進めて，ワイヤーを引くと，ほとんどの場合引き抜くことができる．それでも抜くことができなければ，1.5mmなどの小径のバルーンをステントの外側を進めれば，ワイヤーを抜去できる．

側枝にバルーンが通過しない場合の対応

本幹にステント留置後，側枝のワイヤーの再選択後に側枝の拡張を行う際に，バルーンが進まない場合をしばしば経験する．このような場合，本幹を高圧で拡張すると本幹のステントが十分に拡張され，血管壁に密着して通過しやすくなる．このような方法でもバルーンが進まないときに，本幹用のバルーンと側枝用のバルーンを一部重ねて拡張することで，ステントがより大きく拡張され，側枝のバルーンが通過しやすくなることがある．この際の注意点として，絶対にステントを留置していない部分で，2本のバルーンを拡張しないことである．2本のバルーンをステントを留置していない部分で拡張すると，その部分で解離を形成する可能性があるからである．

その他の方法として，anchor methodがある．本幹の遠位部にバルーンを拡張できる部位があれば，そこでバルーンを拡張させ，このバルーンを少し引きながら側枝のバルーンを押し進めることで側枝へバルーンを進めることができる．このような方法でも，バルーンが通過しない場合は，二重に重なったストラットに囲まれる部分が狭く，物理的にどうしても進まないことが考えられ，ワイヤーで新たなルートを再選択する．実際に，リンクが多いステントではこのような現象が起こりやすい．

表1 ●各種DESの構造とクラウン,リンク数

	Xience Alpine®		BioFreedom™	
径（mm）	2.25〜3.25	3.5〜4.0	2.5〜3.0	3.5〜4.0
構造				
クラウン数	6	9	6	9
リンク数	3	3	2	3

	SYNERGY™		Resolute Onyx™		
径（mm）	2.25〜3.5	4.0	2.25〜2.5	2.75〜3.0	3.5〜4.0
構造					
クラウン数	8	10	6.5	8.5	9.5
リンク数	4/2	5/2	2/1.625	3/1.7	3/2.375

	PROMUS Element™ Plus	Ultimaster®	BMX-J	
径（mm）	2.25〜3.5	2.25〜3.5	2.5〜3.0	3.5
構造				
クラウン数	8	8	6	10
リンク数	2	2	2	2

バルーンが進まないときの基本として，バルーンをきれいにリラップすることも重要である．バルーンをあらかじめ，もともとついていた鞘を用いて，リラップすることで，通過性が向上する．また，カテーテルまでバルーンを引いて，カテーテル内でインフレートさせ，その後デフレートすることで，ある程度のリラップ効果もあり，簡単な手技であり，試みる価値のある方法である．

Point

非主幹部の分岐部病変のステント留置法として，可能な限り，本幹のみのステント留置術を試みるべきであるが，側枝もステント留置術が必要となることがある．この際に，各種ステントのステントデザインを踏まえた，ステントの選択および至適ステント留置法を行い，より良好な初期および遠隔期成績が得られるようにすることが重要である．

第4章 応用 —手技と成績—

1. 分岐部病変
2）左主幹部病変

後藤　剛

非保護左主幹部（LMT）病変に対する血行再建術は，冠動脈バイパス術（CABG）が第一選択である．2014年のAHA/ACCのガイドラインでは，SYNTAX研究のサブグループ解析であるSYNTAX-LM研究の結果を受け，複雑でない病変（SYNTAXスコア≦22）に対するPCIはClass Ⅱa，分岐部病変などの複雑さが中間の病変（SYNTAXスコア23〜32）はⅡbとなった．しかし，SYNTAX-LMにおける症例の数は少なく，十分なエビデンスレベルに達していないことが指摘された．2016年に相次いで報告された，EXCEL研究，NOBLE研究はいずれもSYNTAX-LM研究よりも症例数が多く，第二世代のDESを使用することが推奨され，その結果が期待されていたが，相反する結果となった．SYNTAXスコア<33の症例のみを登録したEXCEL研究では，死亡，心筋梗塞，脳卒中の複合エンドポイントは3年の観察でCABGと同等であったが，SYNTAXスコアの登録基準を設けず，複合エンドポイントに再血行再建を加えたNOBLE研究では，5年の観察でCABGの優越性が報告された．しかし，再血行再建の頻度はPCIで劣るものの，生命予後はCABGとPCIとで差のないことは共通している．PCIで良好に拡張され再狭窄の低いことが期待される病変に対するPCI治療は合理的であることが，より症例数の多い研究で再確認されたといえる．今後，詳細なサブアナリシスで再狭窄の少ない病変，多い病変の解析が期待される．本稿では，LMTに対するPCIを行う際の技術的な解説をLMTの病変別に行う．なお，kissing balloon technique（KBT），Yステント（culottes stent），proximal optimization technique（POT），ガイドワイヤーのステント内から側枝再挿入方法については第2章-3や第4章-1-1を参照されたい．

1 病変形態別の治療方法

■ 入口部病変

入口部の狭窄病変で末梢の分岐部には病変がなく，ステントが分岐部にかからない十分な長さのLMTの場合，技術的には右冠動脈入口部と同様と考えてよい．つまり，**入口部を確実にステントでカバーできるか**がキーポイントとなる．ステントの位置決めは慎重に確認する必要があるため，ダイレクトステントは好ましくない．前拡張なしに高度な狭窄病変に長時間ステントバルーンを置いて，造影をくり返しながら位置を確認していると，虚血による血行動態の悪化を招く恐れがある．したがってノンコンプライアントなバルーンで短時間の高圧拡張を行い，その後余裕をもってステントの位置決めを行う．入口部はLMTの走行に対して直角ではなく斜めの面を形成するため，入口部全周に対してステントが均一な位置をとることは不可能である．基本的には入口部上縁をカバーし，必然的に入口部下縁をステントの

一部が突出するようにステントの位置を調整する（図1, 2）．位置決めには頭方向のviewが望ましく，straight cranial，もしくはLAO-cranial viewを選択する（図2）．ステントバルーンの近位部のマーカーが入口部下縁よりわずかに外に出ていることを確認する（図2）．図3に入口部にステントがかかっていない症例を示す．ステントがかかっていないと再狭窄をきたしやすい．

　ステントを拡張するためにはステントバルーンがガイディングカテーテルから完全に外に出ている必要がある（図4）．そのためにはガイディングカテーテルを入口部から少し浮かせる必要があるが，ガイディングカテーテルを引いて調節すると，カテーテルの先端と入口部の距離が拍動性に変動し，ステントの位置合わせが不安定になる（図5A）．これを防ぐためには，ガイディングカテーテルを引くのではなく，左前下行枝（LAD）に挿入したガイドワイヤーを少し押し気味にしてガイディングカテーテルがその反作用でわずかに戻されるのを利用する（図4B）．この方法だとガイディングカテーテルは心臓と同じ動きをするのでステントの位置が拍動性にずれることが少ない．

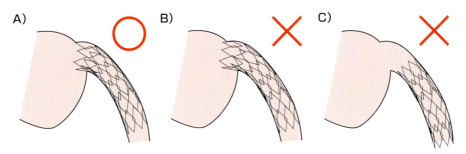

図1 ●ステントの適切な位置
左冠動脈主幹部入口部を全周性に完全にステントでカバーすることが望ましい．Aのように入口部上縁をカバーすると，下縁はステントがバルサルバ洞内に突出する．Bのように上縁も完全に突出させると下縁は大きく出すぎてしまう．下縁ギリギリにステントを留置しようとすると，Cのように入口部の全周にわたりステントがカバーできず，最終的にもう1つステントを留置せざるをえなくなることがある．ステントの位置決めは，入口部下縁で少しステントが突出することを目標とする

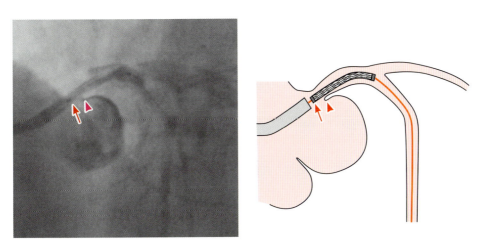

図2 ●実際のステント位置合わせ
LAO-cranial viewでステントの位置合わせを行っている．ステントバルーンの近位側のマーカー（→）が完全に入口部の下縁の外にある．ガイディングカテーテルはLMT入口部（▶）より離れており，バルーンの拡張に支障はない

1．分岐部病変　2）左主幹部病変　271

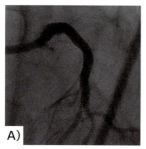 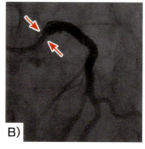 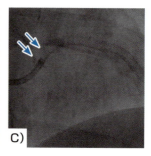

図3● 入口部にステントがかかっていない症例
A) LMT治療後の造影では入口部も十分拡張され，ステントでカバーされているように見えた
B) 8カ月後のフォローアップカテでは入口部の再狭窄が認められた（→）
C) 造影剤が入る前の撮影では，LMT入口部とステント近位端との間に隙間が認められた（→）
このように，入口部に病変のある症例では，入口部を完全にステントでカバーしないと高率に再狭窄をきたす

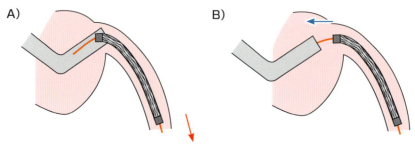

図4● ステント留置時のガイディングカテーテルの位置①
A) ガイディングカテーテルが左冠動脈主幹部の中に挿入されていると，ステントバルーンの近位側がカテーテルの中に入った状態となるため，正しい位置で拡張することができない
B) ガイドワイヤーを少し押し気味にする（Aの→）と，ガイディングカテーテルが押し戻されて（→），ステントバルーンがカテーテルの外に出る形となる

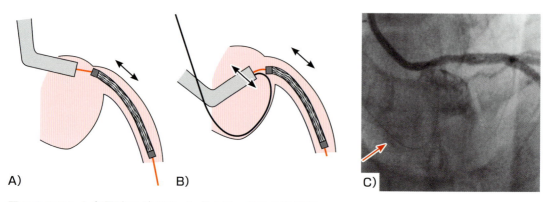

図5● ステント留置時のガイディングカテーテルの位置②
A) ステントバルーンをガイディングカテーテルから完全に出すためにガイディングカテーテルを引くと，冠動脈は拍動性に動くが，ガイディングカテーテルは心臓の動きから解放されるため，ステントバルーンが冠動脈の中で拍動性に位置を変えることとなる
B) 2本目のガイドワイヤーをバルサルバ洞内に留置すると，ガイディングカテーテルを軽く押しつけてもガイディングカテーテルは冠動脈の中に入らず，同時に冠動脈と同じ動きをするため，ステントバルーンの位置がずれにくくなる
C) 実際の症例：矢印（→）が2本目のガイドワイヤー
※←→：拍動による動き

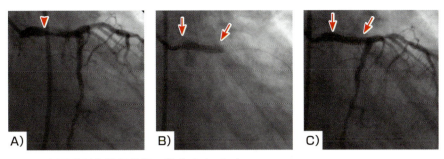

図6 ● 左冠動脈主幹部体部の狭窄病変（▶）
A）入口部，分岐部には狭窄がない．B）4.0×12mmのバルーン（→）で前拡張，C）3.5×13mmのステント（→）を留置し，5.0×8mmで後拡張した．入口部，分岐部にストレスを与えないように，短いデバイスで治療することを心がける

この方法でもガイディングカテーテルの位置が不安定である場合，あるいはガイドワイヤーを押すことがためらわれる場合には，もう1本のガイドワイヤーを故意にバルサルバ洞内に進めると，ガイディングカテーテルが冠動脈内に入ることが妨げられ，同時にガイディングカテーテルが冠動脈の拍動性の動きに同期して動くため，ステントバルーンの位置決めが容易となる（図5B，C）．

■ 体部（LMT body）

なるべく**入口部，分岐部にステントがかからないように留置する**．入口部や分岐部に内膜解離をつくってしまい，結果として複雑な治療とならないようにすることを目標とする．

図6に実際の治療症例を提示する．基本的にはバルーン，ステントの太さと長さの選択が重要で，血管内超音波（IVUS）による血管径の確認，粥腫の広がりからステントのランディングゾーンを決める．正常な冠動脈に必要以上に傷害を与えないように，短いデバイスを選択する．また，内膜解離を防ぐ目的で少し小さめのバルーンで前拡張し，ステントを留置した後，ステントよりも短い至適サイズのバルーンで高圧拡張を行う．分岐部にステントがかからないようにするには，LAO-caudal viewで観察する．ただし，IVUSで体部の狭窄病変から入口部にかけてプラークが連続してある場合には，ステントの近位部に再狭窄をきたしやすいので，たとえ狭窄度が軽度でも入口部までステントでカバーした方がよい．

■ 分岐部病変の治療

a) LCX入口部に有意狭窄がない場合

基本的には**1本のステントでLMTからLADの治療を行うことを目標とする**．左回旋枝（LCX）の灌流域の大きさ，個々の症例における左回旋枝の重要性（LAD領域の壁運動が低下している場合は，LCXがそれほど大きくなくても重要な血管となる）を考慮して治療方針を立てる必要がある．

まず，2本のガイドワイヤーでLAD，LCXを確保し，左冠動脈主幹部-左前下行枝（LMT-LAD）にかけて前拡張を行う．その後，LADの血管径に合わせたステントを留置し，次いで，LMTの血管径に合わせた短いバルーンで左主幹部のステント内を拡張する（POT）．LMTからLADにかけてステントが圧着し，正円に拡張されていることをIVUSで確認する．ステント留置後は，LCXの入口部が中等度以下の狭窄で内膜解離などの所見がなければ，そ

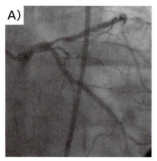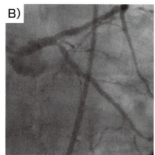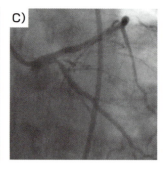

図7 ● 左冠動脈主幹部分岐部病変（LCX入口部に狭窄のない場合）
A）LAD近位部の狭窄病変
B）狭窄は分岐部から始まっているため，LMT-LMDにステントを留置した
C）LCXの入口部に一部プラークシフトをきたしたため，バルーンによる同時拡張を低圧で行った．LMT-LADを3.75 mmのバルーンで，LMT-LCXを2.5 mmのバルーンで低圧で拡張した．半年後の造影でも再狭窄なく経過した

のまま治療を終了する方法と，LCX入口部のステントに窓をあける意味で，2本のバルーンで同時拡張を行う方法とがある（ステントKBT：kissing balloon technique）．どちらの方法がより長期的に有益かを示すエビデンスはない．ステントKBTを行う場合も，側枝であるLCXにストレスを与えないように，バルーンはジャストサイズもしくはわずかに小さいサイズで拡張する（図7）．LMT-LADの前拡張でLCXの入口部に高度の狭窄をきたした場合には，ステント留置前に2本のバルーンで同時拡張を行う．

ステント留置後もLCXの入口部が50％程度の狭窄であれば基本的にはステントを追加せず経過観察とする．わずかにLCXの入口部の狭窄度が増した場合は，低圧で同時拡張するにとどめ，なるべくステントを追加しないで治療を終了する（図7）．高度の狭窄や内膜解離が出現すれば，provisional two stent法を行う．その場合LAD，LCXの分岐角度，太さの比によりYステント，あるいはTステントを選択する．LCXの血管径が左前下行枝の血管径と大きく異ならなければ，Yステントの方がLCX入口部のステントによるカバーが確実であるので好ましい．しかし，LCXの血管径が左前下行枝よりも著しく細いときには，Tステントを選択せざるをえないことがある．

Tips & Tricks

SYNTAXスコアのみでは評価しない

SYNTAXスコアは治療適応を決める参考になるが，一方で再現性は必ずしも高くない．EXCEL研究では，治療施設でSYNTAXスコア<33と評価した症例の約1/3が，コアラボでは≧33のハイリスク症例とされた．個々の症例の病変を細かく観察することが重要で，スコアだけで評価してはならない．

ガイドワイヤーで分岐部を選択する際の工夫

LMTの分岐部をガイドワイヤーで選択する際に分離が良好なviewは，多くの症例でLAO-caudalである（図8）．痩せた人や，肺気腫などで心臓が立っている場合には，straight-caudal，RAO-caudalで選択する．

b) LCX入口部にも狭窄のある場合

ある程度の灌流域を有するLCXの入口部にも狭窄のある分岐部病変は，**2本のステントで両方の血管をカバーしなくてはならず，再狭窄率が高い**．治療する際には，両方の血管を2本のバルーンで同時に前拡張する（KBT）．

一般的に2本のステントを分岐部に留置する場合，灌流域の大きな，臨床的に重要な血管からステントを留置するのが原則である．したがって，LMTの治療ではLMT-LADにかけてまずステントを留置することになるが，LMTの分岐部は分岐角度が大きいことが多く（図8B），LMT-LADに先にステントを留置すると，そのステントの中からLCXにステントを進めることが困難となる（図9）．これは先に留置したLMT-LADのステントストラットに，ステントバルーンの先端が引っかかりやすくなるからである．

このようなときには分岐角度の大きなLCXに先にステントを留置する．その後，バルーンによる同時拡張を行うと，LCXに留置したステントにLAD方向への窓が大きく開かれ，さらに，LMTからLADにかけては直線になることが多いので，ステントを進めやすい（図10）．また，Judkins Lタイプのガイディングカテーテルを使用すると，LCXへ進めるステントがいったん頭側に進んだ後，LCXの方向である下方に大きく反転するようになり，ステントを

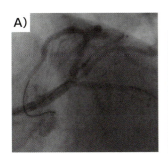
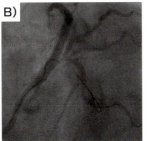

図8 ● LAO-caudal view

透視台を高く上げることにより，深いLAD-caudal viewが得られる．よほどの垂直心でない限り，LMTの分岐部を良好に分離できる

A）比較的左回旋枝の分岐角度が浅い症例
B）分岐角度のきつい症例である．Bのような症例ではLMT-LADにステントを先に留置すると，後からLCXにステントを進めることは困難である

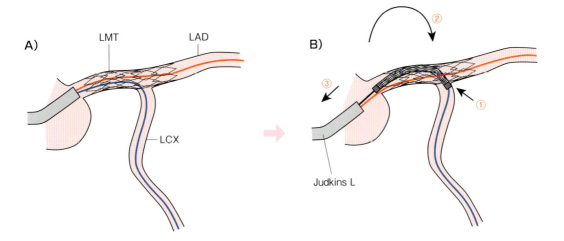

図9 ● LCXへ後からステントを留置する場合

A）LCXの分岐角度が大きい症例では，LMT-LADにステントを留置した後からLCXにステントを進めるのは困難である
B）先に留置したステントのストラットに2本目のステントバルーンの先端が引っかかりやすい（B①）．また，Judkins Lタイプのガイディングカテーテルは，LCXにデバイスを進める際，いったん頭側に上がってからUターンするように進むため（B②），力が先端に十分伝わらず，ガイディングカテーテルが入口部から外れることが多い（B③）

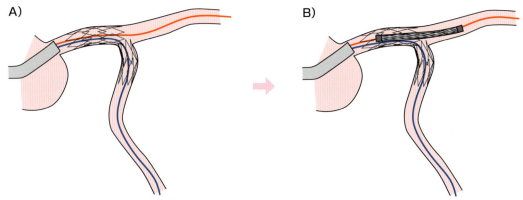

図10 ● LCXへ先にステントを留置する場合
LMT-LCXに先にステントを留置した後，2本のバルーンで同時拡張を行うと，LMT-LADにかけて，十分大きな窓が開き（A），かつ2本目のステントのルートも比較的直線となるため進めやすい（B）

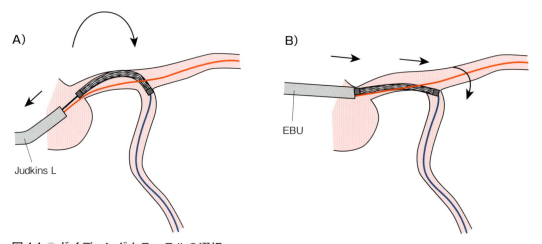

図11 ● ガイディングカテーテルの選択
A）分岐角度の急なLCXにステントを進める際には，Judkins Lタイプのガイディングカテーテルは好ましくない．ステントバルーンはガイディングカテーテルからまず頭側に向かうが，LCXは反対側に走行するため，ステントバルーンの先端には力が十分に伝わらない
B）EBUなど，ガイディングカテーテルの先端がLMTと平行になるタイプのものは，頭側からLCXの入口部を覗き見る形になり，力が伝わりやすい

進める力がうまく伝わらないと同時に，ステントが引っかかりやすくなる（図9B）．EBUカテーテルのように，LCXを頭方向から下に覗き込むような形のガイディングカテーテルの方が，ステントを進める力が，比較的直線的に作用するため好ましい（図11）．

2 補助循環の準備

LMTの治療には常に血行動態悪化のリスクを伴う．心機能に問題がなければ，30秒前後のバルーンによるLMTの閉塞は，大きな問題となることは少ない．しかし，右冠動脈が小さい症例，右冠動脈の灌流域に壁運動低下のある症例，心機能の低下した症例などでは，血圧の低下や，肺うっ血をきたしやすい．バルーンの拡張による閉塞以外に，虚血の原因として，

ガイディングカテーテルによるLMT入口部の閉塞，IVUSなどによる高度狭窄病変の血流低下，拡張後のslow flow，内膜解離による血流障害などが挙げられる．

　このような症例では，大動脈バルーンポンプ（IABP）の挿入に備えて，下肢動脈の状態を確認し，**たとえ上肢からのアプローチであっても，両鼠径部は消毒しておく**．また，ハイリスクな症例では，**治療開始前に左大腿動脈に細いシースを挿入しておく**．実際に動脈を穿刺しないまでも，大腿動脈の穿刺部位にマーカーで印をつけておくだけでも役に立つ．いったん血圧が下がり，患者の状態が不安定になると，脈が弱くなった大腿動脈を冷静に，かつ正確に穿刺するのは難しくなるからである．

Point

非保護LMT病変はバイパス術の適応とされているが，最近，ステントを使用してPCIで治療する症例が増えている．しかし，実際には入口部病変，体部病変，分岐部病変により，その治療法や治療成績に差があるため，個々の症例ごとに，治療戦略を立てる必要がある．LMT分岐部病変の治療にあたっては，まずLMT以外の分岐部病変の治療に習熟しておく必要がある．

第4章 応用 －手技と成績－

2. 慢性完全閉塞病変

西尾壮示，許　永勝

慢性完全閉塞に対する経皮的冠動脈インターベンション（CTO-PCI）は近年ワイヤー，バルーン，ステントなどのデバイスの進歩および術者のスキルの向上とともに，初期成功率および長期成績に著しい改善がみられ，身近な手技になってきている．一方，CTO-PCIはPCIの中でも術者の総合力が最も問われる手技で，熟練者でも予想外の合併症に見舞われることが多々みられ，PCIの経験がまだ少ない術者には安易に行えない手技でもある．

ここではCTO-PCIを開始するにあたり，初歩的なアプローチの仕方，考え方について紹介する．

1 術者の心構え

術者は術中のみならず，術後のケアを含め全体を管理できる能力が求められる．そのためPCIを行う前に手技のみならず，腎機能や心機能など症例のバックグランドについて十分に検討し，把握しておく必要がある．基本姿勢として，以下の点に注意する．
- 自分の実力に合った難易度の症例を選択する
- 通常のPCIの手技，流れに慣れ親しみ，技量をつけてからCTO-PCIを行う
- 簡単そうにみえる病変でも決して侮ってはいけない
- 術者は術中常に全体を見渡せる冷静さが必要，あくまで患者本位の姿勢を忘れてはいけない

2 病変の性質，解剖を理解する

術前の読影はCTO-PCIのみならずすべてのPCIの基本であり，成功の鍵である．筆者の施設では基本的にはアドホックでCTO-PCIを行うことはない．アドホックでは十分な読影ができないからである．冠動脈造影を読む手順として近位端（図1）に始まり，側副血行路（図2）を確認し，そして遠位端（図3）と順に納得するまでくり返し行い，造影されていないCTO部分のコースをイメージする（図1〜3）．側副血行路は，PCIでの使用の有無にかかわらずすべての詳細を確認する．

十分な読影の後には，実際に使用するデバイス（ガイディングカテーテルやワイヤー），近位部での処理の必要な病変の有無，IVUSによるエントリー部の確認の必要性，対側・超選択的造影の必要性，順行性/逆行性アプローチの使い分けなどを何回も頭の中でシミュレーションしてみる．また，起こりうる合併症とその対処方法についてもシミュレーションしておくとよい．

> **memo** CCTA (coronary CT angiography) を活用する
>
> CCTAの情報も役に立つことが多いので，積極的に参考にする．CTO本体は血管造影もCCTAも当然情報が少ないが，石灰化やマイクロチャンネルに染み込んだ造影剤がある程度病変のコースを示してくれることがあるので，イメージづくりに役に立ってくれるはずである．慢性腎臓病（chronic kidney disease：CKD）を有する患者で造影剤が使用しにくい場合でも，non contrast CTは石灰化などを参考にできるため有用である．

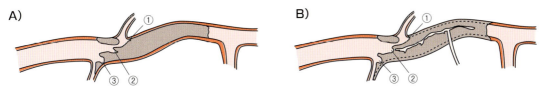

図1 ● CTO近位端の読影

CTOの近位端の読影はまず閉塞部までに病変や屈曲が存在するか否かなど，手技に際し注意を要する箇所の有無を観察する．それから閉塞部の性状，ニップルの有無，石灰化の有無，分枝との位置関係などを注意深く観察し，エントリーの可能性のある箇所を少なくとも3つ（①，②，③）は想定しておく（A）．さらに病変内に血管の走行を示唆する情報（B）の有無を読影し，可能性の高い順を考えておく

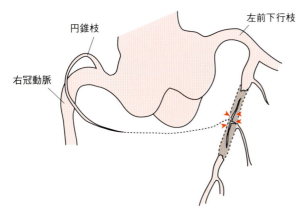

図2 ● 側副血行路の読影

側副血行路については対側造影を必ず行い，どの枝から供給されているか，bridge collateralの有無，CTO病変内への造影剤の染み込み―いわゆる"中之島（▶）"の有無などを1コマ1コマごと詳細に読む．よく見落とされる例として右冠動脈の円錐枝から左前下行枝への側副血行がある．造影カテーテルが深く右冠動脈内に入り円錐枝が造影できていないため，あるいは円錐枝自体が大動脈から出ており円錐枝を造影できていないために生じるので気をつける

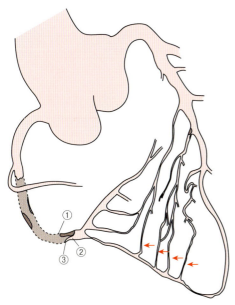

図3 ● CTO遠位端の読影

CTOの遠位端は側副血行で断端を確認する．側副血行は造影速度が遅いので根気強く，1つの方向ではなく複数の方向から最後のフレームまで観察する．次に断端の性状，分枝との関係，末梢側での病変やCTOの存在の有無を観察し，リエントリーの可能性部位を3つ（①，②，③）イメージする．また，逆行性アプローチが可能なルートがあるかどうかも確認しておく（→）

3 ガイディングカテーテルの選択

ガイディングカテーテルは良好なワイヤー操作を得るために，**同軸性およびバックアップ力を考慮しながら選択**する必要がある．

> ⚠️**注意** 始めからベストのガイディングカテーテルを用いる
>
> 術者の集中力，患者の負担，経済性などの理由からPCI中のガイディングカテーテルの交換はできるだけ避ける必要があるので，最初からベストだと思われるガイディングカテーテルを選択する．CTOのようなコンプレックスな症例の場合，バックアップ力を有し，複雑な手技に十分対応できる内腔の大きいものを選択する．筆者の施設では原則として8Fr.の側孔付きを用いている．

■ LADのガイディングカテーテルの選択

一般的に左前下行枝（LAD）へのアプローチはJudkins L（JL）やエクストラバックアップ型（EBU型）を用いる（図4）．ガイディングカテーテルの固定が悪い場合など（大動脈の高度拡張例や左冠動脈がバルサルバ洞の上方から分岐している症例）はAmplatz L（AL），EBU型を用いる（図5）．

CTO病変がLAD入口部かつ急峻な角度で分岐している場合には，深く挿入することのできるJLのshort tip型を用いると，ガイドワイヤーのコントロールがよりしやすくなる（図6, movie 80）．

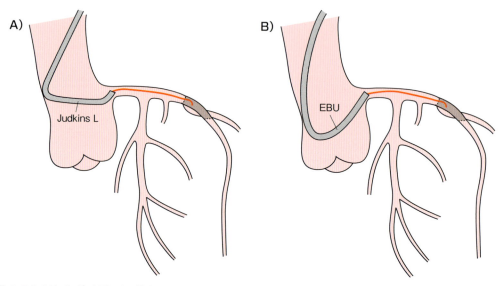

図4 ● LADのガイディングカテーテルの選択
A）標準的なJudkins Lタイプ．左冠動脈へのエンゲージは容易であるが，先端が左冠動脈主幹部の天井側に向きやすく，強いバックアップサポートは期待できない
B）EBU型は，エンゲージする際にやや気を使うものの，LADに対してカテーテル先端が同軸になりやすく，強いバックアップサポートも得られる．しかし，左冠動脈に深く入りやすいため，なるべく側孔付きを使用する

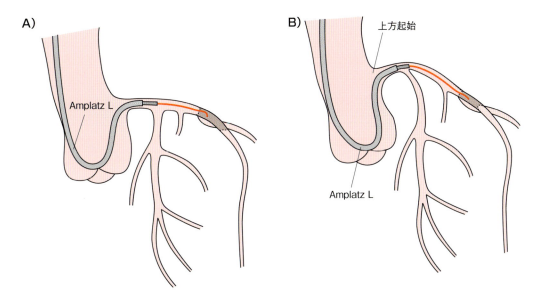

図5 ● LADのガイディングカテーテルの選択：固定が悪い場合

A）大動脈拡張のためJudkins L（JL-5が必要な場合が多い）でバックアップが取りにくい場合，Amplatz Lを用いる．AL-2でも冠動脈に届かない場合，ガイディングカテーテルをライターで成形するのも一法である．Amplatz L使用時，冠動脈入口部への損傷や大動脈弁閉鎖不全の形成に注意が必要

B）左冠動脈が上方起始の場合，Judkins LよりもAmplatz Lの方がよいことがある．ガイドワイヤー，マイクロカテーテルを冠動脈内に挿入してガイディングカテーテルを引き上げることで，より深くガイディングカテーテルを冠動脈内に固定でき，強いバックアップが可能となる

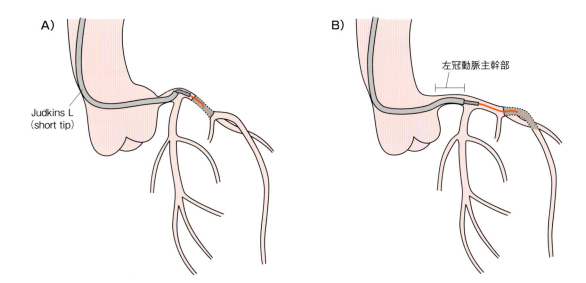

図6 ● LADのガイディングカテーテルの選択：冠動脈内に深く挿入する場合

A）LADが急峻な角度で分岐している場合などにてガイディングカテーテルを深く挿入すると，カテーテル先端の方向性が向上する．Judkins Lのshort tipやスモールカーブのEBU型が使いやすい（movie 80）

B）特に左冠動脈主幹部が長い場合や，強いバックアップサポートが必要な場合など，ガイディングカテーテルを深く冠動脈内に侵入させる際には，ガイドワイヤーとマイクロカテーテルを先行させる方が安全である

■ LCXのガイディングカテーテルの選択

 通常，左回旋枝（LCX）へのアプローチはJudkins LよりもAmplatz Lを用いる．しかし，LCXが鈍角に分岐している場合や主幹部が長い場合など，ガイディングカテーテルのディープエンゲージが必要なときにはJudkins LやEBU型の方がよい（図7）．

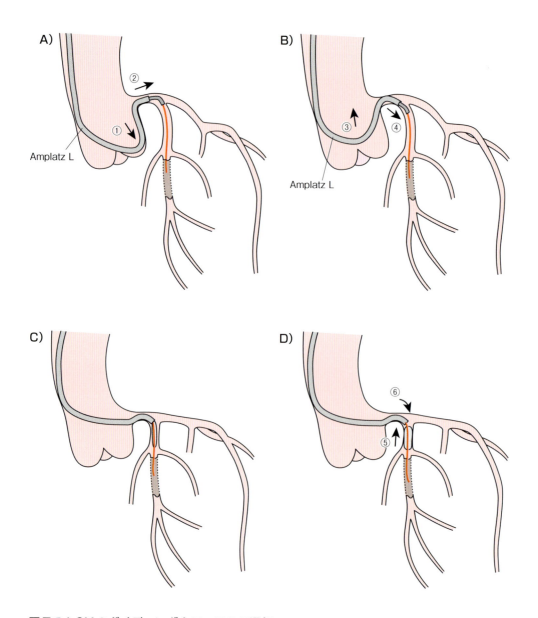

図7 ● LCXのガイディングカテーテルの選択
一般にAmplatz LはLCX方向に向きやすく，バックアップがとりやすい．ガイディングカテーテルを弁尖方向に押しつけるとLAD方向に向き（A），引き上げるとLCX方向に向く（B）
ディープエンゲージを必要とする場合，Judkins LやEBU型の方が操作しやすい．バルーンカテーテルを先行させる（C），またはアンカーバルーンテクニック〔バルーンカテーテルを引きながら（D⑤），ガイディングカテーテルを挿入する（D⑥）方法〕を用いることで冠動脈への損傷は少なく済む

RCAのガイディングカテーテルの選択

　右冠動脈（RCA）へのエンゲージはJudkins R（JR）がよく，ほかにJudkins Rから改変したFemoral R（FR）やJudkins Curved R（JCR）も使いやすい．Judkins Rの利点として，ワイヤーの操作性がAmplatz Lよりよいことや，ワイヤー交換時マイクロカテーテルやOTWバルーンカテーテルが折れてしまう"キンキング現象"がAmplatz Lより少ないことが挙げられる．しかし，RCAが上方や前方に起始する場合や"いかり肩"形状の場合にはAmplatz Lを用いるのが適切である（図8）．RCA入口部に病変を認める場合や，アンカーバルーンテクニックを行うのに適した側枝がある症例では，安全性を優先してJRを用いるとよい．

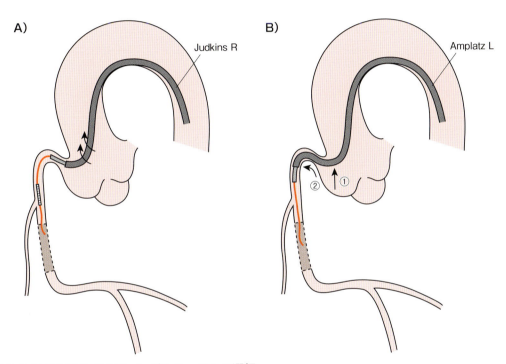

図8●右冠動脈のガイディングカテーテルの選択
A) 右冠動脈へのアプローチは一般的にJudkins Rを用いる．バックアップ力を強くするには入口部への損傷に十分気をつけながら，Judkins Rを時計方向に回転させるかAmplatz Lを選択する
B) Amplatz Lの特性はカテーテルを引き上げ気味にする（①）と冠動脈の奥へ深く入り（②），バルサルバ洞に押しつけると浅くなることである

Tips & Tricks

ガイディングカテーテルのバックアップ力を高める補助手段

　ガイディングカテーテルのバックアップが不十分なときにはアンカーバルーンテクニックやエクステンションカテーテル〔OTW型；CoKatte（朝日インテック社製），Dio（グッドマン社製），Heartrail ST01（テルモ社製）など，monorail型；GuideLiner（日本ライフライン社製），GUIDEZILLA™（ボストン・サイエンティフィック社製）など〕を駆使する（図9，movie 81）．

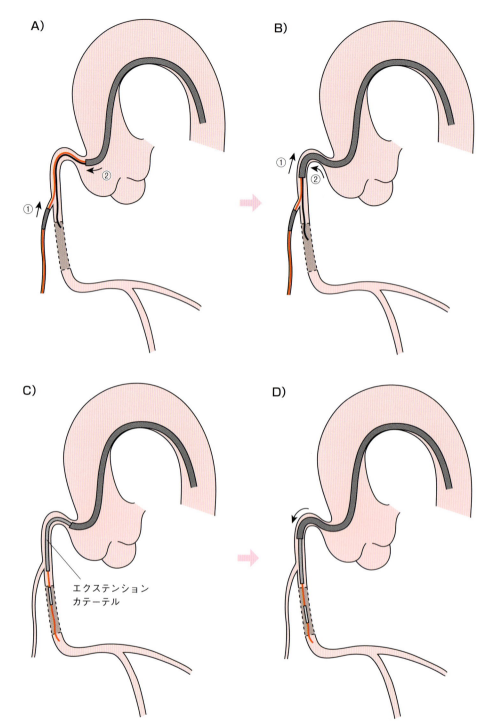

図9 ● アンカーバルーンテクニックとエクステンションカテーテルを利用したバックアップ力の高め方

A, B) アンカーバルーンテクニックとはバルーンを拡張しながらバルーンカテーテルのシャフトを引く（A①）とガイディングカテーテルが冠動脈との同軸性が高まることにより冠動脈内に挿入しやすくなり（A②），さらに強くバルーンカテーテルのシャフトを引く（B①）と，ガイディングカテーテルをより冠動脈に深く挿入でき（B②），より強いガイディングカテーテルのバックアップを得る方法である（ movie 81 ）

C, D) 冠動脈内にエクステンションカテーテルを深く挿入し（C），エクステンションカテーテルに沿わせガイディングカテーテルを深く冠動脈内に挿入すること（D）でバックアップ力を強めることができる．エクステンションカテーテルを挿入するときにバルーンカテーテルを先行させるかアンカーバルーンテクニックを併用するとよりスムーズに行える

4 ガイドワイヤーの選択

■ CTOワイヤーの種類と特性

現在CTO-PCIの各状況に適した多種類のCTOワイヤーが開発されており，術者は各々の状況に応じて適切なワイヤーを選ぶことが求められる．多種類のCTOワイヤーの中から最適なものを選択するうえで考慮すべきワイヤーの特性として，先端荷重，穿通力，滑り性，トルク性が挙げられる．

memo ワイヤーの先端荷重と穿通力

CTOワイヤーの選択の目安として先端荷重と穿通力がある．先端荷重はワイヤーにカーブをつくらず，まっすぐな状態で先端から1cmのところを固定し，測定器に押して先端が曲がるときの圧力を示した値である．一方，ワイヤーの穿通力は「先端荷重÷ワイヤー先端の断面積」で表される（つまり同じ先端荷重であれば，ワイヤー先端の断面積が小さければ小さいほど穿通力は増す，図10）．
穿通力は，バックアップ用のOTW型バルーンカテーテルやマイクロカテーテルを病変に近づけると増し，ワイヤーのカーブの角度を曲げれば曲げるほど減少する．また，組織の硬さに応じた穿通力のワイヤーを選択する必要があるが，標的に対し同軸性を保てていないために穿通できない場合にはダブルルーメンカテーテルなどを使用して同軸性を得る工夫も必要となる．

memo ワイヤーの滑り性

ワイヤーの滑り性は，コーティングにより大きく変わる．滑り性のレベルは，シリコン＜親水性＜ポリマージャケット（＋親水性コーティング）の順に高くなる．マイクロチャンネルトラッキングやコラテラルチャンネルトラッキングには滑り性の高いワイヤーを選択する．一方，病変の感触がよく伝わるワイヤーを使用したい（tactile responseを求める）場合には滑り性の低いワイヤーを選択する．

memo ワイヤーのトルク性

トルク性とは，手元でのワイヤーの回転がどれだけ忠実に先端に伝わるかを表したものである．トルク性が高いほどワイヤーのコントロールが行いやすいため，CTO-PCIでは当然トルク性の高いワイヤーが必要となる．トルク性を高める方法として，ワイヤーを使用した朝日インテック社のComposite Core® やポリマーを使用した日本ライフライン社のwizardシリーズなど各社で工夫があるが（詳細は他稿を参照），基本的にはコアのtaperされた部位を短くする（すなわちコアを先端近くまで太くする）ことでトルク性を高めている．そのため，トルク性の高いCTOワイヤーは先端荷重が重くなっており血管損傷のリスクが高いため，通常のワイヤーのようにくるくる回すのではなく，しっかり方向性を定めて進める必要がある．

> ⚠️ 注意
> 穿通力の高いワイヤーは偽腔への迷入や冠動脈穿孔のリスクが高いため，硬い病変の穿通が終われば穿通力の低いワイヤーにステップダウンする必要がある．

以下，各CTO-PCIの場面におけるワイヤー選択のコンセプトについて述べる（以下の文章内に登場するワイヤーの商品名は，コンセプトを明瞭化するために具体例として挙げている）．

■ マイクロチャンネルトラッキング

CTO病変を病理学的に検討した報告によると，CTO病変の一部においてマイクロチャンネルが存在し，その径は200μm程度のことが多いとされている．したがってマイクロチャンネルトラッキングを行う際，0.014インチ（＝355.6μm）のワイヤーよりも先端のtaper

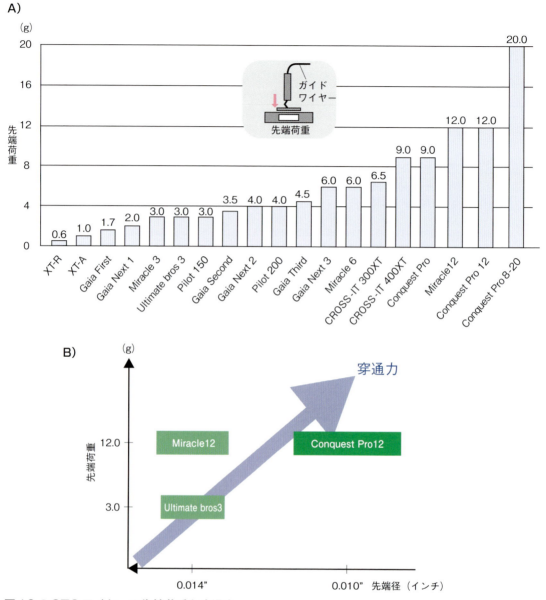

図10 ● CTOワイヤーの先端荷重と穿通力

A) 代表的なCTOワイヤーの先端荷重
B) 先端荷重,先端径と穿通力の関係.先端荷重が同じであれば先端径が細いほど穿通力は大きくなる.例えば,Miracle12よりもConquest Pro 12の方が先端径が細いため,Conquest Pro 12の方が穿通力は大きい.また他の例として,Gaia secondは先端荷重が3.5gであるが,先端径がより細いため,先端荷重の大きいConquest Pro(9g)とほぼ同等の穿通力を有している

された小径ワイヤーの方が適している.さらにワイヤーの特性として,マイクロチャンネルを損傷しにくい先端荷重の軽いもの,かつ滑り性の高いものが求められる.例えば,XT-R(朝日インテック社製)のように先端が0.010インチ(=254μm)までtaperされ,ポリマージャケットコーティングによる高い滑り性を有し,かつ先端荷重が0.6gと軽いワイヤーが適していると考えられる.事前にマイクロチャンネルの存在の有無を評価するのは困難であ

ることも考慮し，現在では本法をloose tissue trackingとも呼んでいる．

■ CTO近位端の進入

　CTO近位端の進入に使用するワイヤーは，事前のアンギオ，CT，IVUS所見などにより選択する．前述のとおりXT-Rからワイヤリングを開始することが多いが，進入しない場合，先端荷重の重いワイヤーにステップアップする．しかし，先端荷重の重いワイヤーは方向をコントロールすることは困難であり容易に偽腔に迷入するため，近位端進入後はすみやかにステップダウンを考慮しなければならない．特にCTO近位端の角度が急峻でabruptタイプの場合，Conquest（朝日インテック社製）シリーズのような穿通力の高いワイヤーを使用すると，近位端進入後容易に血管穿孔を起こすため，同等の穿通力をもちながらも先端荷重の軽いGaiaシリーズを用いた方が，安全性が高い．

■ CTO bodyのワイヤリング

　CTO bodyのワイヤリングは，方向性を重視した"active wire control"が重要であり，以下の3点に注意する．

a）多方向でワイヤーの軌道修正を行う

　CTO bodyのワイヤリングの難易度は病変の長さ，曲がり，石灰化の有無などによって変わる．CTO病変内でワイヤーを進めるとワイヤーは周辺の組織から摩擦や抵抗を受け，進みたい方向からずれていく（deflectionを起こす）．そのため，少し進んでは少なくとも2方向で確認しながら軌道修正を行い，ワイヤーを少しずつ進める必要がある．

b）常にワイヤーのステップアップ/ステップダウンを考えながら行う

　CTO病変は組織学的に不均一である（すなわち硬い場所もあれば軟らかい場所もある）ことがほとんどであるため，1本のワイヤーを使い続けることは合理的ではなく，病変の硬さに合ったワイヤーへの変更（ステップアップ/ステップダウン）を常に考えながらワイヤリングを行う必要がある．ワイヤーにwhip motionがみられる場合やワイヤー先端のコントロールが不良である場合，まずマイクロカテーテルを進め周囲からの摩擦・抵抗の軽減を試みる．しかしそれでもワイヤーの操作性が改善しない場合，より穿通性の高いワイヤーに変更する（ステップアップ）．一方，ステップアップしたワイヤーが曲がりたいところでも直進するとき（進みたい方向を見失うとき），方向性がコントロールできなくなったとき，あるいは硬い場所を穿通し終わったときなどに，ワイヤーをより穿通力の低いものに変更する事を考慮する（ステップダウン）．

c）戦略をスイッチするタイミングを事前に考える

　ワイヤーが偽腔に迷入した場合，ワイヤーをむやみに操作すると大きな偽腔ができるため，パラレルワイヤーテクニックや逆行性アプローチへの切り替えを考慮する．

■ コラテラルチャンネルトラッキング

　逆行性アプローチを行う際，以前は安全性の観点から中隔枝を使用することが多かった．しかし，現在はreverse CART概念の確立や高性能なマイクロカテーテルの登場により心外膜の側副血行路も使用することが多くなった．一方，複雑な側副血行路では血管穿孔しやすく，心外膜の側副血行路では血管穿孔が即タンポナーデにつながるため安全にワイヤーを通

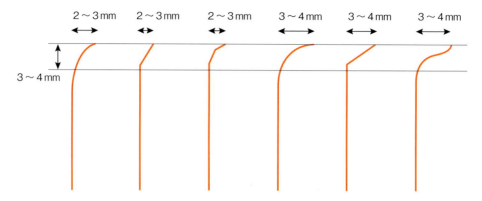

図11● ワイヤー先端のシェイピング
ワイヤーの先端カーブは標的血管の径に合わせてつくる．標準的なカーブから開始し，必要に応じ角度を強くしたり，ダブルアングルをつくったりして適切なカーブにつくり変える

過させることが重要である．したがって，コラテラルチャンネルトラッキングには安全性を考え低荷重で滑り性の高いワイヤーが適している．例えばSUOH03のような超低先端荷重のワイヤー（先端をrope coilにすることで先端の金属量を減らし先端荷重を軽くしている）は，親水性コーティングを施され滑り性も高く，コラテラルチャンネルトラッキングに有用である．

> **Tips & Tricks**
>
> **ワイヤー先端のシェイピング**
>
> CTOワイヤーの先端カーブの長さは病変の近位端の内径に合わせる．通常の場合1～3mm程度である．形状については図11に示すいくつかのパターンを必要に応じつくり変える．また，朝日インテック社製のGaiaシリーズ，SUOH03, Miracle Neo3, SION blackなどでは1mmのpre-shapingが出荷時に施されている．

5 ワイヤー操作の基本

CTOのワイヤー操作は，透視イメージのワイヤーの向きとワイヤーから伝ってくる感触を頼りに，事前に想定した血管の走行と重ね合わせながら行うことになるので，ワイヤーの特性を熟知し，常に多方向で方向性を確認することが大切である．

前述のとおり方向性の確認については多方向が必須で，bi-planeを用いたり，必要に応じ撮影やイメージを回転しながら行ったりする．

ワイヤー操作の感触については術者の経験に依存するところが多く，他者への伝達講習がしにくい．これがCTO-PCIが普遍化しにくい原因の1つともいえる．ワイヤー操作の基本は主に左手が行う縦方向の前進・後退と，主に右手が行う横方向の回転の2種類がある．回

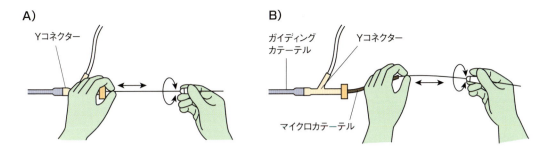

図12 ● ワイヤー操作の基本型 movie 82
A) bare wire を操作する場合左手中指から小指の3本でYコネクターを握り，親指と人差し指でワイヤーを1 mm程度前後させる．右手では方向をコントロールする
B) マイクロカテーテルを使用している場合，左手はカテーテルを握って同じように行う

回転操作はワイヤーが進むべき方向に向かわせるための操作であり，組織の硬さを抵抗の強弱として感じつつ行うも，むやみに回転操作を行うと大きな偽腔を形成してしまう．これを避けるためには，**ワイヤーが進むべき方向に向いたときに右手でワイヤーを固定し，左手で押す操作のみを行う**．ときにワイヤーを引いたり押したりと感触を確認することも大事である（図12，movie 82）．

ワイヤーの交換は，
- ワイヤー先端が機械的に壊れたとき
- トルクが先端に伝わらなくなったとき
- ワイヤーを引いて手前からアプローチし直しても同じチャンネルしか行かなくなったときに行う．

ワイヤーが同じところしか行かなくなった場合の対処として，ワイヤーの先端形状を変える，ワイヤーの硬さを変える，2本目のワイヤーを使うパラレルワイヤー法（parallel wire technique）などを考えていく．

■ パラレルワイヤー法

CTOの遠位端に偽腔を形成し，ワイヤーを交換しても遠位端の真腔に進入できない場合，**最初のワイヤーをそのまま偽腔に残し，2本目のワイヤーを使うパラレルワイヤー法に切り替える**．パラレルワイヤー法は1本目のワイヤーを目印にして行うため，2本目のワイヤーの方向性がより確実になるだけでなく，造影剤の減量や手技時間短縮などのメリットもある．

a）セカンドワイヤーの選択，操作

2本目のワイヤーはワイヤー同士の摩擦のためにワイヤーの操作性が悪くなる場合が多いので，1本目のワイヤーよりも硬いワイヤー，例えばGaia Secondに対しConquest Proを選択する．2本目のワイヤーは最初のワイヤーを目印にして方向調整をするわけであるが，むやみにワイヤーを操作するだけでは解離腔を大きくすることになるので，変曲点（CTO入口部を含む）を確認し，ワイヤーの"引っかかり"を確かめながら"硬い粥腫を突き破る感覚"で進みたい方向へ操作する（図13）．

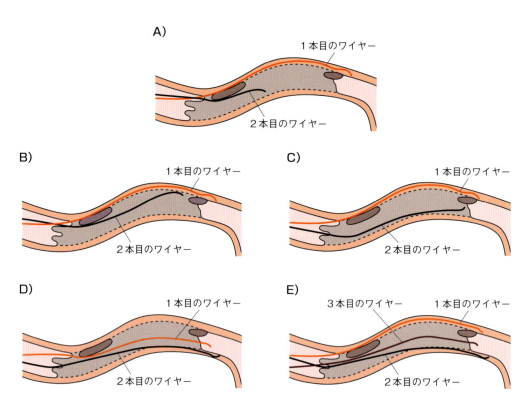

図13 ● パラレルワイヤー法

A）解離腔に迷入した1本目のワイヤーをそのまま留置し，2本目のワイヤーをできるだけ近位端で変曲点を見つけて進める

B，C）2本目のワイヤーを少し進めては多方向で確認しながら，さらに進めるかどうかを判断する（B）．もし間違っていれば元に戻って操作をくり返す（C）

D，E）2本目のワイヤーで末梢の真腔を捕えられない場合，そのまま留置して1本目のワイヤーを手前から再度操作する（D），もしくは3本目のワイヤーを用いる（E）のも1法である

> ⚠注意 **2本目のワイヤーはバックアップカテーテルを用いること**
>
> 2本目のワイヤーを導入するには，バックアップカテーテル（マイクロカテーテル，ダブルルーメンカテーテルなど）を用いることが推奨される．bare wire で操作するとワイヤー交換が難しくなったり，ワイヤー同士の摩擦による操作性の低下が考えられるためである．
> 大口径のガイディングカテーテルを用いていれば，1本目のマイクロカテーテルを抜かずに，ワイヤー2本ともバックアップカテーテルを用いることが可能である．これによりワイヤーの操作性が向上するため，いわゆるseesaw wireテクニックが可能である．あるいは最近ではダブルルーメンカテーテル（Crusade，SASUKE）を用いることも多い．ダブルルーメンカテーテルを用いるメリットとしては，2本目のワイヤー操作性の向上，バックアップや同軸性の向上（2本目のワイヤーがたわみにくくなる），ワイヤーが互いに干渉しにくい，ワイヤー先端のre-shapingやワイヤー交換が行いやすい，8Fr.ガイドカテーテルであればIVUSガイド下のパラレルワイヤーテクニックが可能，などが挙げられる．

> **memo** バックアップカテーテル

ワイヤー操作（交換）のためにマイクロカテーテルを用いるのが一般的であるが，オーバーザワイヤーバルーンシステム（over the wire balloon system：OTW）を用いる場合（バルーンでバックアップの強さを高めたいときなど）もある．

先端にマーカーがついているマイクロカテーテル〔Finecross®（テルモ社製），Mizuki®（カネカメディックス社製），Mogul（グッドマン社製）など〕は，先端の距離感が把握しやすいなどのメリットがあるが，強いバックアップサポートは期待しにくい．

Corsair（朝日インテック社製）は，シャフトに10本のワイヤー（8本が細く2本が太いワイヤー）が螺旋状に編まれており，シャフトを2方向（時計回りと反時計回り）に回転させながら前進する特徴を有する．シャフト先端60cmに親水性コーティングが施され，先端がテーパー加工されsoft tipとなっているため滑りがとてもよく血管追従性に優れており，屈曲した小さなコラテラルチャンネルの通過を可能にする．Tornusシリーズ（朝日インテック社製）は非常に硬い病変を通過させる際に用いる貫通マイクロカテーテルである．非鏡面加工された先端を回転させることで病変に食い込ませ，CCWに回し続けることで螺旋状に編まれたステンレスワイヤーで構成された非研磨シャフトを病変に"ねじ"のように進める．貫通力に優れており十分なバックアップ力をもつ反面，金属でできているためワイヤーとの摩擦を生じ，操作に慣れが必要である．ワイヤー操作時にマイクロカテーテルが安定しない場合，バックアップカテーテルとして，滑りにくいTornusを用いるのも一法である．

その他，大きな分岐角度の入口部病変では，ダブルルーメンカテーテル〔Crusade（カネカメディックス社製），Sasuke（朝日インテック社製など）〕が閉塞部端に対して，ワイヤーバックアップに優れており有効である（図14）．

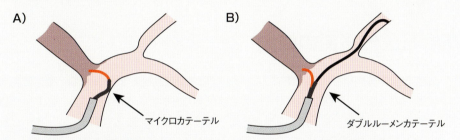

図14 ● 入口部閉塞病変に対してのバックアップカテーテルの選択
A）通常のマイクロカテーテルでは病変部端に対してバックアップカテーテルが不安定なため，ワイヤーの同軸性サポートが得られにくい
B）ダブルルーメンカテーテルを用いることでバックアップカテーテルが安定し，ワイヤーの同軸性サポートが得られやすい

Point

CTO-PCIは日々進歩している．手技に関していえば，順行性から逆行性アプローチ，そしてCART，Reverse CART，さらにはContemporary Reverse CARTテクニックへと進歩を遂げてきた．一方，ガイドワイヤーやマイクロカテーテルなどのデバイスの進歩も目覚ましい．これら進歩のもと，現在CTO-PCIは90％以上の手技成功率を得ることができる時代である．これらの手技やデバイスは，CTO病変そのものに対する理解の深まりと相まって進歩してきている．すなわち，CTO病変，内膜，内膜下の性状の理解，そしてこれら病変におけるデバイスの挙動に関する理解が進むことで手技やデバイスが進歩し，また逆に，手技やデバイスの進歩によりCTO病変そのものに対する理解がさらに深まるのである．

今回CTO-PCIを行う際の心構えおよび初歩的なアプローチについて述べてきたが，その他のアプローチの方法〔例えば血管内超音波（ガイド）や逆行性アプローチなど〕についても原理，原則を注意しながら取り入れて活用していただきたい．

第4章 応用 −手技と成績−

3. 高度石灰化病変をいかに治療するか

宮原眞敏，西川英郎

高度石灰化病変に対するPCIにおいて，POBA（plain old balloon angioplasty）は拡張が不十分であるのみでなく合併症の発生率が高く，不適当であるとされてきた．ステント時代になり石灰化病変にも適応が広がったが，高度石灰化病変に対する切り札として開発されたロータブレーターの登場により，その治療法が確立されたといっても過言ではない．DES（薬剤溶出ステント）とロータブレーターの組み合わせにより慢性期成績の向上が期待されているが，特に透析患者においては依然として再狭窄率が高い病変である．いかにして高度石灰化病変を治療するかを述べる．

1 高度石灰化病変の検出

石灰化病変は加齢とともに増加し，とりわけ**腎不全（透析患者），川崎病，重症糖尿病症例**に高率にみられる．石灰化病変はときに血管内に突出していることがあり，造影では透亮像として見えることがある．そのため血栓像と間違えやすく，臨床背景から石灰化か血栓かの鑑別が必要である．図1Aに血栓像に間違えられやすい造影像を示す．血管造影よりも血管内超音波（IVUS）にて石灰化は検出しやすく，血管内腔の90〜180度に厚い石灰化病変が認められる場合や180度を超える石灰化病変は高度石灰化病変とされる．近年ではMDCTにて検出されやすく，治療方針決定の一助となる（図2）．

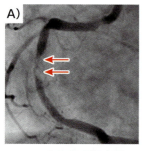
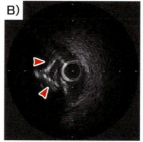
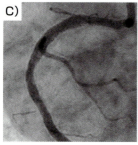
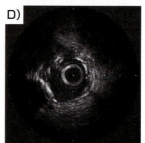

図1 ● 血栓像と間違えやすい石灰化病変とPCI
A）血栓像に間違えられる血管造影像
　→：不整な血栓を疑わせる血管造影像
B）▶：偏心性の石灰化IVUS所見
C）two-wire法にてBMS留置後の血管造影像
D）BMS留置後のIVUS所見

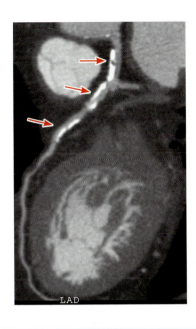

図2● 石灰化の強い病変のMDCT像
左主幹部から前下枝近位側にかけて高度の石灰化を認める（→）

2 POBAによる治療

　バルーンしかない時代は石灰化病変の拡張は大きな解離を生じるリスクが高く，急性冠閉塞をきたしやすいばかりか，拡張不良で再狭窄率もきわめて高かった．ステントを持ち込むことが困難な病変はPOBAのみで行わざるをえず，小さめのノンコンプライアントバルーンを用いて，ゆっくりとバルーンを拡張し，十分に圧をかけて長時間拡張することが重要である．

　パーフュージョンバルーンを用いて長時間拡張するのも一法であるが，使用できるパーフュージョンバルーンは限られている．石灰化病変がPOBAで十分な拡張が得られない場合，ガイドワイヤーをもう1本冠動脈内に入れてバルーンの外に置き，バルーンを高圧拡張させるtwo-wire法が有効なことがある．また，最近はNSE（non-slip element）が有効との報告もある．

　バルーン拡張不能な高度石灰化病変では，慢性完全閉塞病変に対する治療と同様に，朝日インテック社のMiracleやConquestなどの硬いガイドワイヤーで石灰化部やその近傍のプラーク（粥腫）をクロスさせ，新たなルートをつくることによりバルーン拡張が可能となる場合がある．ロータブレーターを使用できない場合では試みるべき方法である．

　POBAでは慢性期成績は期待できず，50％程度の再狭窄率を覚悟しなければならない．

3 カッティングバルーンによる治療

　バルーンに刃がついたカッティングバルーンを用いて石灰化病変を拡張しえたとの報告が散見され，石灰化病変治療の選択肢の1つとなるが，冠動脈穿孔の可能性があることを念頭におく必要がある．この際，**冠動脈穿孔予知のためIVUSでの評価が重要**である．

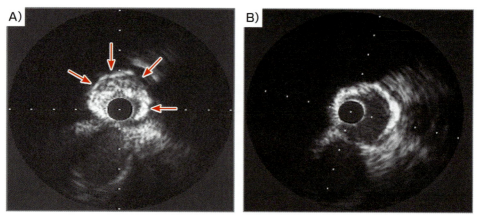

図3 ● ロータブレーター治療前後のIVUS像
A）ロータブレーター治療前．高度の全周性石灰化を認める（→）
B）ロータブレーター治療後．きれいな円状の内腔が得られた

4 ステントによる治療

　高度石灰化病変ではステントの通過が困難であることがしばしば経験される．高圧拡張や，より大きいサイズのバルーンで拡張を行い，ステント再植込みを試みる方法が一般的であるが，ガイドワイヤーをもう1本冠動脈内に入れてステントを通過させるtwo-wire法も有効である（図1）．ときには，小口径のガイディングカテーテルを子カテーテルとして，深く冠動脈内に挿入し，ステントを留置する方法も有効である．また，BMSよりDES留置が望ましいが，有効に使用するためにDESデリバリー困難時はポリマー剥離を最小限にする工夫が必要である（子カテの使用やロータブレーターによる前処置）．

5 ロータブレーターによる治療

　表在性の石灰化（superficial calcification）が高度であったり，治療前のIVUSが不通過の場合はロータブレーターのよい適応である．図3にsuperficial calcificationの強い病変にロータブレーターを行った症例のIVUS像を呈示する．短い病変では，はじめから大き目のサイズを選択するが，びまん性病変では小さいBurrを選択する．透析患者では厚い石灰化を有することが多く，2.25 mmのBurrが必要となる状況を想定した場合には8Fr.ガイディングカテーテルを準備する必要がある．

　ロータブレーター後にDESを留置（Rota-DES）する際には無理なサイズアップを行わず，plaque modificationにとどめる．ただし，十分なステント拡張が得られるためにPOBA（必要に応じてscoring balloonを使用）を十分に行った後，ステントを留置する必要がある．

　図4に慢性透析患者における高度石灰化病変にロータブレーターを行い，最終的にDESを留置した症例を呈示する．このような高度石灰化症例では，ロータブレーター抜きに治療は考えられず，ロータブレーターをいかに上手に行うかである．高度石灰化病変のため，ガイドワイヤーのクロスもしばしば困難となる．しかしながら，透析患者におけるRota-DESの成績には限界があり今後の課題で，ロータブレーター後のdrug coating balloon（DCB）も

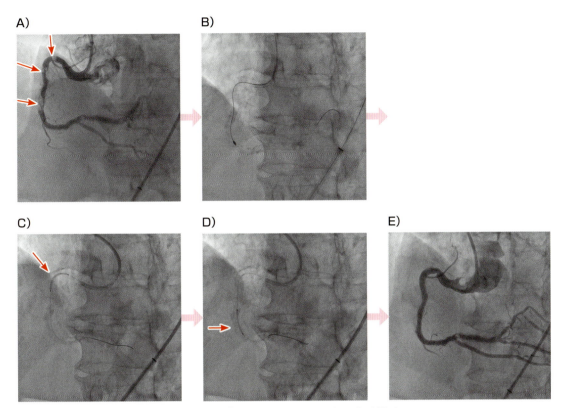

図4 ● 高度石灰化病変に対するロータブレーター，ステントによる治療
A）治療前の右冠動脈病変（→）
B）ロータブレーター治療（1.5 burr）
C）ステント留置（#1, 3518 Nobori）
D）ステント留置（#2, 3518 Nobori）
E）治療後血管造影像

考慮すべき選択肢であると考える．図5にRota-DCBで良好な経過をたどった透析症例を示す．透析歴4年の糖尿病性腎症合併の労作性狭心症にて冠動脈造影が施行され，左回旋枝近位部に高度石灰化の完全閉塞病変を認めた．ワイヤー通過後，IVUSが不通過であったため1.5 mm Burrにてアブレーションし，Lacrosse NSE 2.25×13 mmで拡張後にSeQuent Please 2.0×26 mm 7atmで追加拡張した．明らかな解離はなく良好な拡張が得られた（図5A～D）．幸い，胸部症状の再発はなく2年後の造影においても再狭窄を認めなかった（図5E）．

また，分岐部石灰化病変のプラークシフトに対する予防戦略としてのロータブレーター使用例を紹介する（movie 83）．症例は左主幹部（LMT）遠位部の石灰化病変（＋中等度の左回旋枝入口部病変）．左回旋枝にROTAWIRE Floppy（ボストン・サイエンティフィック社製）をクロスさせて左主幹部から左回旋枝にかけてplaqueデバルキングを行うことによって左回旋枝入口部へのプラークシフトを回避することができ，single stenting（左主幹部－左前下行枝）で手技を終えることができた．安全なデバルキングを行うためにはIVUSの注意深い観察が必要で，本症例ではhigh lateral branch（#12）を超えてロータブレーターを進めないことに注意する必要があった．また，本例はIVUS所見からRota Burrのブレを想定したうえでより多くのデバルキングを期待して低速（130,000回転）でのロータブレーターを行った．

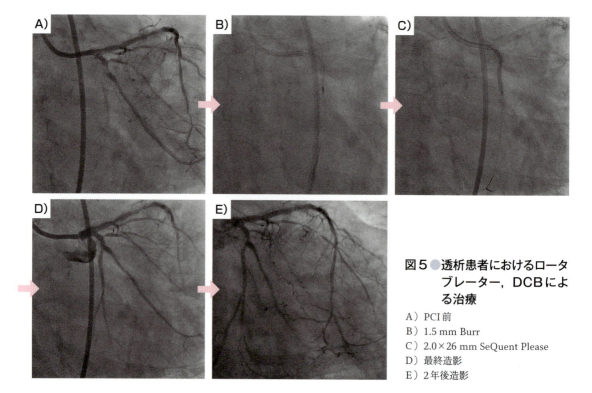

図5 ● 透析患者におけるロータブレーター，DCBによる治療
A）PCI前
B）1.5 mm Burr
C）2.0×26 mm SeQuent Please
D）最終造影
E）2年後造影

6 高度石灰化病変に対するPCIの問題点と限界

　ステント時代における石灰化病変に対するPCIのポイントは，いかに前拡張を十分に行い，ステントを通過させ，十分な拡張を得るかである．ステントを留置する前にロータブレーター，カッティングバルーン，耐圧バルーンなどを駆使して前拡張を十分に行うことである．特にロータブレーターは，石灰化病変に対する切り札として必要不可欠なデバイスであるが，問題点と限界は認識しておく必要がある．

　現在PCIで使用するすべてのデバイスはガイドワイヤー先行型であり，ガイドワイヤーが通過しなければ何も行えない．びまん性，表在性の高度石灰化病変では，ロータワイヤーはもちろん通常のワイヤーでさえ，通過が困難な場合があり，PCIの限界と考えられる．

　また，高度に屈曲した石灰化病変の場合，ロータワイヤーがクロスし，ガイドワイヤーに曲がりをつけ（bend wire technique），ロータブレーターができたとしても，ときに穿孔を起こすことがある．ロータブレーター後にステントを留置した際に穿孔を起こすこともあり，油断はできない．あまりにも高度に屈曲した病変では，ロータブレーターができないばかりか，きわめて危険なPCIとなることを考えておく必要がある．

　びまん性の石灰化病変では，その中に石灰化とは相反する不安定な病変（血栓を伴ったり，不安定プラークを伴う病変），すなわちvulnerable plaqueが混在する場合がある．このような病変に不用意にロータブレーターを行うとno flowをきたす．IVUSもクロスせず，ロータブレーター禁忌病変を診断できない場合があることを認識する必要がある．

　治療血管が，唯一の生存心筋の灌流血管である場合や，きわめて心機能が悪い場合のロー

タブレーターは一般的には禁忌である． 下肢動脈も石灰化，蛇行が強いため IABP，PCPS といった補助循環も使用できず，ロータブレーターを用いずに PCI をできないような高度石灰化を伴うきわめて心機能の低下した症例や，唯一の生存心筋の灌流血管には PCI の限界がある．

> **Tips & Tricks**
>
> ### 川崎病の治療
>
> 川崎病の石灰化病変に対してはロータブレーターが絶対適応となる．30歳以下の年齢でIVUS上も動脈硬化性変化に乏しい場合には，十分に大きなサイズのロータブレーター単独治療（Burr/artery ≧ 0.7，もしくは最大 Burr 2.38mm 以上）がよいとされ，バルーンやステントなど内腔を広げるデバイスを一切使わない方が，再狭窄や新生冠動脈瘤の出現が少ないとされている．一方30歳以降では，IVUS上で石灰化狭窄，冠動脈瘤，動脈硬化を認めることが多く，DESにより長期予後の改善が期待できる．

> ⚠️ **注意**
> 石灰化病変はときに血管内に突出していることがあり，造影では透亮像として見えることがある．血栓像と間違えやすいので注意が必要である．

> **memo　拡張不能の石灰化病変**
> 石灰化が高度でバルーンによる拡張が不能な病変は 1〜2％ と思われ，ロータブレーターが必要である．石灰化病変は加齢とともに増加し，透析患者，川崎病，糖尿病に高率にみられる．

Point

高度石灰化病変に対する PCI は，バルーン，ステント，ロータブレーター，IVUS などデバイスの進歩や改良で多くの症例の対処が可能となり，DESを用いることにより慢性期成績も上がったが，PCIの限界や問題点も存在することを認識すべきである．

第5章
画像・機能診断を PCI へ活用する

第5章 画像・機能診断をPCIへ活用する

1. IVUSガイドPCI

中村　茂

冠動脈カテーテル治療（PCI）は血管造影を基礎として始まり，40年の間に大きく発展してきた．約20年前から，血管内超音波（IVUS）カテーテルを血管内に挿入して観察する方法が登場し，造影をはるかに超える情報が得られるようになった．日本では1996年に保険適用となり，現在ではIVUSガイドPCIが標準治療となっている．PCIの目的は単純で，血管内腔を拡げ，血流を改善する治療であり，長軸評価に優れるアンギオと短軸評価に優れるIVUSという2つの方法を合わせることで精度の高い治療が提供できるようになる．

本稿ではIVUSガイドを用いる方法を列記し，実際のIVUSガイド治療例で解説し，最後に最近登場した60 MHzの新しいIVUSの使用法について述べる．

1 IVUSガイドPCIの手順

❶ 病変の観察・評価：治療前に血管を観察し，プラーク性状を調べる．病変の評価はオートプルバックで行うが，重症例では長時間IVUSカテーテルが挿入されていると虚血性合併症につながるため，病態に応じて観察時間を短縮する．不安定狭心症で，音響減衰を伴うプラーク（図2Aのb参照）があれば末梢塞栓のリスクが高く，末梢保護デバイスを用いる．高度石灰化で（図2Aのa参照），偏心性の高度石灰化部位でのステント拡張は血管破裂のリスクがあるので，ローターブレーター，スコアリングバルーンなどを用いて石灰部プラークを断裂させると拡張しやすくする．

❷ ステント位置の決定：病変拡張後，再度IVUSを行い内腔面積や解離を評価し，ステント植込みを行うかを決める．ステント治療を行う場合は，エッジ解離が生じにくいプラークが半周以下の近位と遠位のステント着地点を決め，病変長をプルバックシステムのデジタルメジャーで計測する．血管内で直接計測するので精度が高い．

❸ ステントの植込み：カバーしたい病変長と，市販のステント長が一致するとは限らないので，エッジ解離をつくりたくない一端を決め，そのポイントに正確にステントエッジを植込む．病変長15 mmと診断した部位に18 mmのステントを植込んでいるといつまでたっても正確にステントを置く技術を修得できないので，長さを一致させるように努力する．IVUSで見ている断面が造影のどの位置にあたるかマーキングを行う（IVUSを固定し，造影しプローブの位置を確認する）．

❹ ステント植込みを行ったら，複数回拡張してからIVUSを挿入して確認する（最近の薄いステントは内側に突出しやすく，IVUSのショートレールの出口が引っかかるのを予防するため）．

❺ 造影とIVUSの結果が納得のいく拡張が得られるまでくり返す．

❻ エッジ解離ができ，フラップが血管の半分にまで落ち込むようであれば追加ステントを考慮する．問題なければ最終造影を行い終了する．

　PCIを成功に導くには画像診断だけでなく，患者要因を加味することが必要であり，年齢や腎機能，心機能，多枝疾患であるかなどを加えて判断する．IVUSガイドがマスターできれば，低腎機能の患者でもコントロール造影をマップとして使うことで，PCI時の造影剤は10 mL以下で行えるようになる．

Tips&Tricks

IVUSマーキング

　最近のIVUSは小径化しており，造影するとプローブが見えなくなることがある．造影剤を生食で希釈しハーフコントラストとすると血管壁とプローブが見やすくなる．

最大長のステントでも病変をカバーできない場合の対応

　最大長のステント（現時点では38 mm）で病変をカバーできない場合は，ステントが複数必要になる．ステントオーバーラップ部が側枝の上にくると側枝の血流阻害の原因となるので，オーバーラップ場所を考えて2本のステントを組合せる．1本目のステント植込み後再度IVUSのデジタルメジャーで計測しオーバーラップが少なくなるように2本目のステント長を決める．

拡張評価は断面積計測で

　ステントの拡張を評価するときは断面積計測を行う．径計測を行うのであればアンギオの評価と変わらない．IVUSがステント拡張不良を見つけられるようになったのは断面積計測を行ったので，違いがわかりやすくなったからである．図1にバルーンが拡張した場合の直径と断面積の関係を示す．直径2.5 mmと3.0 mmの差は大きいと感じないが，断面積4.9 mm^{2}と7.1 mm^{2}とでは大きな差と感じられる．直径2.0〜4.5 mmの円を断面積計測すると3.1〜15.9 mm^{2}の間に散らばっており，差を見つけやすい．治療の目的はあくまでも断面積の改善である．PTCAの時代の術者は目測で対照部径よりやや大きめのバルーンを選択している．自分が選択したバルーンの70％の断面積が得られるようにするのが1つの目安となる．PCIのエンドポイントの決定は造影での目測であり，術者は自分のアンギオを読む目を鍛え，IVUSの断面積を参考にして最終判断とする．

2 症例をもとにした治療法の解説

　実際の症例をもとに戦術の立て方を示す．
　不安定狭心症で冠動脈造影（CAG）を橈骨動脈から行い，診断の結果はLMTを含む3枝疾患であった（図2）．

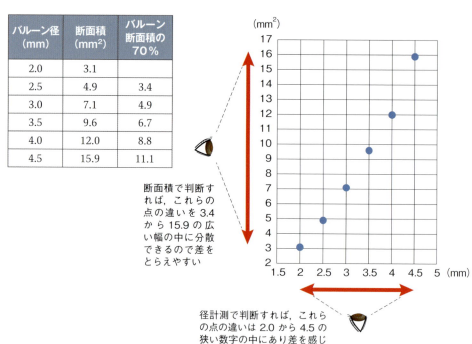

図1 円の直径と断面積の関係

カテーテルによる血行再建の方針となったため，エフィエント®，アスピリンをローディング後，RCAのPCIを行った．

RCAのstage 1 PCI

❶ エンゲージ〜吸引：橈骨動脈アプローチにより7Fr. Hyperion（朝日インテック社製）SAL1SHでエンゲージさせた．緊急時の対応のために鼠径部も消毒して，いつでもIABPを挿入できるように準備した．高度の屈曲がありCaravel（朝日インテック社製）を用いてRinato（朝日インテック社製）をRCA末梢まで挿入しTVAC®（ニプロ社製）6Fr.で吸引を行い，白色血栓が少量除去された．

❷ 病変の評価：IVUSはOptiCross™（ボストン・サイエンティフィック社製）で観察し，心外膜を6時方向にしている．末梢の病変a（図2Aのa）では音響陰影を伴う全周性の石灰化プラークがあり，手前の病変b（図2Aのb）には音響減衰を伴うプラークがあり塞栓のリスクが高いため（図3），Filtrap®（ニプロ社製）3.5 mmを#3に展開した．

❸ バルーンの通過・拡張：表層性の石灰化があることからNSE®（グッドマン社製）3.0 mmで開始したが病変が硬くバルーンが通過しなかった．2.0 mmのバルーンで拡張後，末梢からNSE®を3.0 mm最大16気圧で拡大した．拡張後スローフローとなり吸引とニトロプルシドの冠注60 μgで血流は改善した（図3Aのb）．

❹ ステントの植込み：本例ではステント末梢に解離が走ると追加ステントは難渋するため，正常部位を末梢のステント着地点としXience Alpine®（アボット社製）3.5×33 mmをRVの手前まで植込み，RV上でオーバーラップしないように計測し，屈曲部の#1は2リンクのUltimaster®（テルモ社製）4.0×28 mmをconus branchの上に着地させオーバーラップさせた（図3Aのc）．#1の高度石灰化屈曲部は拡張不良があり4.0 mmのshort NC

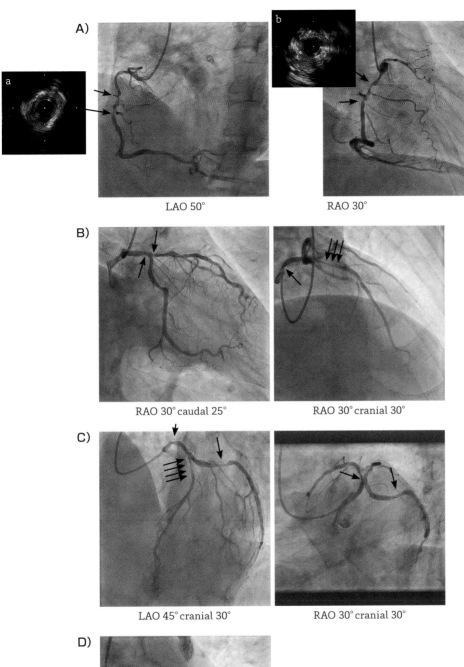

A）診断カテーテルでは右冠動脈中間部にtandem狭窄を認める
B）左冠動脈診断カテーテル．LMT遠位に50％狭窄，LADの入口部に90％，RAO cranialではLMT入口部に50％狭窄，LAD近位に90％を認める
C）左冠動脈診断カテーテル．LAO cranialではLMT LAD以外にLCXに石灰化を伴う90％狭窄がある
D）左冠動脈診断カテーテル．LMTからLADへも石灰化が著明である（-----）

図2● 診断カテーテルによる病変の評価

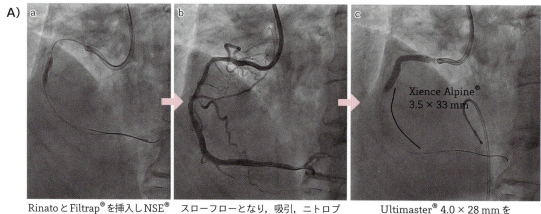
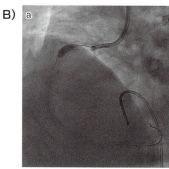
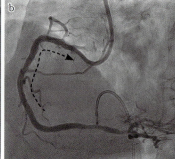
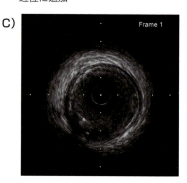

図3 ● RCAへのPCI
A）7Fr. Hyperion SAL1SHでエンゲージ
B，C）高度石灰化の拡張不良部位をNC Euphora 4.0×6 mm 最大25気圧で拡張した．IVUSでの観察箇所を--▶で示す（ movie 84 ）．RCAは2本のステントで治療し0％にて終了した

（メドトロニック社製）バルーンで最大25気圧まで拡張し0％にて終了した（図3B）．
❺ 治療後の確認：ステント後のIVUS画像を図3C， movie 84 に示す．一部石灰化の部位でストラットが浮いて見える．内腔は保たれており終了とした．手前のステントエッジは6時方向に分岐するconus部であり予定部位に着地していることを確認した．

■ LCAへのstage 2 PCI
a）stage 1 PCI後の治療方針

　　　術後経過は問題なく，2日後にLMT，LAD，LCXの治療を予定した．LCAの治療に先立ちRCAの造影を行いstage 1で治療したステント治療部位に問題がないことを確認した．透視で石灰化が広範囲に認められること，右冠動脈治療時にはRCA#1の高度石灰化でステントの拡張が制限されたことから，ロータブレーターで石灰化部位のmodificationを計画した．
　　　主な病変はLMT末梢からのLAD近位部への連続病変であり，先にLMTからLADに向かってステントを植込むとLCXがjailされ病変にステントを植込むのが難しくなる．LMT末梢からLCX方向にも石灰化が突出し，LMTのシャフトにも石灰がみえている．可能であればLCX入口部にもロータブレーターを行っておきたい．またLMT入口部にも50％狭窄があり，LMT入口部からのステント治療が必要な可能性もある．

光干渉断層診断（OFDI）は石灰化の厚みを判断するのに優れるが，LMT入口部の評価には弱いため，IVUSで治療を組み立てていく方針とした．AltaView®（テルモ社製）（60 MHz プルバックスピード3 mm/秒）を用い，LADでは心外膜を12時方向，LCXでは9時方向とした．7Fr. Hyperion SPB3.5SHで右大腿アプローチとし，左をIABPのバックアップアクセスルートとした．

b）stage 2 PCIの症例提示

❶ 病変の評価：RAO caudalとRAO cranialでの造影を行った．IVUS像ではLMT入口部は扁平化した石灰化狭窄がある（図4Aのa，movie 85）．LMT遠位は2時と7時方向に石灰化があるが内腔は保たれている（図4Aのb）．LAD中間部の（図4Aのc）は全周性の高エコーがあり，高度の石灰化である．次にLCXのIVUSを行った（図4Bのb，movie 86）．病変は音響減衰を伴うプラークともとれるが，透視で石灰化があり石灰化病変ともとれる（図4Bのa）．病変は心外膜側にあり造影と一致する．病変すぐ手前は線維性プラークであり病変自体を石灰化と判断した．CX入口部は小弯側に石灰化プラークがある．

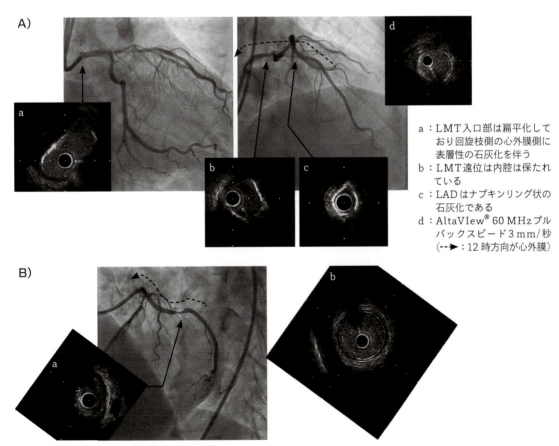

a：LMT入口部は扁平化しており回旋枝側の心外膜側に表層性の石灰化を伴う
b：LMT遠位は内腔は保たれている
c：LADはナプキンリング状の石灰化である
d：AltaVIew® 60 MHzプルバックスピード3 mm/秒（--▶：12時方向が心外膜）

画像は9時方向が心外膜側である．線維性プラークと音響減衰を認めている．透視では同部位に石灰化がある

図4　LCAへのstage 2 PCI❶
A）左冠動脈のコントロール造影とIVUS画像　movie 85
B）左のコントロール造影とLCXからの引き抜き（--▶）のIVUS画像　movie 86

C)

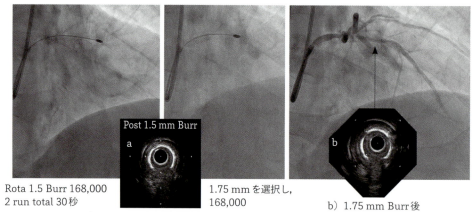

Rota 1.5 Burr 168,000
2 run total 30秒

1.75 mm を選択し，168,000

a）Rota 1.5 Burr 後のIVUSでは石灰化部位に1.5 mmの孔ができ多重反射を認める

b）1.75 mm Burr 後

図4 ● LCAへのstage 2 PCI ❷

C）LADのロータブレーター治療とその後の造影，途中のIVUS画像

D)

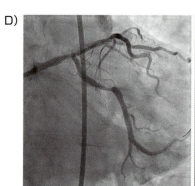 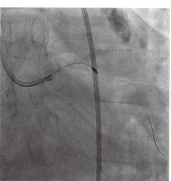 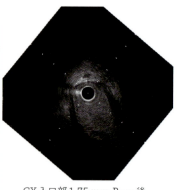

CX入口部1.75 mm Burr 後
LMTはプラークが削れて，血管構造が見えてきている．これ以上のablationは穿孔のリスクがある

E)

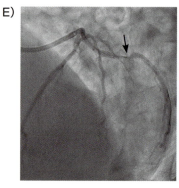 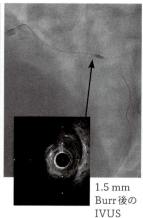 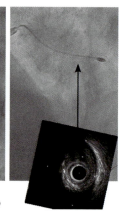

1.5 mm Burr 後のIVUS

1.75 mm Burr 後のIVUS
拡張が悪いのでステントを予定した

図4 ● LCAへのstage 2 PCI ❸

D）LMT-CX入口部の治療，1.5 mm Burr floppy 156,000/4回（合計56秒）とIVUS像（movie 87）

E）CX中間部の治療病変を評価すると心外膜側に偏心性のプラークがありIVUSが接する方向であり，1.5 mm Burrでablationを行い，1.75 mm Burrにサイズアップした．

F)

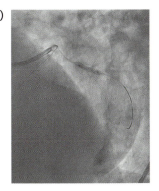
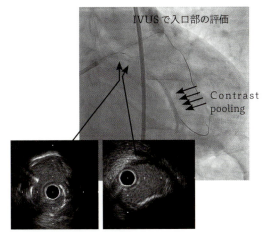

IVUSで入口部の評価

Contrast pooling

CX入口部での解離があるなら即座にステントが必要でありすぐにIVUSで確認した．CX入口部には解離がないことから，CX中間部の前拡張の結果debrisが飛散したと診断

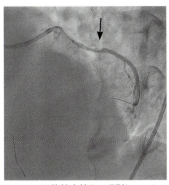
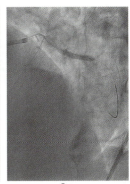

TVACで回旋枝末梢まで吸引し，ニトロプルシド30 μgをTVACから選択的投与し血流は回復した．プラーク内に造影剤の侵入を認める（→）

Ultimaster®（3.5×15 mm）を3回拡張最大16気圧で行った．スローフローは生じなかった

図4 ● LCAへのstage 2 PCI ❸

F）LCX中間部の病変は拡張不良でありステント植込みを予定しNSE®（3.0×13 mm）で病変を12気圧，LCX入口部を6気圧で拡張した．その後CXはスローフローとなった．

❷ LADのロータブレーター治療：血行再建としてはまずLAD方向の血流を確保することを優先し，LADに1.5 mmのロータブレーター治療を行った．IVUSでは1.5 mmの孔ができており多重反射があり残存石灰も多く1.75 mmにサイズアップした．その後のIVUSでも多重反射があり，石灰はまだ厚い（図4Cのb）．IVUSで解離，穿孔がないことからワイヤーを抜去しても閉塞しないと判断し，CX入口部のロータブレーターに変更した．

❸ CXのロータブレーター・ステント治療：post 1.75 mmロータブレーター後の動画を示す（図4D，movie 87）．小弯側にBurr通過の経路が見え，1.75 mmの後はほぼ縁まできておりCX入口部の治療を終了した．次にCX本幹の治療に移った．ロータブレーター1.5 mmはワイヤーバイアスからプラークに当たると推定したが，効果は低く1.75 mmにサイズアップしたが内腔の改善はわずかであった（図4E）ためステント植込みとした．本幹病変とCX入口部を3.0×13 mmのNSE®で連続拡張して造影するとno flowとなり血圧低下をきたした．LCX入口部からの解離であればすぐにLMTからCX向けへのステントが必要になる．昇圧薬を投与し，IVUSで評価すると入口部には解離がないことから，音響減衰を伴うプラークからの末梢塞栓と診断し，TVACで吸引を行い選択的にニトロプルシド投与を行い血流は回復した（図4F）．IVUSによる本幹病変部の長さは14 mmでありUltimaster®（3.5×15 mm）で最大16気圧，3回の拡張を行い25％となり，スローフローも併発しなかった（図4F）．

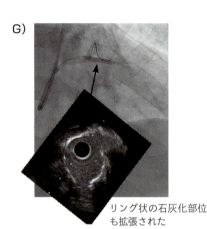
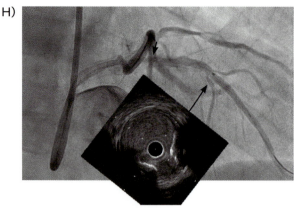

リング状の石灰化部位
も拡張された

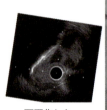
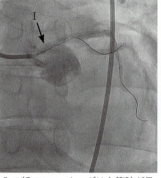
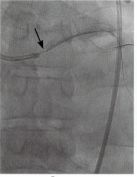
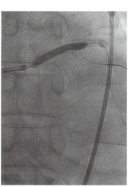

扁平化した
LMT入口部

入口部でのマーキングは血管腔が見えなかったので石灰化プラークを見て入口を判断した. Ultimaster® からの距離は25 mm

BMX-J® 3.5×28 mm
（3 mmオーバーラップ）

18気圧2回拡張

図4 ● LCAへのstage 2 PCI ❹

G) LCXのステント植込みが終了したので，LMTからLADのステント植込み目的でNSE® 3.0 mm 14気圧で前拡張を行った
H) ステント植込みでは1方のマーカーの内側の垂線の部位がマーキング位置に一致させる．本例では手前のマーカーは無視する（すでに近位はLAD内に入ることが測定してわかっているため）．Ultimaster®（3.0×28mm）12, 12, 14気圧の3回拡張で植込む
I) LMTからLADへのステント植込み

❹ LADへのステント植込み：CXのステントが終了したのでLMTへのステント治療に移った．LADの石灰化部を3.0×14 mmのNSEで前拡張を行い石灰化プラークを割った（図4G）．

ここでLADにどのようにステントを植込むかを考える．本例のLADはびまん性の壁不整がありエッジ解離が生じやすいため，プラークの少ないステント着地点を選択する必要があり，中隔枝の分岐部を遠位のステント着地点に選択し，扁平化しているLMTの入口を近位の着地点とした．距離は40 mm以上であり1本でカバーできない．1本目でLADを仕上げ，2本目のステントをLMT入口部からLCXをまたいで植込む方法とした．末梢の中隔枝をハーフコントラストでマーキングをし，そこからデジタルメジャーを見ながら24，28，32 mmの近位着地点を選ぶと28 mmがLAD内の側枝に関連しない部位であった（図4H）．IVUSマーキングした部位に合わせて3.0×28 mmのステント植込みを行った．植込み後は次のステントを決めるためIVUSでステントエッジからLMTの入り口まで測定すると25 mmであった．次のステントは近位合わせであり，造影が悪いので石灰化を目印とし，そこに合わせてBMX-J®（3.5×28 mm）を18気圧で植込んだ（3 mmオーバーラップ，図4I）．

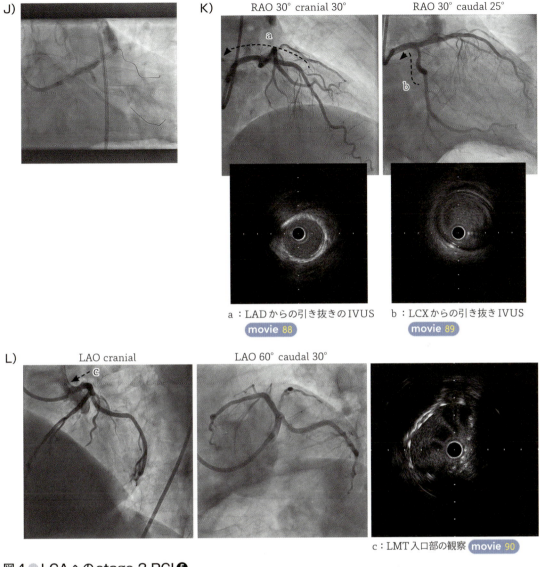

図4 ● LCAへのstage 2 PCI ❺

J）CXへSionワイヤーをストラット越しに通過させた．LADからのIVUSで通過に問題がないことを確認．LAD 3.5mm，CX 3.0mmで22気圧で拡張後に気圧でkissing拡張を行った

K，L）最終造影

❺ 治療の終了・確認：LCX入口部をkissing拡張するためCrusade（カネカメディックス社製）を用いて本幹からCXにワイヤーを入れ替え，IVUSでストラットの後ろを拾っていないことを確認して本幹の追加拡張を行った．CXのステントを再度3.0 mmで22気圧まで拡張し，最後にLMTにkissing拡張を行って終了した（図4J）．

図4K，movie 88, 89 に最終造影と，LAD，CXからの引き抜き画像を示す．分岐部も含めて良好な拡張が得られている．LMTの入口が見えておらず，ガイドを浮かせて再度IVUSを行った（図4L，movie 90）．LMT内に大きく突出することなく予定どおり入口をカバーした．

本例ではロータブレーター使用の判断，サイズアップの判断を行い，解離がないことから

LADのワイヤーを抜いて回旋枝入口部のロータブレーターを追加し，入口部の処理が済んだのちに中間部のロータブレーターを行った．CX拡張時にはno flowとなりロータブレーターを行ったLCX入口部からの解離と考えたが，IVUSで入口部解離がなかったことからCXの病変からの末梢塞栓と診断し対処した．CXの中間部病変は透視で石灰が見えており，IVUSで石灰化と判断したことが誤っており，フィルターを使うべき病変であった．LMT入口からLADへのステント植込みではステント着地点，オーバーラップ部位の決定を行い，ワイヤーリクロス後にkissingで仕上げた．2回目のPCIでは合計20回のIVUS観察をくり返し，使用造影剤は150 mLであった．

　一般的には高度石灰化病変を含むLMT，3枝疾患でありバイパス手術の適応となる．PCIでは，それぞれの病変をIVUSで詳細に評価し，治療戦略に反映させ安全を確保しながら仕上げて行った．

memo　60 MHz IVUS

60 MHzのIVUSカテーテルが市販され，プルバックスピードがこれまでの最大1 mm/秒から最大10 mm/秒の機械までが登場してきた．今後は40 MHzより詳細に見える60 MHzに移っていくと思われる．高速プルバックのメリットは虚血時間や記録時間の短縮が可能となった．IVUSで見たいポイントは数カ所であり記録が終った後，マニュアルでじっくり評価を行うことが重要である．もうひとつは，ネガティブコントラスト法を用いてよりきれいな画像を観察可能にした．これらのメリットについて症例で解説する．

79歳男性．診断は狭心症．右冠動脈中間部の高度狭窄に対するPCIを行った．右radial 6Fr. Hyperion 6Fr. JR4，Sion Blue wire，IVUSがAltaView®（60 MHz）プルバックスピード9 mm/秒で観察した．RCAの画像は心外膜を6時方向にしている（図5A，movie 91）．心外膜側に石灰を伴う求心性プラークであり，造影での病変長は短いが，IVUSでのステント着地に適した距離は40 mmであり1ステントではカバーできないと判断した．そこでCutting DCBに切り替えた．カッティング後のIVUSとハーフコントラストフラッシュによるIVUS画像を示す．ネガティブコントラストを用いるとIVUSの弱点でもあった近傍の画質が格段に改善する（図5B，movie 92）．石灰化プラークの内腔側のプラーク断裂であり2.75×26 mmのSeQuent Pleaseドラッグコーティングバルーン（ニプロ社製）での治療を行った（図5C，movie 93）．ハーフコントラストによるフラッシュ記録では血管内面に高輝度の付着物を認め，OFDIより広範囲に光って見える．4カ月後のフォローアップ造影でも再狭窄を認めなかった（図5D）．高速プルバックが可能となるとネガティブコントラストを用いた血管観察ができ，より詳細な評価が可能となる．しかしOFDIの1/4程度の引き抜きスピードであり冠動脈全体を評価しようとするとフラッシュ液が30 mL以上必要となり現実的ではなく，現時点では部分的な観察にとどまっている．

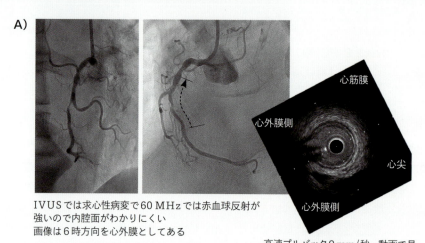

IVUSでは求心性病変で60 MHzでは赤血球反射が強いので内腔面がわかりにくい
画像は6時方向を心外膜としてある

高速プルバック9 mm/秒．動画で見るとwedgeする場所が1カ所ある．求心性の短い病変でありDCBを予定し，カッティングバルーン2.5 mmで前拡張を行った．IVUSではreference内腔径は2.5 mmである

図5 ● RCA 60 MHz（A）
A）右冠動脈#2の90%病変　movie 91

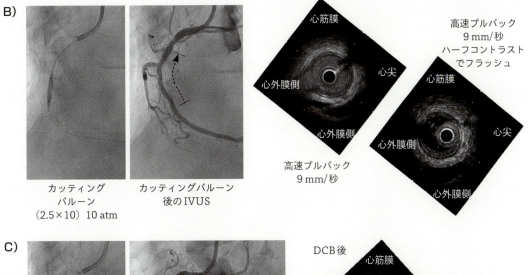

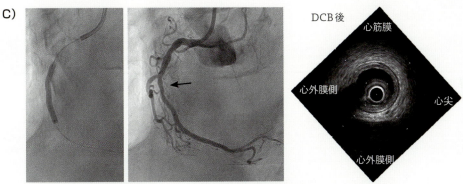

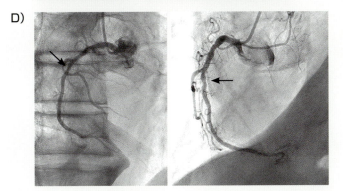

図5 ● RCA 60 MHz（B～D）

B）OFDIのスキャンと同様にハーフコントラストでフラッシュ中に9 mm/秒のプルバックで記録．内膜の断裂部位がはっきりとわかる movie 92

C）SeQuent Please（2.75×26 mm）12 atm 90秒．DCB後の病変観察．OFDIのように内膜表面に高エコーの点が見え，薬物の付着が確認できる．OFDIで見るよりも表面全体のエコー輝度亢進が認められる movie 93

D）4カ月後．再狭窄を認めなかった

Point

IVUSガイドPCIについて症例を基に解説した．ここ10年で心臓CTがPCIの有用な事前情報を提供してくれるようになった．IVUSはPCI中にリアルタイムでフィードバックを与えてくれるので，その時その時のプランニングに役立つ．IVUSの解像度はデジタルシネ画像と比較すれば不鮮明であり，画像を見てすぐに判断できなければ実践に生かすことができない．よって常日頃からIVUSを用いた手技を行い，画像診断能力を上げてくことが肝要である．IVUSの読影力を上げるには画像の計測をし，研究発表を重ねることが有用で，特に治療後にIVUSを見返すと何かしら新しい発見があり，その結果シネの読みが深くなるという相乗効果をもたらす．アンギオとIVUSを併せて手技を進めていくことで，精度の高い治療を提供できるようになる．

第5章 画像・機能診断をPCIへ活用する

2. 心臓CTをPCIに活用する

角辻　暁

MDCTを用いた心臓CT検査は，心臓領域における最近での非常に大きな進歩である．現状では主にスクリーニングに用いられているが，心臓CT画像情報をよく理解することで，PCIのサポートにも活用できる．それではどのような心臓CTの情報がPCIに活用できるのであろうか？
簡単にいえば，「心臓CTでは得られるが冠動脈造影で得られない情報」ということになる．具体的には，

- 冠動脈造影では得られない粥腫情報（ここには粥腫の分布情報と粥腫内容に関する情報が含まれる）
- 上記の粥腫情報ともいえるが，冠動脈造影では観察できない完全閉塞病変の情報
- 冠動脈造影では不可能な角度での情報
- 冠動脈造影よりも感度の高い石灰化の情報

が挙げられる．

1 冠動脈造影では得られない粥腫情報

図1に右冠動脈遠位部の単純病変における冠動脈造影と心臓CTの粥腫（プラーク）情報の違いを示す．冠動脈造影上（図1B）病変部は15〜20 mm程度で，とても右冠動脈後下行枝（4PD）分枝部まで粥腫が連続しているようには思われないが，心臓CTを詳細に観察すると病変部から遠位部に粥腫が連続していることがわかる（図1C）．術中のIVUSでも心臓CTと

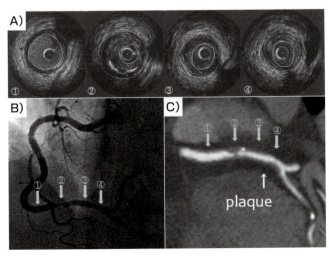

図1 ● 各撮像法による画像の違い
A) IVUS
B) 冠動脈造影
C) 心臓CT
※ A〜C中の①〜④はそれぞれ同一部位

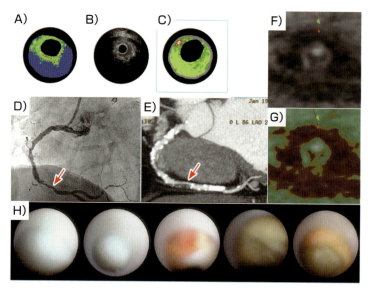

図2● 粥腫の質の評価
A）IVUS：IB-IVUS像
B）IVUS：gray scale像
C）IVUS：Virtual Histology像
D）冠動脈造影（CAG）
E）心臓CT長軸像
F）心臓CT短軸像
G）心臓CT短軸像＋カラーマップ
H）心臓内視鏡像

同様に病変部の近位部には粥腫がほとんどないが遠位部には4PD分枝部まで粥腫が連続していることが確認された（図1A）．

初期のCypherデータからステントエッジの粥腫が多いことがステントエッジの再狭窄に関係することが報告されていることもあり，**粥腫の分布を理解してステント治療を行う**ことは重要である．

さらに心臓CTではCT値を用いて粥腫の質を評価することが可能である．図2は心臓CTにて脂質粥腫（図2GではCT値がマイナスの部分を赤，1〜50を黄，51〜250を緑に色分けしている．通常脂質粥腫はCT値が50以下である）を認めた病変のIVUSと血管内視鏡の画像である．IVUSは典型的なアテニュエーション像を示し（図2B），血管内視鏡では非常に黄色調の強い粥腫が認められた（図2H）．

このような黄色調の強い粥腫ではイベント発生が多いとの報告もあり，さらに筆者らの自験例では心臓CTにおいて特にCT値がマイナス値を示すような脂質粥腫がPCI治療中に起こるslow flow, no-flowと関連していることが示されている．

2 冠動脈造影では観察できない完全閉塞病変の情報

完全閉塞病変は，内腔が完全に閉塞しているために造影剤が入らず，冠動脈造影では情報が欠落してしまう．したがって冠動脈造影情報だけではどこにワイヤーを進めればよいかわから

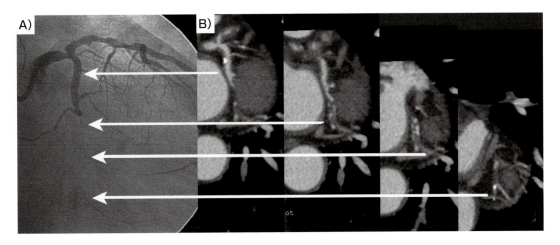

図3 ● 完全閉塞病変における撮像法
A) 冠動脈造影
B) 心臓CT

ない，ということになり，これが初期成功を困難とする原因の1つとなっていた．しかし，心臓CTを行うことによりほとんどの完全閉塞病変の解剖学的な情報を得ることができる．

図3に左回旋枝の完全閉塞病変を示す．冠動脈造影（図3A）では当然閉塞部位の情報は全く得られない．しかし右の心臓CT像（図3B：Slab MIPという方法でつくられた画像）では，閉塞より近位部の内腔に連続する閉塞部位の情報が明確に示されている．この情報を用いることで術者は自信をもってワイヤー操作を行うことができる．筆者の成績では，心臓CT情報を利用することでより高い初期成功を達成することができた．

3 冠動脈造影では不可能な角度での情報

また心臓CTでは冠動脈造影と異なり観察角度の制限がないことも大きな利点となる．図4に左前下行枝近位部病変と側枝の関係を示す．図4A〜Dにさまざまな角度の冠動脈造影像を示すが，病変と側枝の位置関係は明確でない．それに比べ図4Eの心臓CT像は，遠位部の第2対角枝（D2枝）は病変に関係ないが近位部の第1対角枝（D1枝）は病変部から分枝していることを非常に明確に描出している（図4C, E→）．この違いは観察角度の違いに起因している．図4Eに示す心臓CT像はほぼaxial像，つまりcranial 90度に近い像である．冠動脈造影でのcranial角度は40度程度が限界でcranial 90度からの観察は不可能である．

Tips & Tricks

冠動脈造影の限界と心臓CTの活用

図4の例にも示すように分枝部，さらには入口部や屈曲の強い部位の冠動脈造影情報は非常に制限されたものであることを知っておく必要がある．つまり冠動脈造影が正しい情報を提示できないその限界を知り，また多くの場合心臓CTがそれに代わる正しい情報を提示できることを知るべきである．当然その正しい情報を利用することでよりよいPCI治療が可能となる．

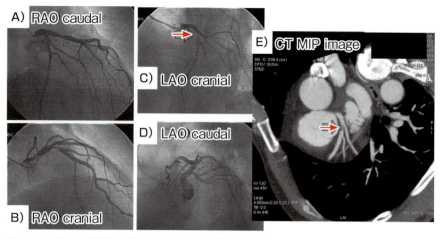

図4 ● 左前下行枝近位部病変と側枝の描出
A〜D）冠動脈造影
E）心臓CT
狭窄病変と第1対角枝・第2対角枝の位置関係（→）がCTでは明らかなのに対し血管造影では画像の重なりによって不明確になっている

4 冠動脈造影よりも感度の高い石灰化の情報

　最後に，心臓CTによる石灰化情報がPCIにいかに役立つかについて述べる．
　通常「心臓CTによる石灰化情報は過大評価される」といわれる．実際図5B，Fにも示す通り，通常の画像設定では石灰化は過大評価される傾向にある．つまり，実際にはPCI治療にそれほど邪魔にならない石灰化まで高度石灰化のように見えることが少なくない．
　しかし，この問題の多くは短軸像で画像設定を変えて詳細な石灰化評価を行うことで解決可能である．図5には通常の画像設定による評価ではともに高度石灰化と判断される左前下行枝と右冠動脈の病変を示す．左に左前下行枝病変（図5A〜D），右に右冠動脈病変（図5E〜H）が示され，両中段（図5B，F）に通常設定を用いた心臓CT像を示す．中段の画像からは左前下行枝・右冠動脈両病変とも高度石灰化と判断される．しかし両下段（図5C，D，G，H）に示すとおり，短軸での評価をさらに画像設定を変化させて行うことによって〔下段左（図5C，G）が通常画像設定，下段右（図5D，H）が石灰化病変の評価に焦点を合わせた画像設定〕左前下行枝病変の石灰化は完全な一塊ではなく，右冠動脈病変の石灰化は完全に一塊となった石灰化であると判断できた．実際のPCI治療の結果を上段（図5A，E）に示すが，左前下行枝病変はバルーンによる前拡張で比較的容易に良好な拡張が得られ，その後のステント留置でも非常に良好な拡張を得ることができた．一方右冠動脈病変はバルーンの通過すら非常に困難で，最終的にもバルーンの完全拡張ができず（最大26気圧），拡張できないまま終了となった．
　つまり石灰化によるPCI治療抵抗性についても心臓CTは非常に有効な情報を提供しうる，ということである．

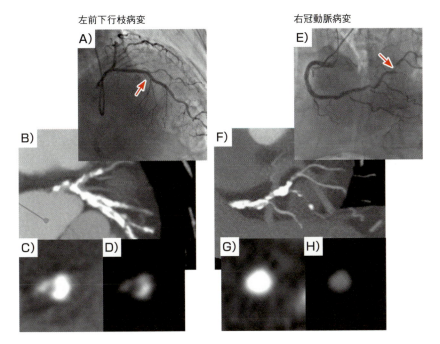

図5 ● 心臓CTによる石灰化情報
A, E) 冠動脈造影, →：PCI治療後の病変部
B, F) 心臓CT長軸像
C, G) 心臓CT短軸像（通常設定）
D, H) 心臓CT短軸像（石灰化病変に焦点を合わせた画像設定）

Point

心臓CTは冠動脈造影では提供できない情報，つまり粥腫分布・粥腫内容・完全閉塞病変についての情報，さらには冠動脈造影では不可能な角度からの観察による情報，石灰化のより詳細な情報を提供可能であり，これらの情報を上手にPCI治療に活かすことでより効果的なPCI治療が可能になると思われる．

第5章 画像・機能診断をPCIへ活用する

3. 光干渉断層映像（OCT）検査法の基本手技

志手淳也

現在臨床で使用されているOCT（optical coherence tomography）はアボット社製とテルモ社製があり，一般的に，アボット社製のものをOCT，テルモ社製のものをOFDI（optical frequency domain imaging）と呼ぶ．基本的にはほぼ同等の画像を提供するが，カテーテル性状や解析ソフトウェアは異なる．アボット社製のOCTカテーテル（Dragonfly™ OPTIS™）は柔軟性に優れアンギオ画像を阻害しにくいという特徴を有し，一方，テルモ社製のOFDIカテーテル（Fast View™）は直進性に優れ，耐久性にも優れているという特徴を有している．解析ソフトウェアはいずれも一長一短であり，片方が極端に優れているという状況ではない．両社とも，今後さらなる改良が予定されており，各々の欠点が改善されていくものと思われる．

以下に，OCT/OFDIでのセットアップ，画像取得の方法を概説する．

1 カテーテルセットアップ

■ OCTのカテーテルセットアップ（図1）

❶ ステップ1：DOC（drive-motor and optical controller）の受け取り
DOC専用滅菌カバーの端を介助者に渡し，DOCをカバーの中に挿入してもらう．その後DOCを受け取る．この際，介助者はDOC保護キャップをはずし，DOC裏面に固定しておく．

❷ ステップ2：OCTカテーテルを収納しているフープ内へ，ヘパリン加生理食塩水（ヘパ生）をフラッシュする．

❸ ステップ3：カテーテル内を造影剤で充填する
フープからOCTカテーテルを取り出したのちフラッシュルーメンに専用3 mLシリンジを接続し，カテーテル内を造影剤で充填する．カテーテル遠位部チップより造影剤が出てくるのが確認できる．

❹ ステップ4：DOCの接続
滅菌カバーのプラスチックリングをDOC接続部に合わせた後，OCTカテーテルを差し込む．差し込み部は正方形になっており，どの角度で差し込んでも問題ない．奥まで差し込んだら時計回りに90度回し固定する．

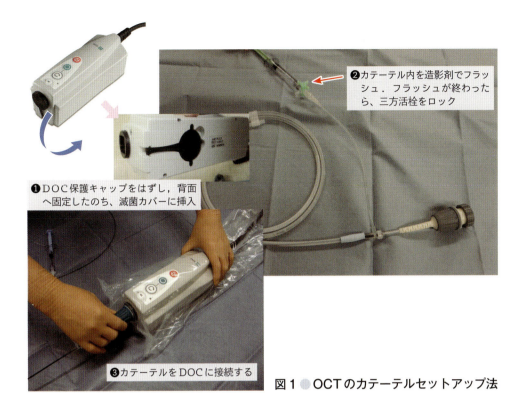

図1 ● OCTのカテーテルセットアップ法

❶DOC保護キャップをはずし，背面へ固定したのち、滅菌カバーに挿入
❷カテーテル内を造影剤でフラッシュ．フラッシュが終わったら、三方活栓をロック
❸カテーテルをDOCに接続する

Tips & Tricks

三方活栓でOCTカテーテルへの血液混入を防止

当院では，OCTカテーテル内への血液の混入を減らすため，造影剤フラッシュシリンジ接続部に三方活栓を接続し，造影剤充填後は三方活栓をロックするようにしている．

⚠️注意

OCTカテーテルのファイバーが断線するのを防ぐため，カテーテル内を造影剤で充填してからDOCに接続する．また，OCTカテーテル内を造影剤で充填する際は，断線を避けるために，必ずイメージングを停止した状態で行うこと．

■ OFDIのカテーテルセットアップ（図2）

OFDIカテーテルは内腔が閉鎖腔となっており造影剤での内腔充填は不要である．

❶ステップ1：MDU（motor drive unit）の受け取り

OCTと同様の手技で専用滅菌カバーに入れられたMDUを受け取る．
滅菌カバーのアダプターシール白線部分とMDUの白線部分を合わせてアダプターを接続する．

❷ステップ2：フープ内へパリン加生理食塩水フラッシュ

❸ステップ3：OFDIカテーテルのMDUへの接続

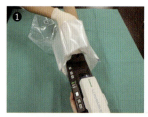
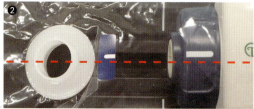
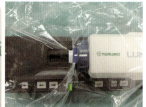
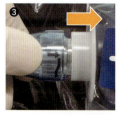
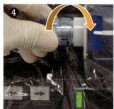
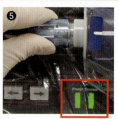
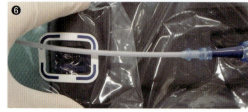
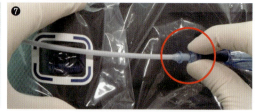
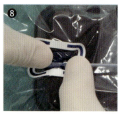
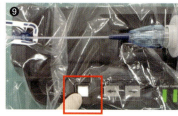
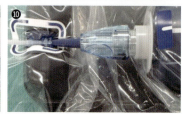

図2 ● OFDIカテーテルのセットアップ法
❶ MDUを滅菌カバーに挿入
❷ シールの白線とMDUの白線を合わせてアダプターをMDUに装着
❸ 矢印を上に向けてMDU内にカテーテルを挿入（左右に細かく動かしながら挿入するのがコツ）
❹ 中のばねを押しながら時計回りに回す
❺ 接続インジケータが点灯
❻ カバー上の□シールをMDU左端のクランプ部分に合わせる
❼ カテーテルのスライド部分を左に持っていく
❽ MDUに固定する
❾ Auto Forwardボタンを押す
❿ セットアップ完了
テルモ社より提供

　　　　　カテーテルの黒矢印が真上にくるようにMDUに差し込む．奥まで入ったら時計回りに回し，接続インジケーターが点灯するのを確認する．カテーテルのスライド部を接続し，Auto Forwardボタンを押しスキャナーが左端までくればセットアップは完了である．

> ⚠注意
> OFDIカテーテルの光ファイバーは接続角度が決まっている．向きを補正する回転機構が備わっているが，強く押せばカテーテルの接続部とMDUの接続部の角度が合う前にカテーテルがMDU内に侵入してしまい，そこでスタックしてしまう．取り出すことは不可能となり部品交換が必要になる．筆者も，わずかなずれのみでスタックしてしまった経験がある．これを防ぐために，当院では細かく左右に動かしながら挿入するようにしている．

2 ガイドワイヤーの先導のもとOCT/OFDIカテーテルを冠動脈内に挿入

■ OCTカテーテル操作上の注意点

a）断線

OCTはオンラインスキャニングの状態でカテーテルを挿入すると断線しやすい．IVUSは通常オンラインの状態でカテーテルを血管内に持ち込むが，**OCTでは必ずオフラインの状態で血管内に持ち込むようにする．**

b）高度屈曲部へのカテーテル挿入

OCTカテーテルは柔軟性に富んだ細いカテーテルであり，高度狭窄部も通過できることが多い．しかし，ワイヤーのエグジットポート部分の強度が弱いため，同部位に無理な横方向の力が加わると，手前のカテーテルが折れてしまう．一度折れてしまうと，そこに「折れ癖」がつき，通過性が落ちてしまうため注意が必要である．特に左冠動脈回旋枝入口部付近に高度狭窄がある症例では，左前下行枝方向にカテーテルがプロラプスしてしまい回旋枝への挿入が不能となるので注意が必要である．対処法としては，カテーテルを押す際，エグジットポート付近の動態に注意し，プロラプスしそうになったら押すのをやめる．また，ガイドエクステンションカテーテルを併用することで，プロラプスを予防し，カテーテルを目的部まで持ち込むことができることがある．

■ OFDIカテーテル操作上の注意点

OFDIカテーテルではOCTと比較して直進性が強く，OCTで挙げたような点に注意をする必要はあまりない．

3 OCT/OFDI画像の取得

■ スキャン位置，スキャンモードの設定

OCT/OFDIの画像取得には，基本的に最も長く，最も速いスキャンスピードで撮像する．OCTではlong pullback survey mode（75 mm長，36 mm/秒）を選択し，レンズマーカーと近位部マーカーの距離が50 mmあるので，その1.5倍の部分までスキャンできることを目安にカテーテルの位置づけをする．

OFDIでは40 mm/秒，150 mm長を選択する．

詳細な画像の取得が必要な場合，特に分岐部にステントを留置し三次元再構築をする場合は，OCTならhigh resolution mode（54 mm長，18 mm/秒），OFDIなら20 mm/秒のスキャン速度を選択する．

Tips&Tricks

スキャンのスターティングポイントを，末梢健常側の側枝が合流しているすぐ末梢に位置させると，画像の解剖学的位置関係が理解しやすい（図3）．

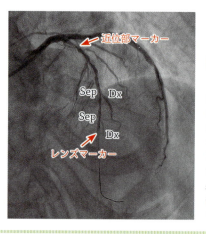

図3 ● OCTカテーテルの冠動脈内位置づけの一例

3本目の対角枝よりすぐ末梢に，スキャンのスターティングポイント（レンズマーカー）を位置させている．このことによりOCT画像長病変の解剖学的理解が容易となる．近位部マーカーは1本目の対角枝部分に位置している．long pullback survey modeならレンズマーカーと近位部マーカーとの距離の1.5倍の長さのスキャンが可能である．

■ 冠動脈内血液除去，フラッシュ

造影剤もしくは低分子デキストランL®にて，冠動脈内血液除去を行うが，一度のスキャンで，造影剤の場合は通常5〜10 mL，低分子デキストランL®では15 mL程度の量が必要となる．hand injectionでも可能であるが，安定した鮮明な画像を得るにはpower injectorの方が有利である．その際の設定を以下に示す．

注入速度	（右冠動脈）2.5〜3.5 mL/秒 （左冠動脈）3.5〜4.5 ml/秒
注入量リミット	4秒間注入する量（2.5 mL/秒なら 2.5×4 = 10 mL）
圧リミット	300 psi，に設定する．

memo

左主幹部分岐部で良好な3D画像を得るには4.5 mL/秒程度の造影剤注入速度を要することが多い．逆に，左前下行枝でもガイドエクステンションカテーテルを選択的に挿入すれば，2.5 mL/秒の注入速度でも良好な画像が取得できる．

Tips&Tricks

冠動脈内フラッシュを止めるタイミング

冠動脈内フラッシュは，OCT/OFDIスキャン部分が観察部分を通過した時点で止めると注入量を減らすことができる．OCT/OFDIスキャン部分がすでにガイドカテーテルに入っているのにフラッシュをし続けることは避けなければならない．

■ スキャンの開始, 終了操作

a) OCT

まず, 撮像直前にOCTカテーテル内に血液混入がないことを確認し, 混入があれば, 再度OCTカテーテル内を造影剤フラッシュする（図4）. OCTカテーテル内へ血液の混入があれば画像不良の原因となる. この現象は, 術者は見逃すことが多いため, できればOCT介助者にチェックしてもらうとよい.

スキャンの開始, 終了操作は介助者に機械本体にて行ってもらうのが通常であるが, 副術者がDOC上のボタンで操作することも可能である（図5）.

OCTカテーテルの位置づけが終了したら, Live Viewとし, ガイドカテーテルからテストフラッシュをしてOCT画像が鮮明に得られるかを確認する. この際ガイドカテーテル先端圧がウェッジ波形になっていないことも確認する.

その後 Auto Calibrateボタンを押し, キャリブレーションを行った後, Enable pull backを押し, スタンバイ状態とする. 冠動脈内フラッシュによりOCT画像が鮮明となり次第, Start pullbackボタンを押し, プルバックを開始する. プルバック終了後は自動的にプルバック開始地点までスキャン部分が戻される.

b) OFDI（図6）

OFDIでも, スキャンの開始, 終了操作は機械本体上もしくはMDUで操作が可能である. まず, Scanボタンを押しテストフラッシュの状態を評価, その後PullbackのReadyボタンを押し, フラッシュにて良好な画像が得られ次第Startボタンを押し, スキャンを開始する.

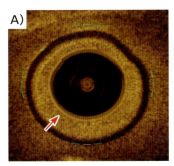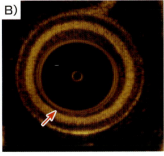

図4 ● 血液混入の確認
血液がOCTカテーテル内に混入した場合, Aのようになる. OCTカテーテル内を造影剤フラッシュすると, Bの状態になることを確認し撮像する.
A) 血液の混入
B) フラッシュ後
アボット社より提供

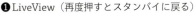

❶ LiveView（再度押すとスタンバイに戻る）
❷ 1回押すとキャリブレーション開始
　2回押すとEnable状態
　3回押すとプルバック開始
❸ Unloadボタン（カテーテルの取りはずし）
❹ 緊急停止ボタン（プルバックまたはスキャンの停止）

カテーテルを冠動脈に挿入している際は, スキャンをせずに挿入すること.

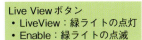

Live Viewボタン
・LiveView：緑ライトの点灯
・Enable：緑ライトの点滅

図5 ● DOC本体で術者によるプルバック操作が可能
（Trigger TypeをManual Modeに設定した場合）
アボット社より提供

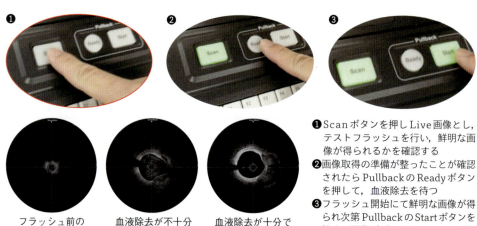

❶ Scanボタンを押しLive画像とし，テストフラッシュを行い，鮮明な画像が得られるかを確認する
❷ 画像取得の準備が整ったことが確認されたらPullbackのReadyボタンを押して，血液除去を待つ
❸ フラッシュ開始にて鮮明な画像が得られ次第PullbackのStartボタンを押す．画像がガイドカテーテルに入り次第，再度Startボタンを押し，スキャンを止める

フラッシュ前のOFDI画像　　血液除去が不十分　　血液除去が十分で鮮明なOFDI画像

図6 ● OFDIのスキャンの開始と終了
テルモ社より提供

スキャン部分がガイドカテーテル内に入り次第，再度Startボタンを押し，スキャンを中止する．スキャンがガイドカテーテル内に入った時点でスキャンをストップさせると，スキャン部分が短くなり，画像再構築の時間が短縮される．

OCTと異なりプルバック後はスキャナーをプルバック開始点に戻す必要がある．セットアップ時に使用したAuto Forwardボタンを押し，スキャン部分をカテーテル先端に戻す．IVUSカテーテルの要領で，手動で強引に戻そうとすると故障の原因となるため注意が必要である．

Tips&Tricks

Trigger modeの使い分け

スキャンを開始するTrigger modeはOCT/OFDIともに画像が鮮明となり次第，自動的にスタートするautomatic trigger modeがある．われわれは，状況によっては末梢へのフラッシュが十分でなくても見切り発車でプルバックをスタートすることがあるため，常にmanual trigger modeとしている．

鮮明な画像取得のための前処理

冠動脈狭窄が高度で，OCT/OFDIカテーテルを挿入すると狭窄部でウェッジしてしまい，フラッシュによる血液除去が困難となる場合がある．その場合1.5～2mmバルーン（通常側枝拡張に使うバルーンサイズ）で前拡張を行い，OCT/OFDI画像を撮像すると，血液除去が良好となり鮮明な画像を取得できる．

また，プラークラプチャーなど，前拡張を行わずに病変部を描出したい場合は，プッシュ法を用いる．本法は，まずOCT/OFDIカテーテルが病変部を抵抗なく通過するかどうかを確認した後，OCT/OFDIカテーテルをいったん病変部手前に引き留置する．その後造影剤にて血液を除去し始めたら，素早くOCT/OFDIカテーテルを病変部より末梢へ挿入し，スキャンを開始するという方法である．この方法では，カテルの出し入れは主術者が，フラッシュは副術者が行い，そのコンビネーションが重要となる．

4 画像解析

　　OCT/OFDIは線維性プラーク，脂質性プラーク，石灰化組織，プラークラプチャー，赤色血栓，白色血栓など，PCI前の冠動脈組織性状診断が可能である．また，冠動脈内腔径，病変長を示すことによりステント留置をガイドし，さらに，ステント留置後のステント拡張不良，マルアポジション，解離，組織逸脱，3D再構築によるステントセルやリンクの位置なども描出しうる．また，IVUSでは描出困難な石灰化部位の厚さも測定しうることから，ロータブレーターガイドとしても有効である．

Point

OCT/OFDI撮像では，冠動脈内の血液を除去する必要があり一見煩雑のように思われるが，いったん慣れれば，スピーディーに明瞭な画像が得られ，手技時間の短縮にもつながる．OCT/OFDIでは，Lumen profile display，Angio-Co-registration，3D画像再構築，Synchronize modeなど種々の解析ソフトが装備されており，これらをうまく活かすことによりPCI治療ガイドとして強力なimaging modalityとなりうる．

第5章 画像・機能診断をPCIへ活用する

4. 冠動脈内視鏡（CAS）検査の手技と評価

石原隆行，粟田政樹

血管内視鏡は，血管内をフルカラーの実像で観察することが可能である．このため，血管内超音波（IVUS）や光干渉断層撮影（OCT）を用いても検出困難である微小な血栓を，血管壁に付着する赤色や白色の構造物として検出することができる．また，プラーク（粥腫）は，脆弱性が高いほどプラークの黄色調が強くなる．よって，血管内視鏡でプラークの黄色度を知ることにより，プラークの脆弱性が推測可能である．さらに，薬剤溶出ステント留置後の新生内膜は強力に抑制されているため，IVUSでは特定できないことがしばしばである．このような部位においても，血管内視鏡を用いればさまざまな形態の新生内膜を観察することが可能である．本稿では，血管内視鏡の手技を述べる．

■ 血流還流型内視鏡の構造と基本手技

a）血流還流型カテーテルの構造

血流還流型カテーテルであるSmart-i（アイハート・メディカル社製）は，先端径が3.6Fr.，カテーテルシャフトの外径が1.8Fr.であり，3,000画素の画像が得られる（図1）．血流を排除するために低分子デキストラン液を注入する必要があるため，4Fr.のガイディングカテーテルを使用してディープエンゲージさせるか，6Fr.のガイディングカテーテルを使用した上でガイドエクステンションカテーテル〔GuideLiner®（日本ライフライン社製），Guidezilla®

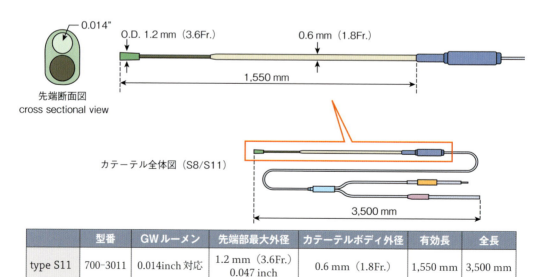

	型番	GWルーメン	先端部最大外径	カテーテルボディ外径	有効長	全長
type S11	700-3011	0.014inch 対応	1.2 mm（3.6Fr.） 0.047 inch	0.6 mm（1.8Fr.）	1,550 mm	3,500 mm

図1 ● Smart-iの構造
アイハート・メディカル社より提供

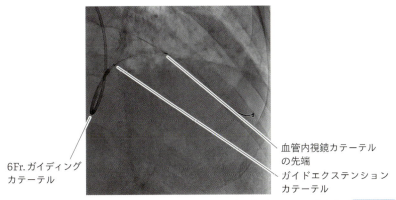

図2 血流還流型内視鏡カテーテルによる観察時のアンギオ像 movie 94

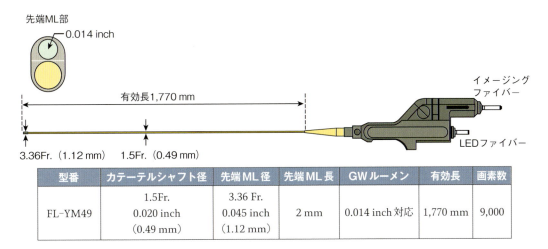

型番	カテーテルシャフト径	先端ML径	先端ML長	GWルーメン	有効長	画素数
FL-YM49	1.5Fr. 0.020 inch (0.49 mm)	3.36 Fr. 0.045 inch (1.12 mm)	2 mm	0.014 inch 対応	1,770 mm	9,000

図3 Forwardlooking® の構造
大正医科器械社より提供

（ボストン・サイエンティフィック社製），GUIDEPLUS®（ニプロ社製）など〕を使用する必要がある（図2, movie 94 ）．

また，2017年4月10日より新規の血流還流型の血管内視鏡カテーテル「フォーワードルッキング」（Forwardlooking®）（大正医科器械社製）が販売された（図3）．解像度が9,000画素と既存のものに比べ劇的に改善している．またDICOM形式でのデータ出力に対応しているため，院内ネットワークでのデータ保存も可能である．観察法はSmart-*i*と同様である．

b）基本手技

❶ ガイドワイヤーの挿入

血流還流型カテーテルで観察を行う際は，4Fr. もしくは6Fr. のガイディングカテーテルをエンゲージした後に0.014インチのガイドワイヤーを冠動脈内に挿入する．

❷ ガイドエクステンションカテーテルの挿入

ガイドエクステンションカテーテルをガイドワイヤーに沿わせて冠動脈内に持ち込む．4Fr. のガイディングカテーテルを使用していれば，ガイドエクステンションカテーテルを使用する必要はない．

❸ 内視鏡カテーテルを挿入

ガイドワイヤーに沿わせて内視鏡カテーテルを進める．

❹ 観察開始

ガイドエクステンションカテーテルを観察部位の近位部に固定して，低分子デキストランを2〜4 mL/秒程度でフラッシュしながら，内視鏡カテーテルを押し引きして観察を行う．血流の排除が不十分である場合には，ガイドエクステンションカテーテルと内視鏡カテーテルを一塊にして同時に引いてくるようにする．低分子デキストランは粘稠性が高いことから，血液排除効果に優れる．

Tips & Tricks

血流還流型内視鏡を用いてよりよい観察を行うために

血流還流型内視鏡を用いて観察を行う際には，いかに視野内から血液を排除するかが良好な観察を行うための重要なポイントとなる．ガイドエクステンションカテーテルを固定してフラッシュを行う方法の方が，手技的には容易であるが，血流の排除が十分にできないことがある．血流の排除が不十分な場合には，ガイドエクステンションカテーテルをさらに遠位部に移動させるか，低分子デキストランの量を増やすようにする．ガイドエクステンションカテーテルがウェッジしていなければ4 mL/秒で全60 mL程度のフラッシュは可能と考える．それでも十分な排除が得られなければ，ガイドエクステンションカテーテルを観察部位の遠位部まで移動させて，ガイドエクステンションカテーテルの先端から少し内視鏡カテーテルを出した状態で，ガイドエクステンションカテーテルと内視鏡カテーテルを同時に引いてきて観察を行う．ガイドエクステンションカテーテルを観察の遠位部まで持ち込むことになるので，観察部位に傷害を加えないよう十分注意をする必要がある．

Point

血管内視鏡の基本構造・手技について概説した．血管内視鏡を安全に施行するには，その原理・構造を理解することはもちろんであるが，観察中は無理をしないことが最も大切なことである．

第5章　画像・機能診断をPCIへ活用する

5. FFRをPCIに活用する

田中信大

冠血流予備量比（fractional flow reserve：FFR）とは，最大に増えうる冠血流量が狭窄の存在によりどの程度制限されているかを表す，冠動脈狭窄の機能的重症度指標である．すなわちFFR 0.75とは，冠血流が正常である場合に比べ25%制限され，75%供給しうることを表す．正常値は1.0であり，FFR 0.75以下を示す狭窄は虚血を惹起しうる有意狭窄である．

FFRに基づいてPCIの適応を判断することは，その後の予後の観点からも有効である．特に多枝疾患症例においては，FFRにより個々の病変の重症度を判定しPCIの適応を判断するFFRガイドPCIは，通常の冠動脈造影に基づいて判断するAngioガイドPCIよりもその後の予後が有意に良好であることがFAME試験（fractional flow reserve versus angiography for guiding percutaneous coronary intervention）により報告され，FFRをガイドとしたPCI手技の有用性が広く認識されるようになった．

FFRを実際のPCI手技のなかで有効に活用するためには，計測手技の実際，臨床における活用方法，そして使用の際の注意点を十分理解しておくことが重要である．

1 FFRの計測手技

プレッシャーワイヤーを冠動脈内の狭窄遠位部まで進めるが，圧センサーを可及的末梢に留置することが基本である．ただし，屈曲部末梢に進める場合，アコーディオン現象を生じていないか，注意が必要である．大動脈圧（Pa）と冠動脈遠位部圧（Pd）を同時に計測しながら，抵抗血管の最大拡張状態（最大充血：maximum hyperemia）を惹起する．

　　　　FFR＝最大充血時Pd／最大充血時Pa

で計算される．

最大充血を惹起するためには，**アデノシン三リン酸二ナトリウム**（ATP，アデホス®など），**パパベリン塩酸塩**，**ニコランジル**が用いられる．冠動脈入口部病変の評価やガイディングカテーテルがウェッジしてしまう場合など，薬剤の冠動脈内投与での計測が困難である場合では末梢からのATP投与が有用である．またFFR計測後，**最大充血の状態において，プレッシャーワイヤーを緩徐に引き抜き，圧較差の存在する部位を確認すること**は，治療対象となる病変を明確にするうえで重要な情報となる．

Tips & Tricks

最大充血を惹起する薬剤の使用方法

　ATP（アデホス®，1 A＝40 mg/2 mL）は0.14 mg/kg/分にて経静脈投与するが，原液での投与速度は，（体重×0.42）mL/時となる．すなわち体重50 kgであれば，21 mL/時である．中心静脈，あるいはなるべく太い肘静脈より，後押しの補液速度を高流速で投与することが，安定した充血状態を得るためには必要である．投与1～2分後に最大充血となる（注：アデホス®には，さまざまな濃度の製剤が存在するので自施設のものを確認する必要がある）．

　パパベリン塩酸塩（1 A＝40 mg/1 mL）は，生理食塩水9 mLに溶解し，計10 mLに調製することにより，1 mL＝4 mgとなる．それを左冠動脈には3 mL（12 mg），右冠動脈には2 mL（8 mg）投与する．約15秒かけて投与するが，あまり早く注入すると心室性不整脈を生じやすいので注意する．投与終了約15秒後に最大充血となるので，その時点で圧を記録する（図1）．

　ニコランジルは，左右冠動脈とも2mgを，15～30秒かけて冠動脈内投与する．

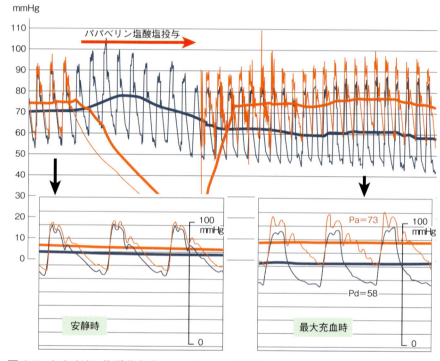

図1　パパベリン塩酸塩投与によるFFRの計測

パパベリン塩酸塩を15秒間かけて冠動脈内投与すると，投与後約15秒で圧較差が最大となる．その時点で計測されたPdとPaの比がFFRである．本症例では，FFR＝58/73＝0.79であった．最大充血状態はその後約60秒持続する

―：大動脈圧（Pa），―：冠動脈遠位部圧（Pd）

2 FFRの臨床適応

　虚血の有無を評価するには，心カテ室内で行われる視覚的な検査法〔冠動脈造影（CAG）や血管内超音波法（IVUS）〕では限界があり，生理学的検査（負荷心筋シンチグラムや負荷

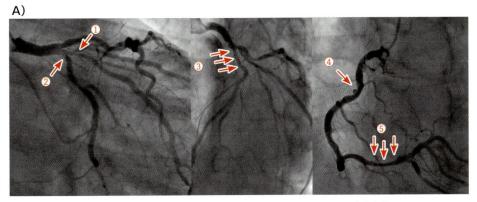

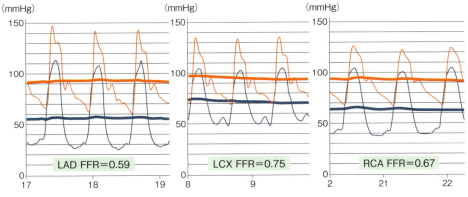

図2 ● 多枝病変症例における評価

50歳代男性，労作性狭心症例．負荷心筋シンチグラムにて，心尖部（左前下行枝末梢領域），前側壁（高位側壁枝領域）の虚血が疑われCAGを施行した．CAGでは高位側壁枝に99%狭窄（①），左前下行枝（LAD）近位部（③）にびまん性の中等度狭窄を認め，それぞれ非侵襲的検査により検出された虚血部位と対応していると考えられたが，それ以外にも左回旋枝（LCX）本幹近位部（②）に中等度狭窄，右冠動脈（RCA）には中間部（④）に潰瘍形成を伴う病変を，遠位部（⑤）には中等度狭窄を認めたため，それぞれFFRにて評価を行った．左前下行枝（③）のFFRは0.59，左回旋枝（②）は0.75，右冠動脈（④，⑤）は0.67であり，心筋シンチグラムでは他枝の強い虚血所見に隠れ，証明できていなかった枝の虚血も証明しえた

―――：大動脈圧，―――：冠動脈遠位部圧

心エコー法など）の施行が必要であると考えられていた．しかしFFRの出現により，心カテ室内で虚血が判定できるようになったことは意義が大きい．

実際には，**中等度狭窄や冠動脈造影上分離が困難でその狭窄度の判定に確信がもてない場合，入口部病変で狭窄率が判定できない場合などがFFR計測の最もよい適応**である．非侵襲的な負荷検査と同様の評価が可能なだけでなく，**①症状が不安定な場合にもその場での判定が可能**，**②多枝病変においても個々の枝ごとに評価が可能**（図2），などの利点がある．

ステント後の終了時点の評価においては，FFRとともに冠内圧引き抜き曲線の記録が有用である．残存圧較差がステント内に存在すれば，ステントの不十分拡張やステント端の問題（解離，血腫など）が示唆されるためPCIを終了可能かどうか慎重な判断を要する．またステント外の残存圧較差は，びまん性に残存するプラークの存在を意味し，再狭窄・再治療のリスクを予測するのみならず，冠動脈全体に動脈硬化が進行していることを示唆するものであり，心血管イベントのハイリスクと考えるべきである．

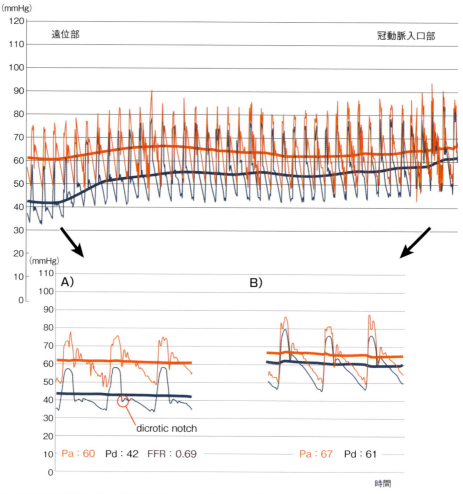

図3● 冠内圧引き抜き曲線記録による計測圧の補正
LADの末梢にて計測されたPd＝42mmHg，Pa＝60mmHgで，FFRは0.69と計算されるが（A），遠位部の圧波形は，dicrotic notchが残存しており，有意狭窄の遠位部圧波形とは異なる様相を呈している．プレッシャーワイヤーをガイディングカテテル先端まで引き抜き同部位での圧計測をすることにより，6mmHg（Pa－Pd＝67－61）の下方へのシフトをしていることがわかる（B）．この場合の真のFFRは，（42＋6）／60＝0.80と補正を行う必要がある．
しかし最近のプレッシャーワイヤーは改良されており，このように大きくシフトすることは少なくなってきた

❸ FFR計測時のピットフォール

　FFR計測時の基本は，**確実に最大充血を惹起すること**である．最大充血状態において狭窄前後の圧較差が最大となり，その時点のPd/Paが血流予備能を表すFFRである．最大充血が不十分であれば，圧較差を過小評価し，**FFRの偽高値**をきたしてしまう．そのような誤ったFFR値に基づいて臨床判断を下してしまうことは，その後の心イベントの発生にもつながりうるので十分に注意を払う必要がある．このFFR偽高値は薬剤の効果が不十分な場合や，血流が阻害され最大となっていない場合などに生じうる．パパベリン塩酸塩の投与時にガイディングカテーテルが冠動脈入口部からはずれている場合，側孔付きのカテーテルを使用した場合，ATPが前腕末梢より投与され効果が不安定な場合，またガイディングカテーテルが冠動

脈径に対し大きく，冠血流を阻害する場合などさまざまな状況で起こりうるが，その多くがFFRを偽高値に導きうるということを認識しておく必要がある．

また計測後には必ずプレッシャーワイヤーの圧センサーをガイディングカテーテル先端部まで引き抜き，同部での**カテーテル圧とプレッシャーワイヤーの圧にずれが生じていないか**を確認する．特にワイヤーをインターベンションに使用した際には，コネクター部分の着脱，長時間の使用による温度ドリフトの発生などにより，圧のずれが存在することがある．計測された値にはこのずれを必ず補正して再計算する必要がある（図3）．

> ⚠️**注意** 投与する薬剤に起因する合併症
>
> ATP投与時には胸痛，房室ブロック（一過性）などがあり，パパベリン塩酸塩投与時には心室細動（torsade de pointes）の危険性がある．いずれも重大な結果には至らないが，その可能性を認識し，対応できるようにしておくことが重要である．

> **memo** 最大充血惹起の不要な安静時指標iFR
>
> 安静時の拡張期の一部時相（wave free period）を取り出して，瞬時のPaとPdの圧の比をとるiFR（instantaneous wave free ratio）という指標が英国のDaviesらにより提唱された．iFR≦0.89を虚血域値として用いると，iFR guideとFFR guideのPCIは臨床成績が同等であることが報告されている[1]．

<参考文献>

1) Davies JE, et al：Use of the Instantaneous Wave-free Ratio or Fractional Flow Reserve in PCI. N Engl J Med, 376：1824-1834, 2017

Point

PCIの成績を改善し，生命予後をよくするためには，常に心筋虚血の解除を治療目標として見据える必要がある．FFRは虚血を客観的に表現する1つの手段であり，それをどのように利用するかがポイントである．また，FFRに基づいて方針を決定し，さらに治療を進めていくためには，FFRが正しく得られていることに確信がもてるような計測手技が必須である．

付録
PCIで頻出の用語解説集

付録：PCIで頻出の用語解説集

南都伸介

　業界用語はその業界のみで通じればよいし，一般人にはかえってわからない方が便利なことが多いからその存在意義があると思う．ただ，医療界においては多くのコメディカルの協力が必要なので，PCIで日常使用される言葉が術者の間でのみ通用するのでは危機管理が問われる昨今，問題である．危機管理の第一歩は関連各位の正しい意思の疎通である．ということで，PCIの世界でよく使用される用語集を付録として用意した．言語学的には間違って使われている場合もあるが，日本のカテラボで日常的に使用されている言葉の意味を優先した．PCIの用語としてのみ解説した部分も多いので，本来の意味は一般の辞書で確認していただきたい．

一般名（欧文）	一般名（和文）	解説・商品名	同義語
A			
abluminal coating	血管壁側コーティング	薬剤溶出型ステントにおいて血管壁側（ステントの外側）にのみコーティングされたもの	
accordion phenomenon	アコーディオン現象	冠動脈の屈曲部に，狭小化したアコーディオンの蛇腹様の冠動脈造影像が出現すること．シャフトの硬いワイヤーを用いた場合に起こり，あたかも冠動脈が狭窄しているように見える	
acoustic shadow	アコースティックシャドウ，音響陰影	超音波が通過することができない構造物（石灰化，ステントなど）の後ろに現れる無エコー野	
acoustic window	アコースティックウインドウ，音響窓	超音波を減衰少なく入射できる間隙，領域	
activated clotting time（ACT）	活性化全血凝固時間	ヘパリンの効果を表す指標	activated coagulation time
acute closure	急性冠閉塞	拡張した狭窄病変が解離，血栓，攣縮などの原因により治療直後に閉塞すること	
acute coronary syndrome（ACS）	急性冠症候群	冠動脈粥腫の破綻，血栓形成を基盤として急性心筋虚血を呈する臨床症候群で，急性心筋梗塞，不安定狭心症，心臓急死を包括する疾患概念	
acute gain	初期獲得径	PCIによって拡大した血管内径．PCI直後のMLDとPCI直前のMLDとの差分	initial gain
acute myocardial infarction（AMI）	急性心筋梗塞	粥腫崩壊などにより冠動脈に急性閉塞が生じ，心筋が壊死に陥った状態	
ad hoc PTCA	アドホックPTCA	診断的冠動脈造影に引き続き直ちに行うPCI	
air embolism	空気塞栓症	冠動脈内に空気を送り込んだために生じる塞栓症	
Allen's test	アレン試験	尺骨動脈と橈骨動脈との交通を調べる試験	
alligator forceps	生検鉗子	組織学的検査のため，組織断片を採取する道具．血管内異物回収用具としても用いる	biopsy forceps, biotome
alternative ballooning	交互拡張法	バルーンカテーテルを交互に挿入して狭窄部を交互に拡大するKBT	semi kissing ballooning, sequential ballooning
Amplatz goose-neck snare	アンプラッツ グースネックスネア	血管内異物除去用カテーテルの代表的なデバイス	goose-neck snare
Amplatz type guiding catheter（AL）	アンプラッツ型ガイディングカテーテル	ガイディングカテーテルの形状の1つ．バックアップ力が強い	
anchor balloon technique	アンカーバルーンテクニック	ガイディングカテーテルのバックアップが弱いとき，分枝などに新たにバルーンを挿入・拡張し，これを支持にガイディングカテーテルを固定し，強いバックアップを得る手技	

一般名（欧文）	一般名（和文）	解説・商品名	同義語
aneurysmal dilatation	瘤状拡張	冠動脈造影において，冠動脈の一部が健常部より拡張している状態	
angina pectoris	狭心症	冠動脈狭窄より生じる，胸痛症状を呈する疾患	
angiogenesis	血管新生	元々ある血管から新しい血管を形成することであり，成人の正常な人体にみられる生理的な現象や，特定の疾患にみられる新しい血管が形成されるプロセス	
angiography	血管造影，血管写	放射線不透過性物質を注入して行う血管のX線撮影法	
angioplasty	血管形成術	バルーンでの拡張，機械的な内膜の剥離，またはステントの留置などによる血管の再建または再疎通術	
angioscope	血管内視鏡	血管内を観察するための内視鏡	
ankle brachial index（ABI）	足関節上腕血圧比	足背動脈または後脛骨動脈と上腕部の収縮期血圧の比	
antiplatelet drug, agent	抗血小板薬	血小板に溶解作用または凝集作用を発現して，血小板の作用を抑制する物質	
aortography	大動脈造影	造影剤注入による大動脈あるいはその分枝のX線像．超音波あるいはMRIによる大動脈像のことも指す	
aorto-ostial lesion	大動脈入口部病変	大動脈と右冠動脈もしくは左冠動脈主幹部の入口部病変	
arrhythmia	不整脈	不規則性でリズムがないこと，特に心拍の不規則性についていう	
arterial blood pressure（BP）	血圧	大循環の動脈血の圧力または緊張度	
arterial puncture	動脈穿刺	カテーテル挿入を目的として，動脈に穿刺針を挿入すること	
arteriography	動脈造影，動脈写	放射線不透過性造影剤を注入してX線で動脈を可視化する方法	
arteriosclerosis obliterans（ASO）	閉塞性動脈硬化症	末梢動脈の動脈管腔の狭窄および閉塞を起こす動脈硬化症	peripheral artery disease
articulation	アーティキュレーション	短い筒状のユニットをいくつかつなげて1つのステントを形づくる場合の各ユニット間の接合部，あるいはその接合自体	link, joint
atherectomy	アテレクトミー	冠動脈の狭窄組織を切削し，血管内腔を拡大するカテーテル治療技術	
atheroma	アテローマ	中心に脂質に富んだ粥状の壊死巣をもち，これを増殖した血管平滑筋細胞と細胞間結合組織成分が取り巻いた動脈壁の限局性肥厚	plaque
atherosclerosis	アテローム硬化，粥状硬化	大動脈および中動脈の内膜に脂質沈着が不規則に分布するのを特徴とする動脈硬化症．このような脂質沈着は線維形成と石灰化を引き起こす	
atm, atmosphere	気圧	バルーンを加圧する際の単位．通常病変では6 atm程度で病変開大が可能である（1 atm ≒ 14.7 psi）	psi
auto pullback	オートプルバック	IVUSカテーテルを一定の速度で自動的に牽引すること	
average reference lumen size	平均対照内腔径	冠動脈における遠位対照部と近位対照部の両血管内腔径の平均	

B

bail out	ベイルアウト	PCIの合併症を回避すること．本来は「飛行機より落下傘で脱出する」の意	
balloon	バルーン	風船．PCIの分野ではバルーンカテーテルの先端にある細長い風船のこと	
balloon catheter	バルーンカテーテル	カテーテル先端に細長いバルーンが装着されたカテーテルで，冠動脈狭窄部の開大に用いる	
balloon expandable stent	バルーン拡張型ステント	バルーンの拡張により留置されるステント	

一般名（欧文）	一般名（和文）	解説・商品名	同義語
balloon lumen	バルーンルーメン	バルーンを加圧するために，生理食塩水で希釈した造影剤を送り込む通路	inflation lumen
balloon port	バルーンポート	DCAカテーテルなどにおけるバルーン拡張器の連結口	
balloon profile	バルーンプロファイル	バルーン径の大きさ	
ballooning	バルーニング	狭窄病変を開大する目的で，加圧器を用いてバルーンを開大すること	
balloonless wire support catheter	穿通カテーテル	バルーンのついていないシャフトのみのカテーテル．慢性完全閉塞病変などに対し，ガイドワイヤーを通過させるために用いる	
bare metal stent（BMS）	ベアメタルステント	ポリマーなどで被覆されていない金属製の一般的なステントの総称	
bare mount	ベアマウント	ステントデリバリーシステムであるバルーンカテーテルに，保護シースなどで被覆されることなく装着されたステントの状態	
basket retrieval device	バスケット鉗子	血管内異物回収用の道具	
bifurcation lesion	分岐部病変	PCI時にKBTを用いる必要がある分岐部の狭窄病変	
bilateral coronary angiogram	両側造影	病変を有する冠動脈と病変末梢側へ側副血行を出している冠動脈を同時に造影すること	対側同時造影
bioabsorbable polymer	バイオアブソーバブルポリマー	長期的には生体に吸収されるポリマー	
biocompatibility	生体適合性	生体に優しく，影響を与えない．また生体からも影響を受けずによく馴染む性質のこと．ステントの抗腐食性と抗炎症，抗血栓性がその例	
biodegradable stent	生体吸収型ステント	植込み後には生体に吸収される素材を使用したステント	
biopsy forceps, biotome	生検鉗子	組織学的検査のため，組織断片を採取する道具．血管内異物回収用具としても用いる	alligator forceps
biplane angiography	二方向血管造影法	2つの管球を用い，1回の撮影で2方向の血管造影撮影をすること	
blue toe syndrome	爪先チアノーゼ症候群	コレステロール塞栓のために足先の組織が進行性に障害を受け，壊疽を起こす症候群．大動脈内のカテーテル操作後に発症することがある	
blush grade	ブラッシュグレード	心筋灌流を評価する目的で，冠動脈造影による心筋の染影度を用いた指標	
BP	血圧	arterial blood pressure	
bridge collateral	ブリッジ側副血行	閉塞した冠動脈からその冠動脈の末梢に行く側副血行路	homocollateral
bruits	血管雑音	断続性の聴診音で，特に狭窄病変を通過する大動脈血流の異常音を指す	
buddy wire technique	バディーワイヤー法	デバイスの通過をよくするために冠動脈内に2本のガイドワイヤーを通してPCIを行う方法	
Burr	バー	ロータブレーターの先端についているラグビーボール型の金属球	

C

一般名（欧文）	一般名（和文）	解説・商品名	同義語
calcification	石灰化	不溶性のカルシウム塩（マグネシウム塩）が沈着して組織が硬化する過程．石灰化した血管病変は開大が困難である	
calcified lesion	石灰化病変	石灰化した病変．ロータブレーターの適応病変	
cardiac arrest	心停止	心臓の電気的，機械的または両者の完全な活動停止	
cardiac catheterization	心（臓）カテーテル法	末梢血管より心臓，大動脈，肺動脈，冠動脈などにカテーテルを挿入し，内圧測定，血液酸素含量測定，心血管造影，指示薬希釈法，電気生理検査，心筋生検などを行う手技．心疾患を有する患者の心臓内の異常の確定診断，重症度の把握を目的とする	

一般名（欧文）	一般名（和文）	解説・商品名	同義語
cardiac enzyme	心筋逸脱酵素	心筋壊死に伴い心筋細胞より流出する酵素．CPK など	
cardiac output	心拍出量	心臓が1分間に駆出する血液量	
cardiomyopathy	心筋症	心筋に病変がみられるすべての疾患を指す．明らかな原因なしに心筋が異常に肥大，または変性し，線維化に陥る	
catheter	カテーテル	柔軟性のある内腔を有する管状の器具で，体腔内へ体腔外から液体を通過させることができる	
catheterization	カテーテル法	カテーテルを用いた診断および治療法をいう	
CB	カッティングバルーン	Barath®，Cutting balloon ULTRA® が代表的	
centrifugal pump	遠心ポンプ	遠心力を利用して血液を駆出するPCPS回路のポンプ	
chronic total occlusion（CTO）	慢性完全閉塞病変	閉塞期間が3カ月を越えた完全閉塞病変	
cineangiography	血管心臓シネ撮影法	造影を行いながら動画像を得ることで，心臓の各室および大血管の動的な形態を把握する方法	
circumflex coronary artery	回旋枝	房室間溝を左に回りながら主に心臓の後面を栄養する冠動脈	CX，LCX
CK	クレアチンキナーゼ	creatine kinase	CPK
clockwise rotation	時計方向回転	カテーテルを時計方向に回転すること	
closed-cell design	クローズドセルデザイン	全体が多角形の相似形のセルのつながりで構成されたステントのデザイン	
coated stent	被覆ステント	ポリマーなどで覆われたステント	
coaxial	同軸	軸を同方向に位置させること．（例）ガイディングカテーテルと冠動脈を同軸方向するとバルーンカテーテルに力を与えやすい	
cocktail	カクテル	ロータブレーターのドライブシャフトシース内に流す生理食塩水と数種の薬剤の混合液	Rotaflush，CARAFE cocktail
coil stent	コイルステント	連続的にフィラメントをジグザグに折ってリボンをつくり，それをバルーンに巻きつけた形のステント．コイル状のセルをつないだステント，または1本の針金を編み込んでストラットを形成したステント	
collateral	側副血行	他の冠動脈枝もしくは病変近位部から病変を通らずに狭窄部末梢を栄養する血行	
collection bottle	コレクションボトル	血栓吸引カテーテルとコンソールとの間に接続される血栓の集積用ボトル	
compliance	コンプライアンス	伸展性．①容器の拡張性の測定方法で，圧の変化に対する容積の変化で表される．②構造物あるいは物体の変形されやすさの指標．内科学および生理学では通常，肺，膀胱，胆嚢などの空洞臓器の膨張のしやすさの指標をいい，これらの臓器の内壁と外壁の単位面積あたりの圧力差によって生じる容積の変化率を表す．エラスタンスの逆数	
compliance chart	コンプライアンス表	バルーンカテーテルの圧－バルーン外径関係の表	
compliant balloon	コンプライアントバルーン	加圧値を上げるに従い外径が増加するバルーンカテーテル	
concentric lesion	求心性病変	血管壁に対して偏らず，求心性に位置した病変	
conformability	コンフォーマビリティ	血管形状に沿った長軸方向へのステントの柔軟性	
conservative therapy	保存的治療	内科的治療，薬物治療を意味する	non-invasive therapy

一般名（欧文）	一般名（和文）	解説・商品名	同義語
contrast agent	造影剤	X線写真やCT画像で軟部組織とは異なったX線透過性をもつ，体内投与される物質の総称	contrast media
coronary angiography（CAG）	冠動脈造影法	経皮的にカテーテルを挿入し，冠動脈に造影剤を注入して冠動脈を撮影する検査法	
coronary angioscope（CAS）	冠動脈内視鏡	血管内壁面を観察するための内視鏡．血流遮断型と血流維持型の2種類がある	
coronary aorto bypass grafting（CABG）	冠動脈大動脈バイパス術	大伏在静脈や内胸動脈を大動脈から冠動脈狭窄病変部位の末梢へつなぐ（バイパス）ことにより，冠血流を確保する手術	
coronary aorto bypass graft	冠動脈大動脈バイパスグラフト	手術的に大動脈から冠動脈狭窄病変部位の末梢へバイパスを作成するときに用いる血管．大伏在静脈や内胸動脈を使用する	
coronary artery	冠動脈	心筋に血液を供給するための栄養血管で，中膜の線維性がよく発達した筋型動脈である．大動脈洞から左右2本の血管が起始する	
coronary artery disease（CAD）	冠動脈疾患	冠不全により心筋虚血を生じた結果，種々の臨床的症候を呈するものをいう．原因として冠動脈狭窄，冠動脈硬化症やそれに伴う冠動脈血栓症のほか，種々の炎症性疾患，先天性冠動脈異常，外傷，冠動脈塞栓症などが挙げられるが，その大部分は冠動脈硬化による	ischemic heart disease, coronary heart disease
coronary dissection	冠動脈解離	内膜あるいは内膜下層の開裂や分離の結果として生じた冠動脈壁の断裂	
coronary flow reserve（CFR）	冠血流予備能	冠動脈を一時閉塞した後の反応性充血時最大血流量と安静時流量の比．心筋酸素消費量の増大に応答して冠血流量を増大する能力の指標．臨床ではアデノシンなどの薬剤で冠血管を拡張させ，最大血流量を求める	
coronary heart disease（CHD）	冠動脈疾患	冠不全により心筋虚血を生じた結果，種々の臨床的症候を呈するものをいう	coronary artery disease, ischemic heart disease
coronary perforation	冠動脈穿孔	デバイスの操作などによって冠動脈壁に穴を開けること．心タンポナーデを招来することがある	
counter clockwise	反時計方向	カテーテルを反時計方向に回転すること	
counter shock	電気ショック	直流通電により心室筋の細動を停止させ，正常な拍動を回復させること．DC counter shock	defibrillation, direct current
covered stent	被膜ステント	人工血管などに用いられる繊維性の膜で覆ったステント．冠破裂時のベイルアウトデバイス	
creatine phosphokinase（CPK）	クレアチンホスホキナーゼ	心筋に含まれる酵素の1つ．急性心筋梗塞の診断に用いる	CK
crossability	クロッサビリティ	バルーンカテーテルの病変部の通過性能	
crossing profile	クロッシングプロファイル	バルーンカテーテルの拡張前のバルーン外径	
culottes stent	キュロットステント	分岐部におけるステント留置方法	
cumulative frequency curve	累積頻度曲線	累積症例数と狭窄度との関係を示したグラフ	
cut down method	血管切開法	血管壁に小切開を加えて，カテーテルを血管内に挿入する方法	
cutter	カッター	DCAカテーテルなどの粥腫を切削するための刃	

D

一般名（欧文）	一般名（和文）	解説・商品名	同義語
de novo lesion	デノボ病変	新規病変	
debulking	デバルキング	冠動脈病変を切除することにより冠動脈狭窄を解除すること．一般的には"切除"	

一般名（欧文）	一般名（和文）	解説・商品名	同義語
debulking and stent	デバルキング アンド ステント	DCAやロータブレーターで粥腫を削除することにより，ステントを拡張しやすくして再狭窄を減らそうとする治療戦略	
debulking device	デバルキングデバイス	冠動脈病変を切除するための治療機器．主にDCAとロータブレーターを意味する	
deep calcification	深在性石灰化	IVUS断層像で石灰沈着が粥腫の外膜側に存在するもの	
deep cut	ディープカット	DCAで血管外膜に向かって深く切削すること	
deep seating	ディープシーティング	ガイディングカテーテルを時計方向に回転して挿し込み，先端部を冠動脈内に深く押し込んでバックアップ力が得られる状態にすること	
defibrillation	除細動法	心室筋の細動を停止させ正常な拍動を回復させること	counter shock, direct currenct
defibrillator	除細動器	除細動を行う装置	
deflation	収縮	拡張器に陰圧をかけてバルーンを収縮すること	
deflation time	デフレーションタイム	拡張したバルーンに陰圧をかけてから完全に収縮するまでの時間	
degenerative vein graft	変性静脈バイパス血管	年月を経た静脈グラフト．血管壁が変性した血栓や粥腫に富むため，PCI時に末梢塞栓をきたしやすい	
deliverability	デリバリー性能	ステントを病変部まで到達させることができる性能	
deploy	デプロイ	ステントを病変で展開させること	
device lumen	デバイスルーメン	Yコネクターの機器を挿入するためのルート	
diagonal branch	対角枝	前下行枝より分枝して左心室前壁を養う冠動脈	
differential cutting	ディファレンシャル カッティング	ロータブレーターにおいて組織性状の違いによって削れ方が区別されるという研削原理	
diffuse lesion	びまん性病変	冠動脈造影上で狭窄長20 mm以上の病変	
dilator	拡張器	シースを血管内に挿入する際にシース内に留置する器具で，先端部がシースより先行して血管壁を開大するとともにシース全体を保持し，シースを挿入しやすくする	
direct current (DC)	直流除細動	直流通電により心室筋の細動を停止させ，正常な拍動を回復させること	defibrillation, counter shock
direct stent	ダイレクトステント	バルーンカテーテルによる前拡張を省略して直接ステントを留置する方法	
directional coronary atherectomy (DCA)	方向性冠動脈粥腫切除術	冠動脈の狭窄病変の存在する方向のみの組織を切削し，血管内腔を拡大するカテーテル治療技術	
discrete lesion	限局性病変	冠動脈造影上で狭窄長10 mm未満の病変	
dissection	解離	動脈中膜の解離を特徴とする病理変化	coronary dissection, aortic dissection
distal injection	先端造影	OTW型バルーンカテーテルなどのワイヤールーメンから造影剤を流し，カテーテル先端より末梢冠動脈の情報を得ること	
distal protection	末梢保護	PCI時に病変末梢にバルーンないしはフィルターを留置することにより，血栓などによる末梢血管塞栓を防止すること	
dog bone	ドッグボーン	硬い病変のバルーン開大時にバルーン中央部が凹み，骨のような形態をとること	indentation
dominant right coronary artery	右優位	後下行枝と右外側枝を出す灌流領域の広い右冠動脈	
donor artery	ドナー冠動脈	側副血行路を出している冠動脈	
Doppler guidewire (DGW)	ドプラガイドワイヤー	PCI用ガイドワイヤー型冠血流側測定用ドプラ装置	
Doppler shift	ドプラ偏移	ドプラ効果によって生じた超音波の周波数変化	

一般名（欧文）	一般名（和文）	解説・商品名	同義語
double marker	ダブルマーカー	両端に計2個のゴールドマーカーのあるバルーンカテーテル	
durable polymer	デュラブルポリマー	生体に吸収されないポリマー	
drive shaft sheath	ドライブシャフトシース	ロタブレーターの回転軸を覆うシース	
drug coated balloon（DCB）	薬剤コーテッドバルーン	新生内膜の過剰増殖を抑制する薬剤でバルーン表面を被覆したデバイス	
drug eluting stent（DES）	薬剤溶出ステント	ベアメタルステントの表面を薬剤を含んだポリマーなどでコーティングし，平滑筋の増殖を抑止する薬剤をポリマーなどから徐々に放出させうるようにした薬物局所投与用のステント	
dynaglide mode	ダイナグライドモード	ロタブレーターの毎分50,000〜90,000回転の低速回転モード．主としてガイドワイヤーを残してBurrを抜去するときに用いる	
dynamic range	ダイナミックレンジ	超音波の分野では，最も弱い標的から最も強い標的の間で表示されるグレースケールの範囲．通常デジベル（dB）で表示される．広いダイナミックレンジは画質特性において有利である	

E

一般名（欧文）	一般名（和文）	解説・商品名	同義語
eccentric	偏心性の	①中心から離れた，②末梢の	
eccentric lesion	偏心性病変	粥腫が血管壁の一方に偏って存在する動脈硬化病変	
eccentricity	偏心性，内腔偏心率	偏心性．IVUSの分野では，血管断面における粥腫の偏在した分布	lumen eccentricity
eccentricity index	偏心性係数	血管断面における粥腫分布の不均一性を示すIVUSの指標．「（最大内腔径－最小内腔径）／最大内腔径」で表される	
edge dissection	エッジダイセクション	ステント端に形成された冠動脈解離	
edge effect	エッジエフェクト	ステント留置などにより治療辺縁部に新たな内膜増殖を強く促進する影響	
EEM-EEM	メディアトゥメディア	media to mediaと同義	
elastic membrane	弾性板	弾性結合組織からなり，動脈壁の外側などに有窓層板として存在する	
elastic recoil	エラスティックリコイル	拡張された血管が弾性成分の収縮力により，その径を減じること．バルーンによる拡張直後に生じやすい	
elasticity	弾力性	外圧による組織や腫瘤の変形性	
elective intervention, elective PTCA	待期的冠インターベンション	事前に得た病変や全身状態の情報をもとに十分な治療戦略を立て，前処置および後療法の準備を十分に行ったうえで施行されるPCI	
element	エレメント	ステントを形成するストラットの最小単位	
embolic source	エンボリックソース	脂質コアなど末梢塞栓の元になりうる物質	
embolism	塞栓症	塞栓によって血管が閉鎖あるいは閉塞されること	
embolization	塞栓形成法	治療上，出血を止めたり防いだり血液の供給を遮断することによって構造や器官を失活させるために，種々の物質を循環血液中に入れて血管を閉鎖すること	
emergent intervention	緊急インターベンション	急性冠症候群などに対して緊急的に行うPCI	
end point	エンドポイント	PCI手技を終了する時点，または到達目標点	
endothelial cells	内皮細胞	血管およびリンパ管の壁と心内膜の内層を形成する扁平上皮細胞の1つ	
engage	エンゲージ	ガイディングカテーテルを冠動脈入口部に挿入する操作	
entry	エントリー	動脈解離の血液の流入口	

一般名（欧文）	一般名（和文）	解説・商品名	同義語
ergonovine	エルゴノビン	麦角アルカロイド．加水分解により D-リセルグ酸および L-2-アミノプロパノールを生じる．マレイン酸エルゴノビンは冠攣縮性狭心症の発作誘発に用いられる	
extension wire	エクステンションワイヤー	ショートワイヤーに連結しワイヤー長を延長するためのワイヤー	
external elastic membrane（EEM）	外弾性板	動脈壁の外側に位置する弾性結合組織からなる膜状構造物．IVUS の短軸像では，low echo な輪状構造物とその外側の high echo な部分との境に位置すると考えられている	external elastic lamina

F

一般名（欧文）	一般名（和文）	解説・商品名	同義語
femoral artery	大腿動脈	外腸骨静脈に続いて鼠径靭帯の高さで起こり，外陰部動脈，浅腹壁動脈，浅腸骨回旋動脈，大腿深動脈，下行膝動脈を分枝．膝関節後面に向かって下行し，内転筋裂孔を通って膝窩に入り膝窩動脈となる	
femoral vein	大腿静脈	膝下静脈の続きで，大腿動脈に伴行して内転筋管を通り，大腿三角の腹膜下に至る．鼠径靭帯の下を上行して外腸骨静脈となる	
fibrin	線維素，フィブリン	トロンビンの作用によりフィブリノゲンから生成される弾性糸状タンパク．血液凝固の際に，フィブリノゲンから線維性ペプチド A および B が遊離される．血栓，肉芽，ジフテリアや大葉性肺炎のような急性炎症性滲出物の構成要素	
fibrinogen	線維素原，フィブリノゲン	血漿のグロブリン，カルシウムイオンの存在下でトロンビンの作用によりフィブリンに変換される．この変化によって血液凝固が起こる．脊椎動物の血漿中の唯一の凝固性のタンパクである．フィブリノゲンは無フィブリノゲン血症で欠如し，異常フィブリノゲン血症ではその機能に欠損がみられる	
fibrous cap	線維性被膜	粥腫の上面を覆う線維成分に富む膜	
filter device	フィルターデバイス	先端に折りたたみ可能な傘状，ないしは袋状のメッシュ構造のフィルターを備えたガイドワイヤー．責任病変の末梢に留置して塞栓子を捕捉することにより，末梢塞栓を防止する	
fixed wire balloon catheter	固定ワイヤー型バルーンカテーテル	ガイドワイヤーが固定されている形式のバルーンカテーテル	on-the-wire balloon catheter
flexibility	柔軟性	ステントなどのデバイスの柔軟性．屈曲した冠動脈の通過性を表す	
flush port	フラッシュポート	DCA カテーテルのインナールーメンをフラッシュするための口	
Fogarty balloon catheter	フォガティーカテーテル	急性血栓性動脈閉塞時に，血栓を摘出するためのカテーテル	
folding	フォールディング	プロファイルを小さくするためのバルーンの折りたたみ	
French size（Fr.）	フレンチサイズ	ガイディングカテーテルやシースなどの太さの単位．円周率で除すると直径（mm）となる	
full-covered stenting	フルカバードステンティング	病変部をすべて覆うステント留置方法	

G

一般名（欧文）	一般名（和文）	解説・商品名	同義語
geographic miss	ジオグラフィックミス	治療機器の位置設定の誤りにより，治療部位近傍に再狭窄を招くこと	
gold marker	ゴールドマーカー	バルーン内部に設けられた X 線不透過な金属製の印．位置決め用のマーカーバンド	
goose-neck snare	グースネックスネア	ステントを回収するときに使用する投げ縄に似た道具	
gray scale	グレースケール	IVUS の分野では，エコーの強さを示すために灰色の明るさを用いた尺度	
guidewire	ガイドワイヤー	ガイディングカテーテルやバルーンカテーテルなどを目的部位まで導くワイヤー．ワイヤー先端は血管壁を損傷しないように非常に軟らかい	

一般名(欧文)	一般名(和文)	解説・商品名	同義語
guidewire bias	ガイドワイヤーバイアス	屈曲部ではガイドワイヤーは内弯部に接するように位置するため、ロータブレーターで内側部がより多く研削される現象	
guidewire exit port	ガイドワイヤーエジットポート	ガイドワイヤーがカテーテルより出てくる口	
guidewire movement	ガイドワイヤームーブメント	ガイドワイヤーの操作性	
guiding catheter	ガイディングカテーテル	PCIのデバイスを通すためのカテーテル	

H

一般名(欧文)	一般名(和文)	解説・商品名	同義語
half size	ハーフサイズ	バルーン外径が0.5mm刻みで用意されたバルーンカテーテル	
hard plaque	ハードプラーク	IVUS上高輝度の粥腫で線維成分や石灰化部分が示唆される粥腫	
hematoma	血腫	血液を主体とした内容物からなる腫瘤	
hemostasis valve	逆流防止弁	Yコネクターの近位に付属し、ガイディングカテーテルより血液の逆流を防ぐ弁	
heparin-induced thrombocytopenia（HIT）	ヘパリン誘発性血小板減少症	薬物関連抗体から生じる血小板減少症のなかで最も重要であり、ウシヘパリンを投与された患者の最高5％、ブタヘパリンを投与された患者の1％に生じる．稀にヘパリン誘発性血小板減少症の患者は、生命にかかわるような動脈血栓を起こす	
high echo	高エコー	エコー輝度の高いもの	
high risk patient	高リスク症例	PCIの手技中に致命的な左室機能の低下が予想される症例．左冠動脈主幹部病変例、3枝病変例、低左心機能症例など	
hipo tube	ハイポチューブ	金属製の中空チューブ．転じてステンレススチールを素材に用いたバルーンカテーテルシャフト．非常によいpushabilityをもつ	
homocollateral	ブリッジ側副血行	閉塞した冠動脈からその冠動脈の末梢にいく側副血行路	bridge collateral
housing	ハウジング	DCAカテーテルの粥腫切除を行う部位．円筒状のカテーテルの一部が開口しておりその筒の中に盃状の刃が収容されている	
hyperechoic area	高エコー域	脂肪肝などで輝度の高いエコーが均一で密に分布している状態	

I

一般名(欧文)	一般名(和文)	解説・商品名	同義語
Igaki-Tamai stent	イガキ-タマイステント	PLA（ポリ乳酸）ポリマー製の生体吸収型ステント	
iliac artery	腸骨動脈	大動脈より分岐し、大腿動脈までの下肢を栄養する血管	
image fiber	イメージファイバー	血管内視鏡で血管内での反射光を装置まで返送するファイバー	
in segment restenosis	インセグメントステント再狭窄	PCI後の再狭窄がステント両端から5mm以内に生じたもの	
incomplete apposition	インコンプリートアポジション	ステントのストラットが血管壁に密着せずに、一部血管内で"浮いた"状態になること	malapposition
indentation	インデンテーション	硬い病変のバルーン開大時に、バルーン中央部が凹み骨のような形態をとること	dog bone
inflation	拡張	拡張器に圧をかけてバルーンを拡張すること	
inflation device	インフレーションデバイス	バルーンを拡張するための加圧装置	
inflation lumen	インフレーションルーメン	バルーンを加圧するために、生理食塩水で希釈した造影剤を送り込む通路	balloon lumen
inflation time	インフレーションタイム	病変開大のためのバルーン拡張時間	
initial gain	初期獲得径	PCIによって拡大した血管内径．PCI直後のMLDとPCI直前のMLDとの差分	acute gain
insertion tool	インサーションツール	ガイドワイヤーをデバイスやYコネクターのワイヤールーメンに挿入する際に用いる器具	introducer

一般名(欧文)	一般名(和文)	解説・商品名	同義語
in-stent restenosis	ステント内再狭窄	PCI後の再狭窄がステント内に限局するもの	
intermittent claudication	間欠性跛行	足の筋肉の虚血によって起こる状態.歩行の際の突然の跛行(びっこをひくこと)と疼痛が特徴で,主に腓筋に起こるが他の筋肉群にも起こることがある	
internal mammary artery (IMA)	内胸動脈	鎖骨下動脈の椎骨動脈起始部近くで前胸部を下行する動脈.冠動脈バイパス時に動脈グラフトとして用いる	internal thoracic artery
intervention	介入治療	PCIの分野では,カテーテル治療の総称	
intra-aortic balloon pump (IABP)	大動脈バルーンポンプ	下行大動脈に挿入したバルーンを心電図に同期させて拡張・収縮させることで循環補助を行う装置	
intracoronary thrombolysis (ICT)	冠動脈内血栓溶解療法	血栓溶解薬を冠動脈内に選択的に投与して行う血栓溶解療法	
intracoronary ultrasound (ICUS)	冠動脈内超音波	超音波の探触子がカテーテルの先端にあり,血管の内腔側からほぼリアルタイムで断層イメージを得る方法	intravascular ultrasound
intramural hematoma	壁内血腫	血管壁に限局した,血液を主体とした内容物からなる腫瘤	
Intravascular ultrasound (IVUS)	血管内超音波,血管内エコー法,血管内超音波検査	超音波の探触子がカテーテルの先端にあり,血管の内腔側からほぼリアルタイムで断層イメージを得る方法	intracoronary ultrasound
intravascular radiation therapy (IVRT)	冠動脈内放射線治療	再狭窄を減ずることを目的に冠動脈に対して行う放射線治療	brachytherapy
introducer	イントロデューサー	ガイドワイヤーをデバイスやYコネクターのワイヤールーメンに挿入する際に用いる器具	insertion tool
invasive therapy	侵襲的治療,観血的治療	外科的治療,手術治療,カテーテル治療を意味する	aggressive therapy
ischemia	虚血	血液供給の器質的障害による局所性貧血	
ischemic heart disease	虚血性心疾患	冠不全により心筋虚血を生じた結果,種々の臨床的症候を呈するものをいう.原因として冠動脈狭窄,冠動脈硬化症やそれに伴う冠動脈血栓症のほか,種々の炎症性疾患,先天性冠動脈異常,外傷,冠動脈塞栓症などが挙げられるが,その大部分は冠動脈硬化による	coronary artery disease, coronary heart disease

J

jail	ジェイル	牢獄.本幹に留置したステントストラットが分岐血管の入口部にかかる状態を指す	stent jail
Judkins type guiding catheter	Judkins型ガイディングカテーテル	Judkins氏の考案によるガイディングカテーテルの1つの形状	

K

kissing balloon technique (KBT)	キッシングバルーンテクニック	分岐部病変において2本のバルーンカテーテルを用いるPCIの方法	

L

laminar flow	層流	流速が十分小さい流体の各部分が流れの方向に平行に動き,流れの垂直方向での相接する部分が互いに交じり合うことがないような流れ	
late catch up	レイトキャッチアップ	一般的なPCI治療より遅く数年後に再狭窄が認められること	

一般名（欧文）	一般名（和文）	解説・商品名	同義語
late loss	慢性期損失径	血管内径において，PCI直後から慢性期にかけて縮小した度合い．初期獲得径と正味獲得径との差分	
late thrombosis	遅発性血栓閉塞	放射線治療後などに認められる治療後1カ月以上経過しての血栓閉塞	
lateral resolution	方位分解能	超音波ビームの垂直方向の識別能	
learning curve	ラーニングカーブ	学習の進行過程，行動の上達度をグラフに示したものである．時間経過とともに学習量は指数関数的に大きくなる曲線を描く	
left anterior descending artery（LAD）	左前下行枝	前室間溝を中隔枝と対角枝を出しながら心尖部まで下行する冠動脈	
left circumflex artery（LCX, CX）	左回旋枝	房室間溝を左に回りながら主に心臓の後面を栄養する冠動脈	circumflex coronary artery
left coronary artery	左冠動脈	前下行枝と回旋枝を含む冠動脈で，主に左心室を養う重要な動脈である	
left internal thoracic artery（LITA）	左内胸動脈	左鎖骨下動脈の椎骨動脈起始部近くで前胸部を下行する動脈．冠動脈バイパス時に動脈グラフトとして用いる	
left main trunk（LMT）	左冠動脈主幹部	左後大動脈洞より起始して，前下行枝と回旋枝に分枝するまでの冠動脈の領域	
left ventricle（LV）	左心室	左心房から流入した血液を大動脈へ駆出する心腔	
lesion	病変	冠動脈においては，粥腫など異常構造物の存在する部位	
lesion angulation	病変屈曲度	狭窄より近位部の血管の中心軸と，狭窄より遠位部の直線的な血管の中心軸との角度	
lesion entry profile	リージョンエントリープロファイル	病変に最初に入り込むバルーン先端チップの径	
lesion length	病変長	病変の長さ．冠動脈造影上の病変長は，病変が最も長く見える造影角度で，狭窄の"肩"から"肩"まで，または狭窄度50％以上の部位の長さ	
lesion-specific PCI	リージョンスペシフィックPCI	病変に応じた最適な治療を行うPCI	
link	リンク	短い筒状のユニットをいくつかつなげて1つのステントを形づくる場合の各ユニット間の接合部，あるいはその接合自体	articulation, joint
lipid core	脂質コア	粥腫内の脂質に富んだ粥状の壊死巣	
local drug delivery（LDD）	局所薬剤投与	冠動脈病変に対し経カテーテル的に薬物を直接投与する方法	
long balloon	ロングバルーン	長さ30 mm以上のバルーンカテーテル．解離をできる限り抑えて長い病変を拡張するために使用される	
long length wire	ロングワイヤー	バルーンカテーテル交換などの際に使用する長さ300 cmの長いワイヤー	
long lesion	長病変	明確な定義はないが，20 mmを越す長い病変．POBA後の解離のリスクが高く，再狭窄率が高い	
loss index	ロスインデックス	PCIで増加した血管内腔径が慢性期に減じられた割合を示す．late lossをacute gainで除したもの	
low echo plaque	低エコープラーク	エコー輝度が外膜の輝度より低い粥腫	soft plaque
lumen area	ルーメンエリア	血管内腔面積．IVUSでは血管内腔と粥腫の境界線をトレースすることによって得られる断面積	lumen CSA
lumen area stenosis	内腔狭窄度	対象部血管内腔面積と最小血管内腔面積との差を対象部血管内腔面積で除したもの	

一般名（欧文）	一般名（和文）	解説・商品名	同義語
lumen cross sectional area (lumen CSA)	ルーメンCSA	血管内腔面積．IVUSでは血管内腔と粥腫の境界線をトレースすることによって得られる断面積	lumen area
lumen eccentricity	内腔偏心率	IVUSの分野では，血管断面における粥腫の偏在した分布	eccentricity
lumen volume	ルーメンボリューム	血管内腔容積．IVUS短軸像からシンプソン法を用いて概算する	

M

一般名（欧文）	一般名（和文）	解説・商品名	同義語
malapposition	マルアポジション	ステントのストラットが血管壁に密着せずに，一部血管内で"浮いた"状態になること	incomplete apposition
marker lumen	マーカールーメン	血管縫合器を血管の至適位置に挿入された場合にみられる拍動性の血液が出てくる口	
marker wire	マーカーワイヤー	冠動脈内での長さの校正をするためのX線不透過な印を付けたPCI用ガイドワイヤー	
marking	マーキング	血管縫合器が血管の至適位置に挿入された場合にみられる拍動性の血液の逆流	
maximum lumen diameter	最大内腔径	IVUSの短軸像において血管内腔の中心を通る最大径	
maximum stent diameter	最大ステント径	IVUS短軸像でステント重心を通過する径の最大値	
mean burst pressure (MBP)	平均バースト圧	バルーンにこの圧力を掛けると100本中50本（50％）のバルーンが破裂する圧力	average burst pressure (ABP)
media to media (EEM-EEM)	メディアトゥメディア	IVUSの短軸像でEEM間の距離．ステント留置のときなどに対照血管径として用いる	
metal to artery ratio	対血管金属比	拡張したステント表面積/ステントが存在する範囲の血管壁面積	
microcatheter	マイクロカテーテル	バルーンのついていないシャフトのみのカテーテル．慢性完全閉塞病変などのガイドワイヤー操作に用いる	
minimum stent diameter	最小ステント径	IVUS短軸像でステント重心を通過する径の最小値	
minimum lumen diameter (MLD)	最小内腔径	冠動脈造影上，病変部の最小血管内腔径．IVUS短軸像において血管内腔の中心を通る最小径	
mixed thrombus	混合血栓	白色血栓上のフィブリンネットワークに赤血球が捕捉され，赤色調を帯びた血栓	
monorail balloon catheter	モノレールバルーンカテーテル	バルーンカテーテルのワイヤールーメンを短くした形式のもの．1人の術者でバルーンカテーテルの交換が可能	rapid exchange balloon catheter
motor drive unit (MDU)	モータードライブユニット	DCAカテーテルのカッターを回転させるためのモーターユニット	
mounting	マウンティング	ステントをバルーンカテーテルに装着すること	crimping
mucocutaneous lymphnode syndrome (MCLS)	川崎病	主として4歳以下の乳幼児に発症する原因不明の熱性疾患．病理学的には血管炎が主体であり冠動脈瘤を形成する場合がある	
multivessel coronary artery disease (MVD)	多枝病変	2枝以上の冠動脈枝に狭窄病変を有する冠動脈疾患	
myocardial infarction	心筋梗塞症	冠動脈閉塞により心筋壊死を招来する疾患	
myocardial oxygen supply	心筋酸素供給量	心筋への酸素の供給量．冠動脈血流量にほぼ比例する	

一般名（欧文）	一般名（和文）	解説・商品名	同義語
N			
Nanto's technique	南都法	オーバーザワイヤー型のカテーテルのワイヤールーメンに圧力をかけた際，その反動によってバルーンカテーテルが自然にガイディングカテーテルから排出されることを利用して，バルーンカテーテルを交換する方法	南都抜き
native coronary	ネイティブコロナリー	本来の冠動脈．バイパス血管と区別するときに用いる用語	
negative contrast	ネガティブコントラスト	IVUSを施行中に生理食塩水もしくはグルコースによる冠動脈内注入を行って，血液細胞を一時的に排除し良好な視野を確保すること	
negative remodeling	ネガティブリモデリング，陰性リモデリング	血管外径が健常部より狭小化すること	
neointimal hyperplasia	新生内膜増殖	PCI後に認められる血管平滑筋細胞の増殖を主とした新たな内膜の肥厚	
net gain	正味獲得径	PCI慢性期においてPCI直前より拡大している径．初期獲得径と晩期損失径との差	
new device	ニューデバイス	バルーンカテーテルの後に出現した新しい血管形成術用治療器具．DCA，ロータブレーター，ステントなど	
nitinol（NiTi）	ナイチノール	自己拡張型ステントのRadius stentの材質．その他，種々のカテーテルシステムの材料としても用いられる形状記憶合金	
nominal pressure	標準径拡張圧	表示されたバルーン外径が得られるバルーン拡張圧．（例）nominal pressure（通常ノミナルと呼ぶ）が8気圧の3.0 mmバルーンカテーテルなら，8気圧をかけたときバルーン外径が3.0 mmとなる	
non dominant right coronary artery	非優位型右冠動脈	灌流領域の狭い右冠動脈，後下行枝と右外側枝は回旋枝より分枝する	
noncompliant balloon	ノンコンプライアントバルーン	加圧値を上げても外径が増加しにくいバルーンカテーテル	
non-invasive therapy	非侵襲的治療，非観血的治療	内科的治療，薬物治療を意味する	conservative therapy
non-uniform rotational distortion（NURD）	ナード	機械式回転法のIVUSカテーテルで回転速度が不均一になった場合にみられる歪んだ像	
no-reflow phenomenon	ノーリフロー現象	急性心筋梗塞において責任冠動脈病変の再開通が得られても心筋が灌流されない現象	
nose cone	ノーズコーン	DCAカテーテルの切除組織をためる先端部分	
O			
occlusion balloon	末梢閉塞バルーン	血流を途絶させ，末梢血管への塞栓を防止するバルーン	
one hand technique	ワンハンドテクニック	血管縫合器を使用して止血する際に，ノットプッシャーを用いて片手で結紮部を血管壁まで送り込む手技	
only remaining circulation	オンリー リメイニング サーキュレーション	冠動脈のうち2本が完全閉塞となり，残りの1本の冠動脈により心筋血流が確保されている状態をいう	
on-the-wire balloon catheter	オンザワイヤーバルーンカテーテル	ガイドワイヤーが固定されている形式のバルーンカテーテル	fixed wire balloon catheter
open-cell design	オープンセルデザイン	筒状のジグザグユニットを，いくつかのジョイントでつないだ構造をしたステントのデザイン	
optical coherence tomography（OCT）	光干渉断層映像	光の波列が相互に作用し合い（干渉）つくり出される高解像度画像診断装置	

一般名（欧文）	一般名（和文）	解説・商品名	同義語
ostial lesion	入口部病変	各冠動脈枝の入口部より3 mm以内の病変	
over-the-wire balloon catheter	オーバーザワイヤーバルーンカテーテル	バルーンカテーテルの軸中心にワイヤールーメンを設け，ガイドワイヤーを手元で自由に操作できるようにしたバルーンカテーテル	

P

一般名（欧文）	一般名（和文）	解説・商品名	同義語
parallel wire technique	パラレルワイヤー法	ガイドワイヤー2本を用いてCTO病変の通過を試みる方法	
PC coating stent	PCコーティングステント	ポリマーを塗布した生体適合性ステント	
pecking motion	ペッキングモーション	狭窄組織にバーをごく短時間当てては離すことをくり返し，小鳥が餌をついばんでいるように研削するロタブレーターの基本操作の1つ	
percutaneous cardiopulmonary support（PCPS）	経皮的心肺補助	遠心ポンプと膜型人工心肺を用いた閉鎖回路の人工心肺装置で，カニューレ挿入部位は大腿動脈と大腿静脈であるもの	percutaneous cardiopulmonary bypass, portable cardiopulmonary support
percutaneous coronary intervention（PCI）	経皮的冠動脈インターベンション	カテーテル手技を用いた冠動脈治療法	
percutaneous transluminal coronary angioplasty（PTCA）	経皮的冠動脈形成術	バルーンカテーテルを用いた冠動脈疾患の治療を意味したが，最近は他の治療法と区別するためにPOBAが使用される．広義としてPCIを意味する場合もある	POBA, PCI
percutaneous transluminal coronary rotational atherectomy（PTCRA）	高速回転式冠動脈（粥腫）切除術	ダイヤモンドチップを埋め込んだ金属球を高速で回転させ，動脈硬化病変を研削する器具（ロタブレーター）を用いて行う治療手技．他の治療法では開大不可能な固い石灰化病変に対しよい適応を有する	rotational atherectomy
perforation	穿孔	管腔臓器に孔が生じること	coronary perforation
perfusion balloon catheter	パフュージョンバルーンカテーテル	バルーン開大時にも冠血流を確保し，長い時間の病変開大を可能にしたバルーンカテーテル	
pericardiocentesis	心膜穿刺	心膜液貯留例で診断や治療の目的で心膜腔を穿刺し，排液すること	
perindopril erbumine	ペリンドプリルエルブミン	降圧薬，ACE阻害薬．商品名：コバシル®	
peripheral artery disease（PAD）	閉塞性動脈硬化症	末梢動脈の動脈管腔の狭窄および閉塞を起こす動脈硬化症	arteriosclerosis obliterans（ASO）
peri-stent	ペリステント	ステントの両端．再狭窄の好発部位である	
plain old balloon angioplasty（POBA）	経皮的バルーン血管形成術	バルーンカテーテルを用いたPCI．冠動脈ステント全盛時において，古くて平凡なという意味を込めて使われるが，インターベンションの基本である	PTCA
plaque	粥腫，プラーク	中心に脂質に富んだ粥状の壊死巣をもち，これを増殖した血管平滑筋細胞と細胞間結合組織成分が取り巻いた動脈内膜の限局性肥厚	atheroma
plaque area	粥腫面積	血管短軸像での粥腫面積．IVUSでは中膜と粥腫は区別できないために，plaque plus media（P + M）もしくはplaque and media（P&M）-CSAと呼ばれることもある	
plaque burden	プラークバーデン	IVUS上の％プラーク面積のこと．EEM面積あたりのプラーク面積	
plaque rupture	粥腫破綻	粥腫が破綻すること．これにより急性冠症候群が発症する	
plaque shift	プラークシフト	病変部を拡張した際に粥腫が他の部位に移動したことを意味する	
plaque thickness	プラークシックネス	粥腫の厚さ	

一般名（欧文）	一般名（和文）	解説・商品名	同義語
plaque + media volume	プラーク容積	粥腫容積．血管容積から血管内腔容積を差し引いたもの	
platform run	プラットフォームラン	ロータブレーターで病変を研削する前に冠動脈内で行う試験回転	
portable cardio-pulmonary support system	経皮的心肺補助	遠心ポンプと膜型人工心肺を用いた閉鎖回路の人工心肺装置で，カニューレ挿入部位が大腿動脈と大腿静脈であるもの	percutaneous cardiopulmonary bypass，PCPS
positive remodeling	ポジティブリモデリング，陽性リモデリング	動脈硬化の進展とともに血管外径が拡大し，血管内腔を確保しようとする反応	remodeling
post dilatation	後拡張	ステント植込み後バルーンを用いてステントを十分に拡張すること	
power position	パワーポジション	よいバックアップを得るため左Judkinsカテーテルを強く押しながら反時計方向に回してつくられるガイディングカテーテルの位置	
pre-dilatation	前拡張	ステント植込み前にバルーンを用いて病変部を拡張すること	
pre-shaping	プレシェーピング	冠動脈内でのワイヤーを病変部位に誘導するために，あらかじめガイドワイヤーの先端を少し曲げる操作	
primary PTCA	プライマリーPTCA	AMI症例において，先行する血栓溶解療法なしに直接行うPTCA	
primary stent	プライマリーステント	先行する血栓溶解療法なしに直接行うステント留置術	
prolapse	プロラプス，逸脱	物体が間隙より突出（逸脱）する様．ステントのストラットの間から，組織などが血管内に突出すること	protrusion
protected left main trunk	保護された左冠動脈主幹部	遠位部冠動脈にA-Cバイパスが施行されている左冠動脈主幹部病変や，右冠動脈から良好な側副血行路を受けている左冠動脈主幹部病変	
protrusion	プロトルージョン，突出	物体が間隙より突出（逸脱）する様．ステントのストラットの間から，組織などが血管内に突出すること	prolapse
provisional stent	プロビジョナルステント	バルーンだけでは拡張が不十分（suboptimal result）である病変に対して，ステントの追加留置を行うこと	
proximal reference	近位対照部	冠動脈において，狭窄部より近位で病変がないと考えられる最も血管内腔の大きな部位	
pseudoaneurysm	仮性動脈瘤	動脈壁が破れて周囲に出血し，それが被包化され一種の血腫を形成し，動脈腔と血腫との間に交通があるもの	
pushability	プッシャビリティ	カテーテルの縦方向への力の伝わりやすさ	

Q

一般名（欧文）	一般名（和文）	解説・商品名	同義語
quantitative coronary ultrasound（QCU）	定量的IVUS	IVUS画像より得られる画像情報を数値化し，種々の解析を行うこと	
quarter size	クォーターサイズ	バルーン外径が0.25 mm刻みで用意されたバルーンカテーテル	

R

一般名（欧文）	一般名（和文）	解説・商品名	同義語
radial artery	橈骨動脈	上腕動脈より起こり，橈側反回動脈，第一背側中手動脈，背側指動脈，母指主動脈，掌側中手動脈，手根枝，貫通枝に分枝する	
radial force	ラディアルフォース	ステントが血管を放射線方向に支える力	
radioactive stent	放射線ステント	放射線活性をもたせた放射線治療に用いるステント	ISO stent
radiofrequency（RF）	高周波	特定の周波数の放射エネルギー．診断用X線は$3 \times 1,018$ Hzの周波を有する	
radiolucent	放射線透過性	物体が放射線透過性でありX線透視では見えないこと	
radiopaque	放射線不透過性	物体が放射線不透過でありX線透視で存在を確認できること	

一般名（欧文）	一般名（和文）	解説・商品名	同義語
rapid exchange balloon catheter（RX）	ラピッドエクスチェンジバルーンカテーテル	バルーンカテーテルのワイヤールーメンを短くした形式のもの．術者が1名でバルーンカテーテルの交換が可能	monorail balloon catheter
rated burst pressure（RBP）	許容最大拡張圧，定格破裂圧	信頼度95％で，99.9％のバルーンが in vitro（37℃の水中）にて割れない最高圧のこと．例えば耐圧試験を100回やったときに，そのうち5回においては1,000本に1本がRBP以下で割れる可能性を意味する	
recoil	リコイル	ばねなどの跳ね返り．PCIの分野では拡張した血管が再び縮むことをいう	
red thrombus	赤色血栓	赤血球を主成分とした赤色調の血栓	
refraction	屈折	伝搬速度が異なる媒質に入射する際に超音波の進行方向が曲げられること	
region of interest（ROI）	ロイ，関心領域	画像処理などで特に注目して処理の対象とする領域	
regular length wire	レギュラーワイヤー	通常のPCIの際に使用されるワイヤーで，長さは約180cm，外径は0.014インチである	
remodeling	リモデリング	動脈硬化の進展とともに血管外径が拡大し，血管内腔を確保しようとする反応	positive remodeling
remodeling index	リモデリングインデックス	リモデリングの程度の指標（lesion EEM / reference EEM CSA）	
reperfusion therapy	再灌流療法	急性心筋梗塞症の閉塞冠動脈を再疎通する治療法	
resolution	解像度	非常に接近した2つの対照を識別，同定する能力	
restenosis	再狭窄	PCIにより拡大した冠動脈内腔が慢性期に再度狭くなること	
revascularization	血行再建	虚血性心疾患症例に対し，PCIやCABGにより冠血行を再建すること	
reverberation	多重反射	超音波の分野では，同一構造物がもう1つの虚像を生じるアーチファクト	
reverse Y stent	逆Y字ステント	分岐部におけるステント留置方法	
rewrap	リラップ	バルーン拡張後のバルーンの再度折りたたみ	
right coronary artery（RCA）	右冠動脈	前大動脈洞より起始して房室間溝を右に回りながら走行し，右心室と左室下壁を養う冠動脈	
right internal thoracic artery（RITA）	右内胸動脈	右鎖骨下動脈の椎骨動脈起始部近くで前胸部を下行する動脈．冠動脈バイパス時に動脈グラフトとして用いる	
Rota alone	ロタアローン	ロタブレーターだけで手技を終了すること	
Rotablator	ロタブレーター	ダイヤモンドチップを埋め込んだ金属球を高速で回転し，動脈硬化病変を研削する器具を用いた治療方法．他の治療方法では開大不可能な固い石灰化病変に対しよい適応を有する	
Rotaflush	ロタフラッシュ	ロタブレーターのドライブシャフトシース内に流す生理食塩水と数種の薬剤の混合液	cocktail, CARAFE cocktail
rotating transducer	機械操作型トランスデューサー	血管の断面の超音波エコー図を得るために，機械的に自らが回転し，超音波を円周上に発射する探触子	
rotation device	ローテーションデバイス	ガイドワイヤーを操作するための器具	torque device, rotator, torquer
rotational atherectomy	高速回転式冠動脈（粥腫）切除術	ダイヤモンドチップを埋め込んだ金属球を高速で回転させ，動脈硬化病変を研削する器具（ロタブレーター）を用いて行う治療手技．他の治療法では開大不可能な固い石灰化病変に対しよい適応を有する	PTCRA
rotator	ローテーター	ガイドワイヤーを操作するための器具	torque device, torquer, rotaion device

一般名（欧文）	一般名（和文）	解説・商品名	同義語
S			
sample volume	サンプルボリューム	ドプラ信号などを測定するために設定される測定の対象となる領域．超音波パルス幅とビーム幅とで決定される	
saphenous vein graft（SVG）	大伏在静脈グラフト	冠動脈－大動脈バイパスグラフトとして下肢の静脈である大伏在静脈を用いたもの	
scaffolding	スキャフォルディング	ステントが血管壁をサポートする性能．血管の収縮を妨げ，plaque prolapse を予防する能力	
scoring balloon	スコアリングバルーン	バルーン表面にワイヤーを配置し、固い狭窄でも拡張するバルーン	
seldinger method	血管穿刺法	穿刺針を用いてカテーテルを挿入するための血管導入部を確保する方法	
self expandable stent	自己拡張型ステント	保護シースから押し出すと自然に拡張するステント	
semi kissing ballooning	交互拡張法	バルーンカテーテルを交互に挿入して狭窄部を交互に拡大する KBT	alternative ballooning, sequential ballooning
semicompliant balloon	セミコンプライアントバルーン	ノンコンプライアントバルーンとコンプライアントバルーンの中間の硬さをもつバルーン	
septal branch	中隔枝	心室中隔を栄養する冠動脈	
sequential ballooning	交互拡張法	バルーンカテーテルを交互に挿入して狭窄部を交互に拡大する KBT	semi kissing ballooning, alternative ballooning
sheath	シース	鞘．ガイディングカテーテルなどを血管内に導く筒．器具（ステントなど）を血管内に送り込む場合の，器具の脱落を防ぐためのデリバリーシステムを覆う鞘	
shepherd's crook right	羊飼いの杖状の右冠動脈	第一弯曲が非常につりあがった形状の右冠動脈	
short balloon	ショートバルーン	バルーン長 15 mm 以下のバルーンカテーテル．短い病変や，ステント後拡張時にステント内部だけを拡張するために用いられる	
short tip	ショートチップ	ガイディングカテーテルの先端から第一カーブまでの長さを短くしたもの	
simultaneous ballooning	同時拡張法	KBT において2本のバルーンカテーテルを同時に分枝狭窄部に挿入し同時に拡大する方法	
single marker	シングルマーカー	中央に1個のゴールドマーカーを有するバルーンカテーテル	
single plaine angiography	単方向血管造影法	1つの管球により1回の撮影を一方向で行う心血管撮影法．多方向の撮影には，管球を回転させ多数回撮影する必要がある	
single-guide and two-wire	シングルガイドアンドトゥーワイヤー	1本のガイドカテーテルに2本のワイヤーを通し KBT を行う方法	
Slit super sheath®	スリットスーパーシース	壁面に切れ目のあるシース．ニトログリセリンなどの血管拡張薬を直接血管壁へ投与することによりスパスムを解除することが可能である	
slotted tube stent	スロッテドチューブステント	ステンレススチール製などの細いチューブにレーザーや薬剤などでスロット（隙間）を施したステント	
slow flow	造影遅延	冠血流の低下による冠動脈造影上造影遅延	
snare	スネアー	係蹄，わな．ポリープやその他の突起物を，特に内腔の表面から除去するのに用いる道具．PCI では血管内異物回収に使用するカテーテル	
soft plaque	ソフトプラーク	エコー輝度が外膜の輝度より低い粥腫．カラードプラの血流信号の欠損像としてしか描出できないものもある	low echo plaque
soft tip	ソフトチップ	血管を損傷することを避けるために，軟らかい素材で形成したガイディングカテーテルの先端	

一般名（欧文）	一般名（和文）	解説・商品名	同義語
spot stenting	スポットステンティング	びまん性病変に対し，バルーン，ロータブレーターなどの冠動脈形成術を施行し，不十分拡張部にのみステントを留置する手技	
staged PTCA	段階的PTCA	複雑病変や多枝病変に対し，安全性や患者負担を考えて，1回のPCIで治療を終わらせるのでなく複数回に分けて行うPCI	
stenosis	狭窄	冠動脈においては，粥腫により血管内腔が狭小化した部位	
stent	ステント	PCIにおいては，急性冠閉塞の解除や慢性期の再狭窄予防目的に使用する網状の金属の筒のこと．他に，皮膚移植時に身体の開口部または内腔を保持するために用いる道具．管腔構造物の内腔に置いておく細い糸，棒，あるいはカテーテル，吻合の間あるいは吻合後の支持のためなど，手をつけられてはいないが収縮しやすい内腔の交通性を確保するために用いる	
stent cross sectional area（stent CSA）	ステント断面積	IVUS短軸像でステントで囲まれた内腔断面積	
stent delivery system	ステントデリバリーシステム	ステントを冠動脈内に運ぶための器具．通常はバルーンカテーテルを意味する	
stent expansion	ステント拡張性	対照血管の内腔面積（近位部，遠位部，最大，平均のいずれかに）に対する最小ステント面積の割合	
stent implantation	ステント留置	冠動脈病変部位にステントを留置すること	
stent in stent	ステント イン ステント	ステント内再狭窄に対してステント内に追加のステント留置を行うこと	
stent jail	ステントジェイル	本幹に留置したステントストラットが分岐血管の入口部にかかる状態を指す	jail
stent placement	ステント留置	冠動脈病変部位にステントを留置すること	
stent recoil	ステントリコイル	拡張したステント径が再度減少すること	
stent strut	ステントストラット	ステントの網状の部分	
stent symmetry	ステント対称性	ステント留置後の内腔の正円性の表現．最大ステント径と最小ステント径の差を最大ステント径で除したもの	symmetry
stenting	ステント留置	冠動脈病変部位にステントを留置すること	
strategy	戦略	PCIの分野では症例や病変に適切な治療方法を検討すること	
strut	ストラット	ステントの網状の部分	
ST-segment elevation myocardial infarction（STEMI）	ST上昇型心筋梗塞	心筋梗塞急性期の心電図上ST上昇を認める心筋梗塞．冠動脈が完全閉塞となり完璧性の心筋壊死を生じている	
subacute stent thrombosis（SAT）	亜急性ステント血栓性閉塞	ステント留置24時間以降〜30日後に血栓が生じてステント閉塞をきたすもの	
superficial calcification	表在性石灰化	IVUS断層像で，石灰化が粥腫の表面（すなわち内腔側）に存在するもの	
symmetry	シンメトリー	ステント留置後の内腔の正円性の表現	stent symmetry

T

一般名（欧文）	一般名（和文）	解説・商品名	同義語
tandem connector	タンデムコネクター	Yコネクターの止血弁が1個追加されたもの．KBT時に用いられる	
tantalm	タンタル	Wiktorステントに用いられた金属	
target lesion revascularization（TLR）	標的病変再血行再建	PCIを施行した標的病変が狭窄をきたした場合に行う再血行再建	

一般名(欧文)	一般名(和文)	解説・商品名	同義語
target vessel revascularization (TVR)	標的血管再血行再建	PCIを施行した標的病変と同じ冠動脈の他の部位が狭窄をきたした場合に行う再血行再建	
TAXUS Liberté stent	タクサスリバティーステント	薬剤(パクリタキセル)溶出ステント[2009〜, Boston Scientific Corp.]	
test cut	テストカット,試験切削	DCA手技において,透視画面でのハウジングの向きとIVUSでの粥腫の局在を対応させるために,造影で最も狭窄組織が局在していると思われる方向で1〜2回切削すること	
three dimension IVUS (3D IVUS)	三次元血管内超音波	通常のIVUSイメージ(二次元断層像)に時間(長軸方向の情報,すなわち長さ)を加味して血管や粥腫の量を体積で表現したものであり,画像を3Dに構築するものとは異なる	
thrombectomy	血栓除去術	血管内に生じた血栓や塞栓を取り除くこと	
thrombosis	血栓症	血栓の形成または存在.血管内での凝固をいい,その血管の支配領域の組織の梗塞を起こすことがある	
thrombus	血栓	心血管系統の凝塊で,生存中に血液成分から形成される.閉塞性のこともあり,内腔を閉塞せずに血管または心臓壁に付着することもある	
thrombus aspiration therapy	血栓吸引療法	血栓吸引カテーテルを用いて施行される血栓除去法	
TIMI flow grade	TIMIフローグレード	冠動脈造影による冠血流評価法で,thrombolysis in myocardial infraction (TIMI) studyで定められたもの	
tissue characterization	組織正常診断	超音波の分野では,超音波を用い生体組織を生理学的,病理学的に同定する方法	
torque device	トルクデバイス	ガイドワイヤーを操作するための器具	torquer, rotator, rotaion device
torquer	トルカー	ガイドワイヤーを操作するための器具	torque device, rotator, rotaion device
tortuousity	蛇行	血管の屈曲をいう.病変中枢側に75度以上の屈曲が2つあるものを中等度蛇行(moderate tortuousity),75度以上の屈曲が3つ以上あるか90度以上の屈曲が2つあるものを高度蛇行(severe tortuousity)といい,デバイスの病変への到達が困難となる	
trackability	トラッカビリティ	強度の屈曲のある血管内でのバルーンカテーテルの進みやすさ	
transfemoral approach (TFA)	大腿動脈アプローチ	大腿動脈よりガイディングカテーテルを挿入する方法	
transfemoral coronary intervention (TFI)	経大腿動脈的冠動脈形成術	大腿動脈よりガイディングカテーテルを挿入して行う冠動脈インターベンション	transfemoral intervention
transfemoral intervention (TFI)	経大腿動脈冠インターベンション	大腿動脈アプローチで行うPCI	transfemoral coronary intervention
transradial approach (TRA)	橈骨動脈アプローチ	橈骨動脈よりガイディングカテーテルを挿入する方法	
transradial coronary intervention (TRI)	経橈骨動脈的冠動脈形成術	橈骨動脈よりガイディングカテーテルを挿入して行う冠動脈インターベンション	transradial intervention (TRI)
transradial intervention (TRI)	経橈骨動脈冠インターベンション	橈骨動脈アプローチで行うインターベンション	transradial coronary intervention (TRI)
trap	トラップ	ガイドワイヤー先端が硬い病変などに捕まってしまい,回転しなくなってしまうこと	
true aneurysm	真性動脈瘤	壁が3層を保ったまま囊状または紡錘状に拡張した動脈	
T stenting	Tステント	分岐部病変に2個のステントを留置する一方法	

一般名（欧文）	一般名（和文）	解説・商品名	同義語
tube stent	チューブ型ステント	ステンレスチューブをレーザーカットして作製したステント	
tubular lesion	管状病変	冠動脈造影上で狭窄長10mm以上20mm未満の病変	
two-guide and two-wire	トゥーガイド アンド トゥーワイヤー	2本のガイディングカテーテルを用いるKBT	
two-wire technique	トゥーワイヤテクニック	分岐部病変のPCIにおいて，拡張操作を加えない枝にもガイドワイヤーを通し，この枝が閉塞した場合に対処しやすくする方法	
Type A lesion	タイプA病変	PTCA難易度別病変形態分類（J Am Coll Cardiol, 22：2033-2054, 1993）のうち，成功率が高く合併症が少ない低リスク病変	
Type B lesion	タイプB病変	PTCA難易度別病変形態分類（J Am Coll Cardiol, 22：2033-2054, 1993）のうち，成功率と合併症発症率が中程度の中リスク病変	
Type C lesion	タイプC病変	PTCA難易度別病変形態分類（J Am Coll Cardiol, 22：2033-2054, 1993）のうち，成功率が低く合併症が多い高リスク病変	

U

ulcerated plaque	潰瘍形成粥腫	表面に欠落が生じ，あたかも潰瘍のようにみえる粥腫	
unprotected left main trunk	保護されていない左冠動脈主幹部	遠位部冠動脈にA-Cバイパスが施行されていない左冠動脈主幹部病変	
unstable angina	不安定狭心症	通常の狭心症を起こすに要するより軽い労作や，少ない頻度のその他の刺激に応じて起こる狭心症で，冠動脈由来の胸痛で特徴づけられる．加療しないと心筋梗塞が起こることが多い．狭心症の中で30〜60日以内に安定しないものを指す	
unstable plaque	不安定粥腫	線維性被膜が菲薄化し破綻しやすくなった粥腫	

V

vascular closure device	止血器	カテーテル抜去後の止血をするための機器．圧迫，縫合，凝固促進剤を用いるなどの方法がある	
vasospastic angina	冠攣縮性狭心症	虚血の成因が攣縮である狭心症	
vein graft	静脈グラフト	冠動脈−大動脈バイパスグラフトとして静脈を用いたもの．通常下肢の大伏在静脈が使用される	
vessel area	血管断面積	IVUS短軸像で弾性板の外側をトレースすることから得られる断面積	external elastic membrane cross section area
vessel modification	モディフィケーション	ロータブレーターの使用目的の1つで，石灰化組織を菲薄化させたりすることにより追加治療がしやすいように血管壁性状を修飾（modify）すること	
vessel volume	血管容積	IVUS短軸像からシンプソン法を用いて概算する	
viability of myocardium	心筋バイアビリティ	心筋が生きていることを示す用語．気絶心筋や冬眠心筋は壊死心筋と同様動かないが，心筋バイアビリティがある	
volumetric analysis	容量分析	一定の速度でIVUSカテーテルを牽引して二次元断層像に時間軸（長軸方向の情報）を加味し，血管を筒状と捉えて容積を算出すること	
V stent	Vステント	分岐部におけるステント留置方法	

W

wave front phenomenon	ウェーブフロント現象	急性心筋梗塞において心筋壊死が心内膜側から心外膜側にかけて広がる現象	
white plaque	白色粥腫	線維性皮膜が厚い，または脂質コアが小さい白色状の粥腫	
white thrombus	白色血栓	破綻した粥腫に直接付着した血小板とフィブリンからなる白色調の血栓	
window	ウィンドウ	DCA用カテーテルのハウジングの一側に開いた切除組織を取り込むための間隙	

一般名（欧文）	一般名（和文）	解説・商品名	同義語
wire exit port	エクジットポート	モノレールバルーンカテーテルの先端約3分の1のところにあるガイドワイヤーを出すための開口部	
wire lumen	ワイヤールーメン	バルーンカテーテルの中心にあるガイドワイヤーの通路	
working diameter	ワーキングダイアメーター	DCAシステムのハウジングと拡張した際のバルーンの大きさで規定される径	

X, Y

一般名（欧文）	一般名（和文）	解説・商品名	同義語
XIENCE V stent	ザイエンス ヴィ ステント	薬剤（エバロリスム）溶出ステント［2010〜, Abbott Vascular］	
Y adaptor	Yアダプター	ガイディングカテーテルの手元端に接続して，一方よりインターベンション機器を挿入し，他方より造影剤を注入するためのY字型をしたコネクター	Y connector
Y connector	Yコネクター	ガイディングカテーテルの手元端に接続して，一方よりインターベンション機器を挿入し，他方より造影剤を注入するためのY字型をしたコネクター	Y adaptor
yellow plaque	黄色粥腫	脂質コアが大きく線維性被膜が薄い黄色調の粥腫	
Y stenting	Yステント	分岐部病変において2個のステントを留置する一方法	

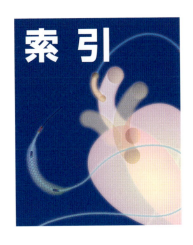

索引

数字

10システム	241
4T's	225
60MHz IVUS	310

欧文

A

accordion phenomenon	336
acoustic shadow	336
acoustic window	336
ACS	63, 119
activated clotting time	336
acute closure	336
acute coronary syndrome	63, 119, 336
acute gain	336
acute myocardial infarction	336
ad hoc PTCA	336
AHAの狭窄度分類	29
air embolism	336
Allen's test	336
alligator forceps	336
alternative ballooning	336
Amplatz goose-neck snare	336
Amplatz L	35, 36
Amplatz type guiding catheter	336
anchor balloon technique	336
aneurysmal dilatation	337
angina pectoris	337
angiogenesis	337
angiography	337
AngioJet	57
angioplasty	337
angioscope	337
Angio-Seal	184
ankle brachial index	337
antiplatelet	337
aortography	337
aorto-ostial lesion	337
AP caudal view	90
AP cranial view	90
arrhythmia	337
arterial blood pressure	337
arterial puncture	337
arteriography	337
arteriosclerosis obliterans	337
articulation	337
atherectomy	337
atheroma	337
atherosclerosis	337
atm	337
atmosphere	337
attenuation	73
auto pullback	337
average reference lumen size	337

B

bail out	337
balloon	337
balloon catheter	337
balloon expandable stent	337
balloon lumen	338
balloon port	338
balloon profile	338
ballooning	338
balloonless wire support catheter	338
bare metal stent	45, 338
bare mount	338
basket retrieval device	338
bifurcation lesion	338
bilateral coronary angiogram	338
biocompatibility	338
biodegradable stent	338
biopsy forceps	338
biotome	338
biplane angiography	338
blue toe syndrome	338
blush grade	338
BMS	45
BP	338
bridge collateral	338
bruits	338
Buddy wire	164
buddy wire technique	338
Burr	53, 113, 338

C

calcification	338
calcified lesion	338
cardiac arrest	338
cardiac catheterization	338
cardiac enzyme	339
cardiac output	339
caridomyopathy	339
CAS	326
catheter	339
catheterization	339
CB	339
centrifugal pump	339
chronic total occlusion	213, 339
CIN	219
cineangiography	339
circumflex coronary artery	339

索引　357

CK	339	
clockwise rotation	339	
closed-cell design	339	
coated stent	339	
coaxial	339	
cocktail	339	
coil stent	339	
collateral	339	
collection bottle	339	
compliance	339	
compliance chart	339	
compliant balloon	339	
concentric lesion	339	
conformability	339	
conservative therapy	339	
contrast agent	340	
coronary angiography	340	
coronary angioscope	340	
coronary aorto bypass graft	340	
coronary artery	340	
coronary artery disease	340	
coronary dissection	340	
coronary flow reserve	340	
coronary heart disease	340	
coronary perforation	340	
cough resuscitation	198	
counter clockwise	340	
counter shock	340	
covered stent	340	
creatine phosphokinase	340	
crossability	340	
crossing profile	340	
Crusade カテーテル	262	
CTO	213, 234, 237, 242	
CTO-PCI	278	
culottes stent	340	
cumulative frequency curve	340	
cut down method	340	
cutter	340	
Cutting balloon	159	

D

DAPT	51	
DCB	266, 294	
DCS	49	
de novo lesion	340	
debulking	55, 340	
debulking and stent	341	
debulking device	341	
deep calcification	341	
deep cut	341	
deep seating	341	
defibrillation	341	
defibrillator	341	
deflation	341	
deflation time	341	
degenerative vein graft	341	
deliverability	341	
deploy	341	
DES	45, 49, 109, 159	
device lumen	341	
diagonal branch	341	
differential cutting	55, 341	
diffuse lesion	341	
dilator	341	
direct current	341	
direct stent	341	
directional coronary atherectomy	341	
discrete lesion	341	
dissection	341	
distal injection	341	
distal protection	341	
dog bone	341	
dominant right coronary artery	341	
donor artery	341	
Doppler guidewire	341	
Doppler shift	341	
double marker	342	
drive shaft sheath	342	
DRL	15	
DRLs2015	15	

drug eluting stent	45, 159, 342	
dynaglide mode	342	
dynamic range	342	

E

eccentric	342	
eccentric lesion	342	
eccentricity	342	
eccentricity index	342	
edge dissection	342	
edge effect	342	
EEM-EEM	342	
elastic membrane	342	
elastic recoil	342	
elasticity	342	
elective intervention	342	
elective PTCA	342	
element	342	
Ellis 分類	168, 169	
embolic source	342	
embolism	342	
embolization	342	
emergent intervention	342	
end point	342	
endothelial cells	342	
engage	342	
entry	342	
ergonovine	343	
extended wire	99	
extension wire	343	
external elastic membrane	343	

F

FAME 試験	329	
femoral artery	343	
femoral vein	343	
FFR	329	
fibrin	343	
fibrinogen	343	
fibrous cap	343	

filter device	343
FILTRAP	62, 122
fixed wire balloon catheter	343
flexibility	343
flush port	343
Fogarty balloon catheter	343
folding	343
fractional flow reserve	329
French size	343
full-covered stenting	343

G

geographic miss	343
gold marker	343
goose-neck snare	343
GRAFTMASTER	171
gray scale	343
GS1-128	25
GUIDEPLUS®	230
guidewire	343
guidewire bias	344
guidewire exit port	344
guidewire movement	344
guiding catheter	344

H

half size	344
hard plaque	344
hematoma	344
hemostasis valve	344
heparin-induced thrombocytopenia	223, 344
heparin-induced thrombocytopenia-thrombosis syndrome	223
high echo	344
high risk patient	344
hipo tube	344
HIS	25
HIT	223
HITTS	223
homocollateral	344
housing	344
hyperechoic area	344

I

IABP	277
iFR	333
Igaki-Tamai stent	344
Ikari L	35, 36, 37
Ikari R	36
Ikari カテーテル	35
iliac artery	344
image fiber	344
in segment restenosis	344
incomplete apposition	344
indentation	96, 344
inflation	344
inflation device	344
inflation lumen	344
inflation time	344
initial gain	344
insertion tool	344
in-stent restenosis	345
intermittent claudication	345
internal mammary artery	345
intervention	345
intra-aortic balloon pump	345
intracoronary thrombolysis	345
intracoronary ultrasound	345
intramural hematoma	345
intravascular radiation therapy	345
Intravascular ultrasound	345
introducer	345
invasive therapy	345
ischemia	345
ischemic heart disease	345
IVR領域における診断参考レベル	15
IVUS	101, 103, 313
IVUSガイドPCI	300
IVUSコア	253
IVUSスタック	68, 250
IVUSマーキング	102, 301

J・K

jail	345
Judkins L	35
Judkins R	36, 80
Judkins type guiding catheter	345
Judkins カテーテル	132
KBT	89
Kimny	37
kissing balloon technique	274, 345
KUSABI	99

L

laminar flow	345
LAO cranial view	86
LAO view	90
late catch up	345
late loss	346
late thrombosis	346
lateral resolution	346
learning curve	346
left anterior descending artery	346
left circumflex artery	346
left coronary artery	346
left internal thoracic artery	346
left main trunk	346
left ventricle	346
lesion	346
lesion angulation	346
lesion entry profile	346
lesion length	346
lesion-specific PCI	346
link	346
lipid core	346
local drug delivery	346

long balloon ... 346
long length wire ... 346
long lesion ... 346
loss index ... 346
low attenuation plaque ... 121
low echo plaque ... 346
lumen area ... 346
lumen area stenosis ... 346
lumen cross sectional area ... 347
lumen eccentricity ... 347
lumen volume ... 347

M

malapposition ... 347
marker lumen ... 347
marker wire ... 347
marking ... 347
maximum lumen diameter ... 347
maximum stent diameter ... 347
MBG ... 58
MDCT ... 313
mean burst pressure ... 347
mechanical rotational ... 65
media to media ... 347
metal to artery ratio ... 347
microcatheter ... 347
minimam stent diameter ... 347
minimum lumen diameter ... 347
mixed thrombus ... 347
monorail balloon catheter ... 347
motor drive unit ... 347
mounting ... 347
mucocutaneous lymphnode syndrome ... 347
multivessel coronary artery disease ... 347
Music ... 37
myocardial blush grade ... 58
myocardial infarction ... 347
myocardial oxygen supply ... 347

N

Nanto's technique ... 348
native coronary ... 348
negative contrast ... 348
negative remodeling ... 348
neointimal hyperplasia ... 348
net gain ... 348
new device ... 348
nitinol ... 348
no reflow ... 121, 194
nominal pressure ... 348
non dominant right coronary artery ... 348
noncompliant balloon ... 348
non-invasive therapy ... 348
non-uniform rotational distortion ... 348
no-reflow phenomenon ... 348
nose cone ... 348
NSE ... 293
N-アセチルシステイン ... 220

O

occlusion balloon ... 348
OCT ... 318
OCT/OFDI ... 101, 105, 247
OFDI ... 318
one hand technique ... 348
only remaining circulation ... 348
on-the-wire balloon catheter ... 348
open-cell design ... 348
optical coherence tomography ... 318, 348
optical frequency domain imaging ... 318
ostial lesion ... 349
over-the-wire balloon catheter ... 349

P

Parachute ... 62, 125
parallel wire technique ... 349
PC coating stent ... 349
PCIの適応 ... 28
pecking motion ... 349
percutaneous cardiopulmonary support ... 349
percutaneous coronary intervention ... 349
percutaneous transluminal coronary angioplasty ... 349
percutaneous transluminal coronary rotational atherectomy ... 349
perforation ... 194, 349
perfusion balloon catheter ... 349
pericardiocentesis ... 349
perindopril erbumine ... 349
peripheral artery disease ... 349
peri-stent ... 349
phased array ... 65
plain old balloon angioplasty ... 349
plaque ... 349
plaque area ... 349
plaque burden ... 349
plaque rupture ... 349
plaque shift ... 349
plaque thickness ... 349
plaque + media volume ... 350
platform run ... 350
portable cardiopulmonary support system ... 350
positive remodeling ... 73, 350
post dilatation ... 350
power position ... 350
pre-dilatation ... 350
pre-shaping ... 83, 350
primary PTCA ... 350
primary stent ... 350

prolapse 350	rewrap 351	spot stenting 353
protected left main trunk 350	right coronary artery 351	stage 1 PCI 302
protrusion 350	right internal thoracic artery 351	stage 2 PCI 304
provisional stent 350	RIS 25	staged PTCA 353
provisional two stent 法 274	Rota alone 351	STEMI 57, 119
proximal reference 350	Rotablator 351	stenosis 353
pseudoaneurysm 350	Rota-DES 294	stent 353
pushability 350	Rotaflush 351	stent cross sectional area 353
	rotating transducer 351	stent delivery system 353
Q・R	rotation device 351	stent expansion 353
quantitative coronary ultrasound 350	rotational atherectomy 53, 351	stent implantation 353
quarter size 350	rotator 351	stent in stent 353
Q カーブ 138	RotaWire 53, 113	stent jail 353
radial artery 350		stent placement 353
radial artery loop 128	**S**	stent recoil 353
radial force 350	sample volume 352	stent strut 353
radioactive stent 350	saphenous vein graft 352	stent symmetry 353
radiofrequency 350	scaffolding 352	stenting 353
radiolucent 350	Scoring balloon 159	strategy 353
radiopaque 350	seldinger method 352	strut 353
radioulnar ループ 181	self expandable stent 352	ST-segment elevation myocardial infarction 57, 119, 353
RAO caudal view 90	semi kissing ballooning 352	stuck Burr 194, 200
RAO view 86	semicompliant balloon 352	ST 上昇型心筋梗塞 57, 119
rapid exchange balloon catheter 351	septal branch 352	subacute stent thrombosis 353
rated burst pressure 351	sequential ballooning 352	superficial calcification 353
recoil 351	sheath 352	symmetry 353
red thrombus 351	shepherd's crook right 352	SYNTAX スコア 274
refraction 351	short balloon 352	
region of interest 351	short tip 352	**T**
regular length wire 351	simultaneous ballooning 352	T stenting 354
remodeling 351	single marker 352	tandem connector 353
remodeling index 351	single plaine angiography 352	tantalm 353
reperfusion therapy 351	single-guide and two-wire 352	target lesion revascularization 353
RESCUE 57	Slender PCI 241	target vessel revascularization 354
resolution 351	Slit super sheath® 352	TAXUS Liberté stent 354
restenosis 351	slotted tube stent 352	test cut 354
revascularization 351	slow flow 121, 194, 197, 352	TFI 80
reverberation 72, 351	snare 352	three dimension IVUS 354
Reverse CART 法 237	soft plaque 352	
reverse Y stent 351	soft tip 352	

thrombectomy	57, 354
thrombosis	354
thrombus	354
thrombus aspiration therapy	354
TIMI flow grade	58, 354
tissue characterization	354
torque device	354
torquer	354
tortuousity	354
trackability	354
transfemoral approach	354
transfemoral coronary intervention	354
transfemoral intervention	354
transradial approach	354
transradial coronary intervention	354
transradial intervention	126, 176, 354
trap	354
TRI	126, 176, 184
true aneurysm	354
TRバンド	184
tube stent	355
tubular lesion	355
TVAC	57
two-guide and two-wire	355
two-wire technique	355
two-wire法	231, 232, 255
Type A lesion	355
Type B lesion	355
Type C lesion	355

U・V

ulcerated plaque	355
ulnar loop	128
unprotected left main trunk	355
unstable angina	355
unstable plaque	355
V stent	355
VAMPIRE研究	59
vascular closure device	355
vasospastic angina	355
vein graft	355
vessel area	355
vessel modification	355
vessel volume	355
viability of myocardium	355
Voda/EBU/XB	35
volumetric analysis	355

W〜Y

wave front phenomenon	355
white plaque	355
white thrombus	355
window	355
wire exit port	356
wire lumen	356
working diameter	356
X-Sizer	57
XIENCE V stent	356
Y adaptor	356
Y connector	356
Y stenting	356
yellow plaque	356

和文

あ行

アラビアンマジック	94, 95
アルガトロバン	227
アンカーバルーンテクニック	142, 213, 283
アンギオ装置	12
入口部病変	270
インデフレーター	92
インフォームド・コンセント	27
エグジットポート	98
エクステンションカテーテル	283
エコー減衰	73
遠位部保護デバイス	62, 122
エンゲージ困難	132
延長ワイヤー	99
オートプルバック	69
オーバーザワイヤー型バルーンカテーテル	41
親子カテシステム	142

か行

解像度	66
ガイディングカテーテル	34, 132, 155, 166, 214, 244
回転式粥腫切除術	53
ガイドエクステンション	217, 244
ガイドエクステンションカテーテル	161, 166, 326
ガイドライン	51
ガイドワイヤー	38, 83, 147
ガイドワイヤーバイアス	114
ガイドワイヤープロラプス	147
カッティングバルーン	43, 293
合併症	27, 31
カバードステント	171
下腹壁動脈	182
花弁シース	233
花弁状	233
川崎病	297
冠血流予備量比	329
患者照射基準点	15
患者照射基準点線量	15, 17
完全閉塞病変	39, 314
冠動脈起始異常	134
冠動脈穿孔	168, 194, 203, 265
冠動脈造影	313
冠動脈内視鏡	326
冠動脈破裂	168
冠内圧引き抜き曲線	331
冠内圧引き抜き曲線記録	332
機械走査式	65
逆行性アプローチ	234
吸引カテーテル	248
急性冠症候群	63, 119
急性予後	32

許容最大拡張圧	44
グースネックスネア	231
経橈骨動脈インターベンション	126, 176
血管異常反応	46
血管治癒遅延	46
血管内視鏡	49
血管内超音波	101, 300
血栓	207
血栓吸引	57
血栓吸引カテーテル	57, 119, 220
血栓吸引デバイス	207
血栓吸引療法	119
血栓溶解薬	210
血栓溶解療法	210
血流還流型	326
原則禁忌	27
コイル	171, 172
抗凝固薬	210
抗凝固療法	212
高度石灰化	165
高度石灰化病変	111
コーティングシース	177
子カテ	244
固定ワイヤー型バルーンカテーテル	42
コラテラルチャンネルトラッキング	287
コンプライアンスチャート	92
コンプライアンス表	44
コンプライアントバルーン	43

さ行

再狭窄の定義	31
サポートワイヤー	39, 164
止血デバイス	184
ジャンピング	196
周波数	66
粥腫	55
正面頭側像	90
正面尾側像	90
ショートバルーン	44

初期成功基準	30
心カテデータベース	20
腎機能低下	219
新規の動脈硬化性変化	46
進行性アプローチ	247
心臓CT	313
深大腿動脈	182, 183
深達度	66
深腸骨回旋動脈	182
スタック	194, 200
ステント	101
ステントオーバーラップ	252
ステント血栓症	49
ステントストラット	155, 230
ステント脱落	229
ステント留置困難	159
スネア法	255
スパスム	176
滑り性	285
スリットシース	178
スレンダーガイドワイヤー	40
石灰化	161, 316
石灰化病変	292
選択的造影	248
先端荷重	285
穿通力	285
造影剤起因性腎症	219
装置表示線量	17
側副血行路	235, 279
ソフトワイヤーテクニック	157

た行

第一斜位像	86
第一斜位尾側像	90
大径のロータブレーター	159
大腿動脈アプローチ	80
大腿動脈穿刺	181
大動脈前方起始異常	134
大動脈バルーンポンプ	277
第二斜位像	90
第二斜位頭側像	86

多重エコー	72
ダブルベントカーブ	84, 148
断面積計測	301
長期予後	32
貼付麻酔	127
ディープエンゲージ	141, 155, 234
適応	27
電子走査式	65
橈骨茎状突起	179
橈骨動脈	126
橈骨動脈スパスム	176
橈骨動脈穿刺	127, 179
橈骨動脈走行異常	128
橈骨反回動脈	128
透析	294
トリメタジジン塩酸塩	220
トルク性	285

な行

南都抜き	99
南都法	99
南都マジック	95
ニプロ社製	230
ノンコンプライアントバルーン	43

は行

パークローズ	184
パーフュージョン型バルーンカテーテル	42
パーフュージョンカテーテル	170
バイブレーションテクニック	139
バックアップ	34
バックアップの強化	155
バックアップ不足	155
パラレルワイヤー法	289
バルーンカテーテル	41, 139
パワーポジション	140
半回収用カテーテル	124
光干渉断層映像	318
光干渉断層撮影法	101
左冠動脈	133

左主幹部病変 ………………… 270
左バルサルバ洞起始異常 …… 136
被曝マネージメントツール …… 19
病院情報システム …………… 25
標準径拡張圧 ………………… 44
フィルター型デバイス ……… 62, 122
不完全圧着 …………………… 102, 109
不完全拡張 …………………… 109
プラーク ……………………… 55
分岐部選択 …………………… 147
分岐部病変 …………………… 241, 260, 273
ベアワイヤー法 ……………… 83, 85
ヘパリン ……………………… 223
ヘパリン起因性血小板減少症 … 223

ベントワイヤーテクニック …… 157
放射線情報システム ………… 25
補助循環 ……………………… 276

ま行

マーカーワイヤー …………… 39
マイクロチャンネルトラッキング
 ………………………………… 285
慢性完全閉塞
 …………… 28, 213, 234, 242, 278
右冠動脈 ……………………… 133
右冠動脈起始異常 …………… 137
右バルサルバ洞高位起始異常 … 134
ミニレール構造 ……………… 250

や〜わ行

薬剤コーテッドステント …… 47
薬剤コーテッドバルーン …… 266
薬剤溶出ステント …………… 45
予後 …………………………… 27, 32
ラピッドエクスチェンジ型バルーン
 カテーテル ………………… 42
リバースワイヤー手技 ……… 89
リバースワイヤー法 ………… 262
ロータブレーター
 …………… 53, 111, 164, 194, 292
ロングバルーン ……………… 44
ワイヤーエグジットポート … 250

執筆者一覧

■ 編集

南都伸介　NANTO Shinsuke　西宮市立中央病院

中村　茂　NAKAMURA Shigeru　京都桂病院心臓血管センター

■ 執筆者（掲載順）

中村　茂　NAKAMURA Shigeru
京都桂病院心臓血管センター

南都伸介　NANTO Shinsuke
西宮市立中央病院

稲田　毅　INADA Tsuyoshi
岐阜ハートセンター

小林俊博　KOBAYASHI Toshihiro
名古屋ハートセンター

高山忠輝　TAKAYAMA Tadateru
日本大学医学部内科学系循環器内科学分野

平山篤志　HIRAYAMA Atsushi
日本大学医学部内科学系循環器内科学分野

伊苅裕二　IKARI Yuji
東海大学医学部内科学系循環器内科学

石原隆行　ISHIHARA Takayuki
関西ろうさい病院循環器内科

興野寛幸　KYONO Hiroyuki
帝京大学医学部附属病院循環器内科

上妻　謙　KOZUMA Ken
帝京大学医学部附属病院循環器内科

中野雅嗣　NAKANO Masatsugu
健貢会総合東京病院心臓血管センター

小林智子　KOBAYASHI Tomoko
京都桂病院心臓血管センター

坂井秀章　SAKAI Hideaki
ながさきハートクリニック

上野勝己　UENO Katsumi
松波総合病院循環器内科

浜中一郎　HAMANAKA Ichiro
洛和会京都血管内治療センター・心臓内科

仲野泰啓　NAKANO Yasuhiro
草津ハートセンター

許　永勝　KYO Eisho
草津ハートセンター

野嶋祐兵　NOJIMA Yuhei
西宮市立中央病院循環器内科

長岡秀樹　NAGAOKA Hideki
高瀬クリニック循環器内科

清水しほ　SHIMIZU Shiho
千葉西総合病院循環器内科

三角和雄　MISUMI Kazuo
千葉西総合病院循環器内科

宮本貴庸　MIYAMOTO Takamichi
武蔵野赤十字病院総合診療科

丹羽明博　NIWA Akihiro
平塚共済病院

舩津篤史　FUNATSU Atsushi
京都桂病院心臓血管センター

蘆田欣也　ASHIDA Kinya
北部地区医師会附属病院心臓血管センター循環器内科

小田弘隆　ODA Hirotaka
新潟市民病院循環器科

村松俊哉　MURAMATSU Toshiya
健貢会総合東京病院心臓血管センター

舛谷元丸　MASUTANI Motomaru
はくほう会セントラル病院

奥津匡暁　OKUTSU Masaaki
川崎医科大学総合医療センター内科

門田一繁　KADOTA Kazushige
倉敷中央病院心臓病センター循環器内科

後藤　剛　GOTO Tsuyoshi
倉敷中央病院心臓病センター循環器内科

西尾壮示　NISHIO Soji
草津ハートセンター

宮原眞敏　MIYAHARA Masatoshi
三重ハートセンター

西川英郎　NISHIKAWA Hideo
三重ハートセンター

角辻　暁　SUMITSUJI Satoru
大阪大学大学院医学系研究科循環器内科学国際循環器学

志手淳也　SHITE Junya
大阪府済生会中津病院

粟田政樹　AWATA Masaki
独立行政法人国立病院機構大阪医療センター循環器内科

田中信大　TANAKA Nobuhiro
東京医科大学八王子医療センター循環器内科

確実に身につく PCI の基本とコツ　第3版
カラー写真と動画でわかるデバイスの選択・基本手技と施行困難例へのテクニック

2008年2月10日　第1版第1刷発行	編　集　南都伸介，中村　茂
2011年2月25日　第1版第3刷発行	
2012年1月1日　第2版第1刷発行	発行人　一戸裕子
2016年2月25日　第2版第3刷発行	発行所　株式会社　羊　土　社
2018年4月10日　第3版第1刷発行	〒101-0052
2021年3月25日　第3版第2刷発行	東京都千代田区神田小川町2-5-1
	TEL　03（5282）1211
	FAX　03（5282）1212
	E-mail　eigyo@yodosha.co.jp
ⓒ YODOSHA CO., LTD. 2018	URL　www.yodosha.co.jp/
Printed in Japan	カバーイラスト　若林繁裕（ON/OFF）
ISBN978-4-7581-0758-7	印刷所　株式会社　加藤文明社印刷所

本書に掲載する著作物の複製権，上映権，譲渡権，公衆送信権（送信可能化権を含む）は（株）羊土社が保有します．
本書を無断で複製する行為（コピー，スキャン，デジタルデータ化など）は，著作権法上での限られた例外（「私的使用のための複製」など）を除き禁じられています．研究活動，診療を含み業務上使用する目的で上記の行為を行うことは大学，病院，企業などにおける内部的な利用であっても，私的使用には該当せず，違法です．また私的使用のためであっても，代行業者等の第三者に依頼して上記の行為を行うことは違法となります．

JCOPY ＜（社）出版者著作権管理機構　委託出版物＞
本書の無断複写は著作権法上での例外を除き禁じられています．複写される場合は，そのつど事前に，（社）出版者著作権管理機構（TEL 03-5244-5088，FAX 03-5244-5089，e-mail : info@jcopy.or.jp）の許諾を得てください．

乱丁，落丁，印刷の不具合はお取り替えいたします．小社までご連絡ください．

羊土社のオススメ書籍

改訂版 確実に身につく 心臓カテーテル検査の基本とコツ

冠動脈造影所見＋シェーマで，血管の走行と病変が読める！

中川義久／編

穿刺部位・デバイスの選び方，カテ操作の基本手技，病変の評価法まで丁寧に解説．さらにシェーマ付きで冠動脈造影の読影にも自信がつく！改訂版ではSHDとFFRの項目を追加．初学者におすすめの定番書！

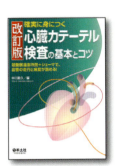

- 定価（本体7,600円＋税）　B5判
- 359頁　ISBN 978-4-7581-0751-8

改訂版 格段にうまくいく EVTの基本とコツ

症例でわかるデバイスの選択・操作とトラブルシューティング

横井宏佳／編

好評の入門書が，新たなデバイスや画像診断法を追加して改訂！実践に役立つ症例提示や，ワイヤー通過困難・穿孔などに対するトラブルシューティングも充実．初学者にも熟練者にもオススメの1冊！web動画付き

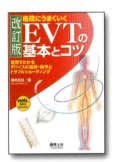

- 定価（本体8,500円＋税）　B5判
- 351頁　ISBN 978-4-7581-0754-9

格段にうまくいく カテーテルアブレーションの基本とコツ

エキスパートが教える安全・確実な手技と合併症対策

高橋 淳／編

安全かつ迅速な手技の習得に最適の入門＆実践マニュアル！カテーテル操作のコツや，合併症の予防法・手技中のトラブル対策を豊富なカラー写真とともに簡潔に解説．エキスパートが教える上達のコツが満載！

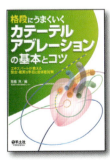

- 定価（本体7,900円＋税）　B5判
- 362頁　ISBN 978-4-7581-0753-2

そうだったのか！絶対読めるCAG

シェーマでわかる冠動脈造影の読み方

中川義久，林 秀隆／著

冠動脈疾患の診療は正しい読影から！造影写真とシェーマや3DCTとの組合せで，血管の走行や病変部位を立体的にイメージできる読影力が身につきます．冠動脈造影の読み方に悩む初学者にオススメ！

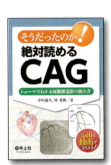

- 定価（本体4,500円＋税）　A5判
- 157頁　ISBN 978-4-7581-0756-3

発行　羊土社 YODOSHA　〒101-0052　東京都千代田区神田小川町2-5-1　TEL 03(5282)1211　FAX 03(5282)1212
E-mail：eigyo@yodosha.co.jp
URL：www.yodosha.co.jp

ご注文は最寄りの書店，または小社営業部まで

羊土社のオススメ書籍

これが伏見流！心房細動の診かた、全力でわかりやすく教えます。

赤尾昌治／編

心房細動の「どの薬を使うべき？」「既往症・合併症への対処法は？」「周術期管理は？」などよくある悩みにお答えします！実臨床での治療を全力で解説したこれまでにない実践書！すべての臨床医におすすめ！

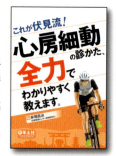

- 定価（本体3,600円＋税） ■ A5判
- 255頁 ■ ISBN 978-4-7581-0757-0

やさしくわかるECMOの基本
患者に優しい心臓ECMO、呼吸ECMO、E-CPRの考え方教えます！

氏家良人／監，小倉崇以，青景聡之／著

難しく思われがちなECMO管理を、親しみやすい対話形式で基礎からやさしく解説、「患者に優しい管理」が考え方から身につきます．これからECMOを学びはじめたい医師やメディカルスタッフにおすすめの一冊！

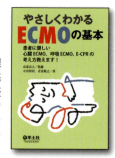

- 定価（本体4,200円＋税） ■ A5判
- 200頁 ■ ISBN 978-4-7581-1823-1

教えて！ICU Part 3
集中治療に強くなる

早川 桂／著

レジデントノート誌の人気連載の単行本化、待望の3巻目！敗血症の新定義や抗菌薬適正使用など、ICUの現場で注目されているトピックスについて、研修医目線でやさしく嚙み砕いて教えます！

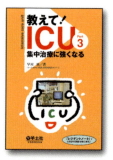

- 定価（本体3,900円＋税） ■ A5判
- 229頁 ■ ISBN 978-4-7581-1815-6

やさしくわかるカテーテルアブレーション
治療のキホンと流れを理解して、アブレーションへの「苦手」をなくす！

池田隆徳，藤野紀之／編

アブレーションは「むずかしい」と思っているあなたのための1冊！デバイスの特徴、心内心電図の見かた、治療の流れなど、まず押さえておきたい事をやさしく解説．医師、メディカルスタッフのはじめの一歩に最適！

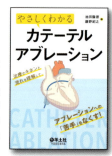

- 定価（本体4,500円＋税） ■ A5判
- 180頁 ■ ISBN 978-4-7581-0759-4

発行 羊土社 YODOSHA
〒101-0052 東京都千代田区神田小川町2-5-1　TEL 03(5282)1211　FAX 03(5282)1212
E-mail：eigyo@yodosha.co.jp
URL：www.yodosha.co.jp/

ご注文は最寄りの書店，または小社営業部まで